개정판

중경서 독법 강해 (상)

仲景書 讀法 講解 (上)

黃砂落日　　황사 부는 날에

黃雲曀曀西風至	서풍이 불어오니 음산한 황사 눈앞을 가리고
白雪紛紛花舞地	흰 눈 같은 꽃들은 어지러이 땅에서 춤추네!
寂寞書齋沈吟聲	적막한 서재에서 나직이 글 읽으니
慇懃鼓動胸襟志	괜시리 평생의 뜻이 고무되건만
遙望長沙日欲暮	장사(중경의 고향)는 아득히 멀기만 한데 날은 저물어 가고
千古絕筆傳簡易	전해 내려온 천고의 글 담백한 것을!
時流好怪企妙曲	세상은 본시 기괴함을 좋아해 묘곡을 바라니
後世那知大音稀	대음의 성긴 가락을 후세에 누가 알 것인가?

2006年 4月

(개정판) 중경서 독법 강해 (상)

This Edition was published by Jipmoondang in 2021, Seoul, Korea.

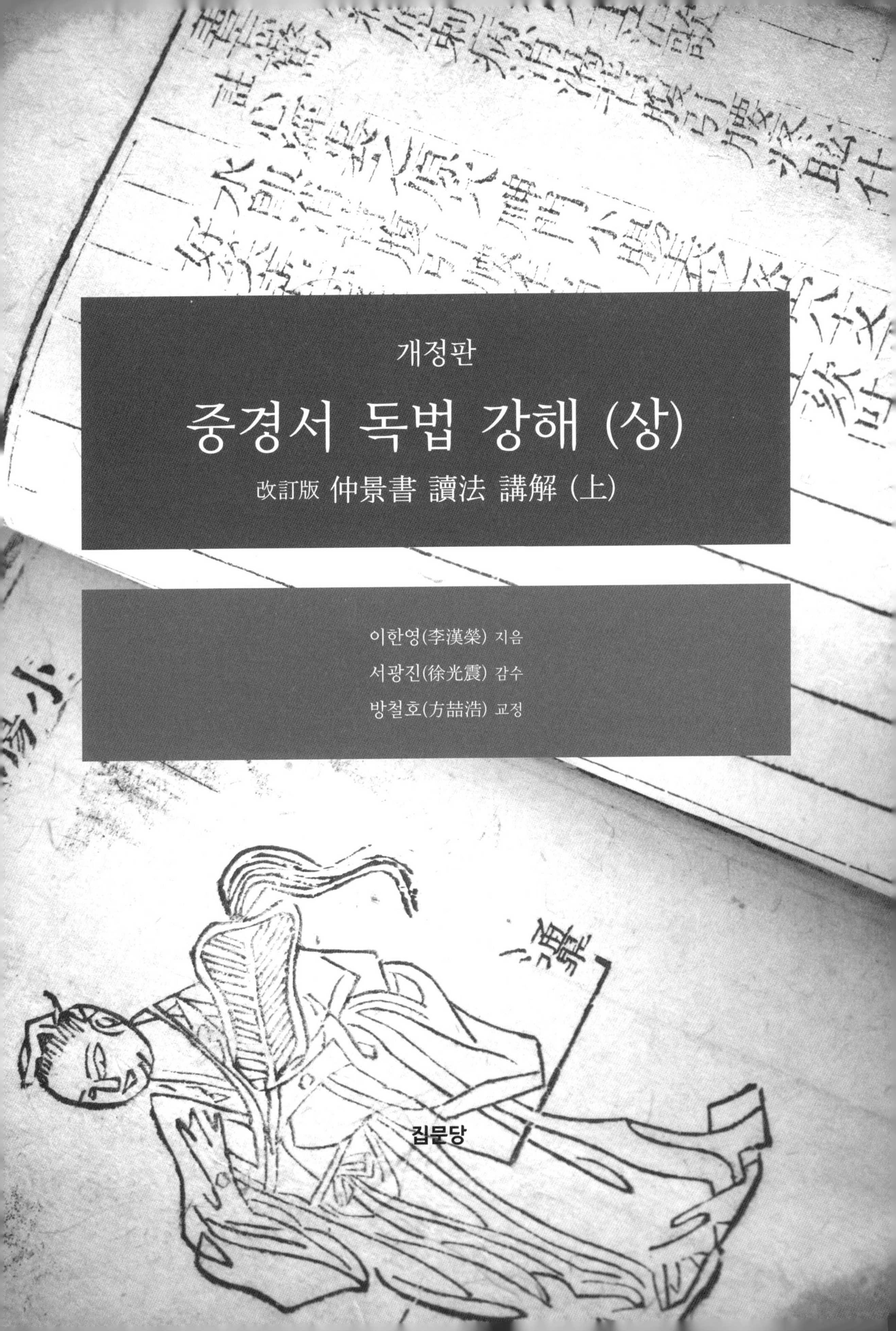

개정판

중경서 독법 강해 (상)

改訂版 仲景書 讀法 講解 (上)

이한영(李漢榮) 지음

서광진(徐光震) 감수

방철호(方喆浩) 교정

집문당

저자 소개

이한영(李漢榮)

1978~1984. 경희대학교 한의과대학 졸업

1978~1984. 전남 화순 소재 道南齋에서 晩翠 魏啓道 선생님 문하에서 漢學 수학

현 속초시민한의원 원장

개정판

중경서 독법 강해 (상) 仲景書 讀法 講解 (上)

2021년 12월 30일 1판 1쇄

저자 | 이한영(李漢榮)
발행인 | 임동규
발행처 | **(주)집문당**
등록 | 1971. 3. 23. 제2012-000069호
주소 | 03134 서울시 종로구 돈화문로 82, 5층
전화 | +82-1811-7567
이메일 | sale@jipmoon.com
홈페이지 | www.jipmoon.com

ISBN 978-89-303-1921-8 94510
ISBN 978-89-303-1923-2(세트)

가격 50,000원

(주)집문당 이순신돋움체B (저작권자 아산시, 무료글꼴)

추천사

2020년 대한민국 학술원 우수학술도서로 이 책이 선정되었다는 소식을 듣고, 수십 년 노력한 친구의 학문이 인정받아 무척 기뻤다. 여러 동료들에게 이 책을 추천했던 내 판단도 맞았다는 것을 느꼈다. 책을 처음 쓸 때 구상했었던 편제와 문단 배열을 초판 출판 과정에서 포기하면서, 다시 쓰게 된다면 어떻게 써야겠다는 저자의 회한을 들었을 때, 실현되기 힘들지도 모르겠다고 생각했지만, 뜻이 있는 곳에 길이 있다고, 이 개정판은 저자가 진정 원했던 의도대로 쓰게 될 것이다. 저자에게도 독자에게도 축복받을 일이다. 이에 추천사도 약간 손보게 되었다.

40여 년 전 한의대 입학 당시 괴짜 친구들이 많았다. 특이한 취미 활동, 톡톡 튀는 공부 스타일 등 고교 시절과는 많이 다른 분위기였다. 하지만 한 번도 경험하지 못했던 한의학 서적들은 난해했고 개념이 모호한 용어들은 학생들을 힘들게 했다. 나름대로 열심히 하면 무엇이든 깨우칠 것 같았던 젊은 시절에 접했던 한의학 서적은 해독하기 힘든 암호를 대하는 것과 같았다.

많은 학생들이 그렇게 했듯이 좌절을 하고, 포기도 경험했다. 그때 친구의 조언이 있었다. 먼저 그 시대의 책을 읽어 보라는 조언이었다. 힘들면 가르쳐 주겠다는 제안도 있었다.

수천 년 전 책을 읽는다는 것은 글자를 해독하는 것이 아닌 그 당시의 문화를 읽는 것이다. 의료는 문화의 한 분야이며, 고대의 의료를 이해하려면, 그 시대의 문화를 알아야 한다. 수천 년 전의 황제내경과 상한론을 원점으로 변화되어 온 한의학을 이해하려면 그 시대의 사상을 이해해야 한다.

그 친구는 한의학 원전을 포함한 동양의 고전에 매몰되듯이 공부했다. 학점을 잘 따려는 공부가 아닌 스스로 신나서 하는 공부였고, 인생과 가치관을 몰입시키는 공부를 하였다. 대학을 다니면서도 동기생, 후배들의 동양 고전 탐구를 이끌어 주었다.

졸업하고 십 수년이 지났을 때 여러 여건이 되어, 친구와 같은 공간에서 진료할 기회가 생겼고, 중경의 처방을 자유롭게 응용하는 것을 보고 가르침을 청하기도 했다. 이제까지 경험했던 강의와는 차원이 다른 식견과 정확한 이론전개를 보면서 나 혼자 듣고 그칠 내용이 아니고 동료 모두에게 알리지 못함이 안타까웠다.

그 친구가 책을 쓰겠다고 했을 때, 이제 후배들에게 자신 있게 추천할 만한 책이 나오겠다는 안도감이 생겼다. 중경 전후의 역사와 문화를 이해하고 그 당시의 고전을 통달한 사람이 중경서를 잘 읽는 방법에 대해 글을 쓰고 해설을 한다면 현대 한의사들에게 좋은 지도서가 될 것이라고 확신했다.

음양오행설에 대해 한번이라도 의심해본 사람이나, 태양 양명 등 육경병증이 부자연스럽다고 느낀 사람들, 한의학 서적의 온갖 수사들이 너무 현학적이거나 공허하다고 느낀 사람들에게는 이 책은 많은 위안과 해결방법을 제시할 것이다.

또한 한의대 학위 논문에서 줄기차게 인용되는 소위 한의학 고전과 한의학 이론을 과감하게 배제하였으며, 자가당착적이고 혹세무민하는 몰지각한 문제점들을 과감하게 질타하고 있다. 이러한 과감함은 저자의 폭넓은 지식과 연구가 없이는 불가능할 것이다.

집필과 아울러 온라인 강의도 하는 왕성한 활동에 언제나 변함없는 성원을 보내며, 이 책의 추천사를 쓰는 영광을 준 친구에게 다시 한번 더 고마움을 표한다.

2021년 7월

서광진

개정판 머리글

단순한 表徵(표징)은
단순하게 이루어진 것이 아니다.
다만 단순하게 보일 뿐이다.
山을 형상한 pyramid(피라미드)는
인간이 만든 구조물 가운데 가장 단순하고 안전하다.
이 단순함에
수학, 기하학, 건축학, 천문학, 철학뿐 아니라 미학이 담겨있다.
지상에서 영원을 구현하려 했던 이 기념비는
누군가에겐 관심 밖의 희미한 존재였었고
누군가에겐 자신의 인식만큼 존재하였지만
이젠 단순한 구조물을 넘어 하나의 세계로서 존재한다.

한의학 역사에서 가장 단순한 의서는
중경의 이름으로 남긴 임상서다!
과학 지식이 부족한 연유라고 생각할 수 있겠지만
실증을 근거로 본질을 추구하여 쉽고 단순한 것이다.
실증을 떠나 쉬운 것은 존재하지 않으며
본질을 떠나 단순한 것도 존재하지 않는다.
단순함이란 雜賾(잡색–복잡하고 난해함)한 현상을
통찰한 다른 이름이다.
그러므로 단순한 이유를 배제하고

그 단순한 표징만 배우면 迷惑(미혹)된 행위가 된다.

중경서를 공부한다는 것은
중경이 제시한 현상을 보는 것이다.
만약 그 현상을 일찍이 제시하지 않았다면
그 현상이 있어도 보지 못한다.
왜냐하면 현상은 인식에 의한 반영이므로
그 인식이 없다면 그 현상은 보이지 않기 때문이다.
중경이 제시한 그 현상은 중경이 홀로 인식한 것이다.
하여 그 현상이 어떤 이유로
중경에게 포착된 것인지 먼저 이해해야 한다.

중경을 이해하는 것도 이해하지 못하는 것도
그 인식의 차이를 얼마나 좁히는가에 달려있다.
물론 현재의 관점에서 중경의 의안을
전적으로 옳다고 할 수 없으며
중경서 또한 古書(고서)들이 전수되는 과정 중에
후인들의 編制(편제)와 增益(증익)을 거치면서
본의가 왜곡되는 일반적인 사례를 피할 수 없었다.
그러나 그 가운데 면면히 흐르고 있는 實事求是(실사구시)는
한의학의 원형으로 여전히 유효한 가치이다.

'病症(병증)이라는 실재적 현상을 근거하여
추론적 개념인 病源(병원)을 모색하라'라는
自序(자서)의 見病知源(견병지원)은 초기의 가설이다.

논리의 비약이 심하다고 할 수 있지만
당시 상황에서 할 수 있었던 매우 합리적인 의안으로
복잡한 가설보다 단순한 가설이 오류에 빠질 확률이 그만큼 낮다.
다만 그 병원이 구체적으로 무엇을 말하는 것인지
규명해야 하는 문제가 남아있다.

모든 학문은 가설에서 출발한다.
가설은 입증하기 위한 과정이므로 비판의 대상이 아니다.
오늘의 관점에서 어제의 관점이 모두 그르다고 하면
내일의 관점에서 오늘의 관점도 모두 그른 것이 된다.
오늘의 관점이 모두 그른 것이 아니듯이
어제의 관점 또한 모두가 그른 것은 아니다.

金元(금원)시대 이후로
性理學(성리학)과 黃帝內經(황제내경)을 연계한
玄學(현학)적인 가설들이 확대 재생산되면서
실증주의는 상실되기 시작했다.
실증이 상실된 것이 아니라
실증을 表記(표기)하는 방법을 상실한 것이다.
표기의 오류는 사실을 왜곡시킬 뿐 아니라 망상을 초래한다.
필연적으로 의식의 顚倒(전도)를 일으키는
저 모호한 표기의 개념들을
때론 고전이라는 이름으로,
때론 전통이라는 명분으로 심오한 학술로 포장하여
우리의 눈과 귀를 가린 것이 비단 어제오늘만의 일이 아니다.

반복적인 세뇌를 통해 암묵적인 동조와
의식을 지배한 행위는 또 다른 하나의 우상숭배이다.
더러는 부인하고 싶겠지만
학술이라는 이름으로 자행된 폭력에 노출되어온 우리는
한때는 누군가의 제자였었고
한때는 누군가의 선생이었지만
자신이 무엇을 듣고 있는지,
무엇을 말하고 있는지 잘 모른다는 사실이다.
虛辭(허사)로 빚어진 虛構(허구)의 세계를 안다는 것은
학습효과에 의해 만들어진 상상 속의 image(이미지)에 불과하다.
안다는 것은 정말로 무엇을 안다는 것이며
모른다는 것은 정말로 무엇을 모른다는 것인가?
안다는 것이 어쩌면 모르는 것일 수 있고
모른다는 것이 어쩌면 아는 것일 수 있다.

황제내경이 옳고, 중경서가 옳고,
동의보감이 옳고, 사상의학이 옳다고 주장하는 것은
표면적으로 황제와 중경을 위하고
허준과 이제마를 위하는 것처럼 보이지만
그것으로 형성된 자신의 신념과 정체성을
정당화하려는 의지의 표현이며
그 이면에 내재한 두려움을 가리기 위한 행위이기도 하다.
하여 절대 善(선)이라는 명분이 훼손되는 것은
바로 자신의 신념과 정체성이 훼손되는 것이며
나아가 우리 집단의 정당성 모두 훼손되는 것을 의미한다.

하여 저 명분의 실체는 더는 중요하지 않다.
명분에 대한 믿음만이 중요할 뿐이다.
개인의 의식화와 학술의 카르텔 앞에 의혹을 품고
반론을 제기한다는 것은 곧 고립을 자초한다.
그러나 현대는 신비주의와 모호함으로
자신을 가리고 남도 가릴 수 있는 시대가 아니다.
시간이 문제일 뿐
숨겨진 것은 결국 드러나기 마련이다.
우리 스스로 문제점들을 개선하지 않으면
타인에 의해서 우리의 정체성이 규정되는 날이 올 것이다.

30대 이후로 고전에 대한 회의가 깊어지면서
자괴감이 곧바로 엄습해왔다.
그렇게 열망하던 글이 내게 더는 글이 아니었다.
책들을 내려놓았다.
돌이키기엔 너무나 먼 길을 왔다.
그때는 몰랐다. 더 많은 세월이 기다리고 있다는 것을!

오랫동안 생각 속에 맴돌던 글들이
어떤 계기로 분출하기 시작했다.
이 글들이 그토록 찾아 헤매던 글인지 아닌지 잘 모르지만
여기까지 끌고 왔다.
세상의 한 귀퉁이에 남겨 두려던 처음 생각과 달리
대한민국 학술원 우수도서로 선정되었다는 소식을 듣고
누군가에게 인정을 받았다는 기쁨보다

초판이 의도한 것과 달리 한문의 특성을
전혀 살리지 못한 아쉬움이 더 컸다.
다행히 2쇄를 찍는 기회에 새롭게 개편하고
조문해석도 漢譯(한역)에 懸吐(현토)하여 읽기 편하게 개선했다.

해석은 시대의 산물이다.
시대가 해석을 낳고 해석이 또 시대를 낳는다.
그 사회가 어떤 해석을 취하는가에 따라
역사는 발전하기도 하고, 퇴보하기도 한다.
'중경서독법강해' 또한 과거의 해석에서 벗어나지 못했다.
고전과 자연과학을 아우른 새로운 해석이 출현할 것을 기대한다.

2021년 11월
저자 이한영

초판 머리글

'仲景書'가 한의학 역사에서 차지하는 문헌의 가치와 임상에 끼친 영향은 말로 다 할 수 없다.

이 글은 임상에 관한 글이 아니라 문헌 해석에 관한 글이나, 문헌 해석서도 관점에 따라 발상의 전환이 가능하기 때문에 임상서가 될 수도 있다.

하나의 중경서가 한 시점을 계기로 해석이 극명하게 달라진다. 그 시점은 바로 '왕숙화'의 撰次로서 찬차 이후의 관점에서 보면 현재 우리가 알고 있는 중경서와 유사하지만, 찬차 이전의 관점에서 보면 다른 차원의 중경서가 존재할 수 있다.

저자는 이 글을 통해 찬차 이전의 시각에서 중경서를 재조명하고, 한의학 전반에 걸친 표기의 오류가 어디에서 왔으며, 그 오류로 인한 왜곡된 虛象이 우리의 인식에 어떻게 각인되어 왔는가를 살펴보았다.

대개의 학문이 가설에서 시작하여 그것을 증명하면서 발전하는 것이라면, 한의학의 학술체계는 이와는 달리 음양오행이라는 하나의 가설을 통하여 또 다른 가설을 만들고 확대 재생산한 무수한 가설들을 정론으로 규정하여 자신도 가리고 남도 가리는 문제점을 가지고 있다. 무서운 사실은 그것이 전통과 고전이라는 이름으로 수천 년간 우상으로 군림해왔고 누구 할 것 없이 그 세계에 매몰되고 중독되어 무엇이 잘못된 것이며 어디서부터 잘못된 것인지를 잘 모르고 있다는 것이다. 학문적 인식이 그러하니 그러한 오류를 규명하려는 노력조차도 미미한 것이 현실이다.

학문은 公器이다. 한의학이 한의사의 전유물이라 해도 한의사만이 이해 가능한 학문이라면 한의학은 더 이상 公器가 될 수 없다.

기본적인 자연과학이 통용되는 현대사회에서 한의학이 존재하고 존속하기 위해서는 중경서를 근거로 발전시켜야 한다. 그 이유는 중경서가 한의학의 원류이기도 하지만 음양오행의 관념적인 논리에 기반을 두지 않고 실증과 본질을 추구한 정신은 시간과 공간을 넘어 이해 가능한 영역이기 때문이다.

오늘의 관점에서 어제의 관점이 모두 틀렸다고 하면 내일의 관점에서 오늘의 관점도 모두 틀린 것이 된다. 오늘의 관점 모두가 그른 것이 아니듯이 어제의 관점 모두가 그른 것이 아니다.

중경서 표기와 처방이 모두 옳다고 할 수 없어도 당시의 상황에서 할 수 있는 최선의 합리적인 표기 방식이며 치료방법이었을 것이다. 중경 이후 역사적 변천 과정을 고려하면 이 실증주의 표기가 살아남은 것은 거의 기적이라는 사실을 알 수 있다.

古書를 공부하는 사람들이 제일 두려워하는 것은 古墳에서 발굴되는 竹簡이라고 한다. 한 개인이나 집단이 신봉하는 이데올로기와 상반된 내용이 죽간에서 발견되면 정체성의 혼란은 피할 수 없게 된다. 옳고 그름과 관계없이 그 당시에 실재했던 사실로 인하여 자신의 정체성을 부정해야 하는 현실을 두려워하여 그 사실과 자신을 기존의 왜곡된 세계에 가두어 놓고 그것을 고전의 명분으로 절대 진리화 하면서 강요하고 안주하면 더욱 내재적 모순에 빠지는 것은 물론 결국 시대의 흐름에서 이탈되거나 해체되고 만다.

저자는 중경 전후의 시대 상황, 표기 방식, 古書通例 등을 근거로 나름대로 객관성을 견지하려고 했지만, 문헌 부족에서 오는 고증의 오류나 판단의 오류를 지적하면 겸허히 수용하겠다.

중경서는 본래 단순한 책이다. 단순함이란 무엇일까? 그 단순함은 어디에서 온 것일까? 왜 단순함을 추구한 것일까? 단순한 이유를 모르고 단순함을 배우려는 것을 가리켜 옛사람은 疑惑됨이라고 했다. 단순함은 복잡함의 상대적 개념이지만 복잡함 밖에서나 안에서나 별도로 존재하지 않는다. 만약 별도로 존재한다면 어떻게 그것이 단순한 것인지 알겠는가? 현상은 복잡해 보이지만 그 원리는 단순하다. 그러므로 복잡한 현상을 떠나 단순성은 존재하지 않기 때문에 간단하고 쉽다는 것을 이해하고 얻기 위해서는 반드시 이 복잡하고 난해해 보이는 현상을 거쳐야 한다. 단순함이 복잡함을 통제한다는 발상은 고대사회(전국 시대)가 추구하던 이념으로 이 정신을 계승한 의서가 바로 중경서이다. 중경서가 비록 원시 의학을 대변하고 있지만 그 원시성에는 본질에 대한 추구가 깃들여 있다. 그 시대의 인간과 현대 인간의 생명현상이 다른 것이라면 당연히 중경의 의술을 버려야 하지만, 인간이 존재하고 그 본질이 변하지 않는 한 그 가치관은 여전히 유효하다고 본다.

책의 앞부분에 실은 「중경서 독법 해설」은 저자가 상한론을 강의하면서 중요하다고 생각한 부분을 14개의 큰 제목으로 분류하고 그 아래에 또 3개씩 작은 제목으로 구성하였다. 하나의 큰 제목에 굳이 작은 3개의 제목으로 분류한 것은 나름의 이유가 있다. 자연현상에서 가장 단순하고 안전한 구조물은 산이다. 중경서의 단순성은 본질에 대한 집중력에서 나온 것으로 한의학 역사에서 이보다 더 큰 산은 없다. 그러나 이 단순해 보이는 큰 산을 넘기 위해서는 14개의 산을 지나야 한다. 漢字에서 '山' 자의 형상은 상형문자로서 3개의 봉우리가 모여야 하나의 山이 된다는 취지를 따라 14개의 주제를 이해하는 데 정면, 측면, 후면에서 조망하는 마음가짐으로 편성했다.

책의 뒷부분에 실은 「중경서 조문 해설」을 접하기 전에 먼저 밝혀 둘 것이 있다. 육경변증 체제로 구성된 조문을 공부해온 학생이나 한의사라면 감히 대놓고 이의를 제기하지 않았을 뿐이지 상당한 문제점이 있음을 느꼈을 것이다. 육경에 의한 변증 방식은 누군가의 임의적인 견해로서 엄밀하게 말하면 하나의 가설이지 불변의 진리가 아니라는 것을 분명히 인식해야 한다.

저자는 조문을 해설하면서 모든 상한론 서적이 육경변증의 순서를 따른 만큼 부득이 그 명칭은 유지하되 조문 중에 표리, 음양, 허실의 의안들을 과감하게 후의들의 주해문자로 규정하고, 正文의 관점에서 그 이유를 설명했다. 또한 해석을 위한 해석으로 내경설을 끌어다 과장하던 기존의 방법을 배격하고, 현대 의학의 관점도 지양하는 대신 증상과 처방을 근거로 병위, 병성, 병독, 병세의 病源 개념으로 접근하려고 노력했다. 이 의안이 비록 중경 사후에 고안된 것일지라도 우연히 일시적으로 아무런 근거 없이 입안된 것이 아니라 오랜 세월 경험에서 도출된 초기 방법으로 중경의 遺書를 이해하고 접근하는 데 필요한 유일한 단서이며, 현대의 관점에서 보더라도 비교적 합리적이기에 원형을 손상하지 않는 범위에서 해석의 근거로 삼았다.

마지막으로 해설서를 굳이 한문으로 표기한 이유는 우리 세대가 한문 실력이 부족해서 고전을 이해하지 못한다는 지적이 지극히 잘못된 편견임을 밝히기도 하고, 수많은 고전이 한문 뒤에 숨어 수천 년 동안 우상으로 군림해왔기에 적어도 같은 표기 방식으로 그 우상들을 타파하지 않으면 글의 신뢰를 얻기 어려운 현실적인 문제 때문임을 헤아려 주길 바란다.

2019년 1월 25일

이한영 삼가 씀

목 차

중경서 독법 강해 (상)

仲景書 讀法 解說 目次

중경서 독법 강해 (하)

仲景書 條文 解說 目次

仲景書 讀法 解說

읽기 전에

과거와 현재를 막론하고 韓醫學을 배우는 순간부터 우리는 황로계열의 사상에 일정 부분 노출되고 그 영향을 받아왔고 의식화되었다는 사실을 감안한다면 黃老學의 옳고 그름을 떠나 그 시대상황을 한 번은 점검하고 넘어가야 한다. 그것이 한의학 고전 전반에 걸쳐 깊게 뿌리내린 문제점을 이해하는 길이며, 또한 우리 학술의 정체성을 바로잡는 길이다.

司馬遷의 『史記』에서 처음 언급된 황로학은 그 유래와 배경이 대단히 오래되고 복잡하여 한 마디로 정의하기 어렵지만 道家·雜家[1]들과 黃帝의 이름을 假託하여 黃帝신앙과 老子사상을 결합한 학설로서 漢代의 정치사상에 지대한 영향을 끼쳤을 뿐 아니라 중국 정치철학을 논할 때 때로는 儒家와 대척관계이기도 했고 때로는 협력과 수용관계였던 점을 고려해야 하는 복합적인 사상이다.

한의학의 기원으로 알고 있는 『黃帝內經』, 『神農本草經』의 형성과정과 배경에는 황로학에서 파생한 精氣養生 陰陽五行 神仙思想의 절대적인 영향이 있었고, 『황제내경』과 『신농본초경』이 편집된 것이라는 사실은 『淮南子』(한 무제 때 劉安의 식객들이 편집한 저서)를 통해 짐작할 수 있다.

『회남자』에는 "세상 사람들은 대부분 옛것을 숭상하고 요즘 것을 천하게 여기므

---

1) 雜家 : 胡適(1892~1962년)은 "雜家는 道家의 전신으로서 道家는 雜家의 새 이름이라 한다. 漢나라 전의 道家는 雜家라 불러야 한다"고 했다. 잡가주의적(종합주의) 경향은 戰國 말기사상에서 공통적으로 발견되는 특징으로 가나야 오사무(1969)는 이런 점을 지적하면서 "『荀子』, 『韓非子』, 『呂氏春秋』 나아가서는 陸賈(漢初, 기원전 240~170)의 『新語』에도 雜家的 경향이 나타난다"고 하였다.(김홍경-『노자』)

로 道를 행하는 자는 반드시 '神農', '黃帝'라는 이름에 依託한 이후에야 학설을 만들어 유세할 수 있었다"고 하였다.

『회남자』는 도가계열의 잡가이며 황로학으로 대변되는 중요한 서적이다. 전국시대 제자백가서의 공통점은 정치와 관련된 통치론에서 시작되어 漢代 초기 『노자』도 통치의 관점에서 읽혀지다가 점차 長生久視의 신비주의적 경향으로 빠지면서 氣와 陰陽五行說을 접목하여 精氣養生論으로 발전하기도 하고, 神仙方術의 관점에서 읽혀지기도 했다. 『黃帝內經』은 바로 이런 시대적 상황에서 형성된 것으로 추정된다.

郭沫若(1892~1978년)은 '黃帝'라는 말이 齊나라 威王(기원전 356~320)이 언급되는 청동기 銘文에서 처음으로 등장한 것을 근거로 원래 제나라의 祖上神이었다고 하면서 黃帝銘같은 책은 위왕 이전에는 나올 수 없다고 주장했다. 齊나라 조상신인 황제가 전국시대를 거쳐 고대의 황제로 날조된 배경에는 제나라 桓公 때 설립한 稷下學宮(중국 역사상 최초의 왕실부설 정책연구원) 학자들과 관계가 있다.(김홍경, 『노자』)

제나라가 쇠락하면서 稷學[2] 학사들이 전국 각처로 흩어지면서 이들의 학설이 『呂氏春秋』(秦)와 『淮南子』(漢)에 직 · 간접으로 영향을 주었지만 司馬遷이 『史記 · 五帝本紀』에서 신농씨와 황제씨를 고대의 신격화된 인물로 날조한 영향이 더 크다.

이런 사마천의 「오제본기」에 대해서 歐陽脩(北宋, 1007~1072년)는 實證에 근거한 『春秋』의 예를 들어 "옛 선비들은 오래되고 밝히기 어려운 일은 말하지 않았고 기술하지 않았는데, 사마천은 숙고하지 않고 경솔하게 「오제본기」를 마치 『춘추』의

2) 稷學 : "稷下學宮"은 기원전 4세기 중엽 제나라가 도성 임치의 직문 아래 궁을 세워 널리 천하의 인재들을 불러들여 제자들을 가르치고 저술과 이론 활동을 하게 하였으며, 또한 정치에 참여하여 의견을 제시하도록 하던 자문기관이다.

정론처럼 기술했지만 그 허구성을 면할 수 없다"고 통렬하게 비판했다.

또한『史記 · 扁鵲倉公列傳』에 기술되어 있으나 구체적 내용을 알 수 없는 의술에 관한 전설적인 이야기에 대해서 蘇轍(北宋, 1039~1112년)은『古史』에서 "「扁鵲傳」에 관한 설을 빼야 하는 이유는 국가를 다스리는 사람은 괴이한 이야기를 해서는 안 된다"고 하면서 비판했다.

秦始皇은 焚書坑儒하면서 많은 서적을 불사르는 중에 農書와 醫書 등 생업에 직접 관계가 있는 서적은 불사르지 않았다고 하는데, 그 당시 의서가 정확하게 어떤 내용을 담고 있었는지 지금까지 전혀 알 수 없다. 또한 項羽가 함양에 입성해 진나라 궁전을 불사를 때 수많은 思想 經傳도 함께 불타서 본래의 經傳들을 제대로 전하지 못하여 思想家들이 諸子百家의 설을 각기 상이하게 취해 원래의 본류를 다시 찾아보기 어렵게 되었다고 한다.

한대 중엽에 班固가『漢書 · 藝文志』에서 九流十家[3]를 정할 때 醫家類가 九流十家에 포함되지 않았을 뿐 아니라「예문지」목록에 기록되어 있던 많은 의서 관련 서적들이 실제로 있었는지 아니면 목록만 기록한 것인지 알 수 없을 뿐더러 불과 100년도 지나지 않아 그 존재 여부조차 확인할 수 없게 되었다.

진시황의 분서갱유에서부터 南宋의 翕定鼎革之役(원나라 승상 伯顔이 남송을 멸망시킬 때 수많은 도서가 훼손됨)까지 무려 10차례의 書厄(서책들이 전란 중에 불태워진 사건)을 당했으며 明代 이후로도 여러 차례 書厄이 있었지만 장중경과 왕숙화가 살았던 前後 100여 년간 '王莽之亂, 漢獻遷都, 永嘉之禍, 江陵之燬'와 같은 전란

3) 九流十家 : 1. 儒家 : 공자 · 맹자 · 순자. 2. 道家 : 노자 · 열자 · 장자. 3. 陰陽家 : 추연 · 추석. 4. 法家 : 관중 · 상앙 · 신불해 · 한비자. 5. 名家 : 등석 · 혜시 · 공손룡. 6. 墨家 : 묵자 · 별묵. 7. 縱橫家 : 귀곡자 · 소진 · 장의. 8. 雜家 : 여불위(『呂氏春秋』) · 유안(『淮南子』). 9. 農家 : 허행. 10. 小說家 : 육자 · 청사자.

으로 藏書들이 거의 燒失되었다고 한다.

이처럼 현재 우리들이 알고 있는 수많은 고서들이 이런 병화에서 사라졌다가 다시 복원되는 과정을 무수히 반복한 역사적 사실에 대해서 청대 고증학자들의 견해를 참고하면 고서들의 실상을 이해할 수 있다.

그들은 "고서를 읽기 어려운 이유는 眞僞가 섞여 있고, 玉石이 혼재한 때문이다. 철저히 진위를 가려낸다면 고서의 태반은 버려야 하고, 철저히 옥석을 구별한다면 여러 시대를 걸쳐 보관한 책 80~90%는 버려야 한다"고 하였으며, 또한 "經書가 구차스럽게 된 지 이미 오래되었고, 史書는 황당하며, 나머지 百家書는 말할 필요가 없을 정도로 혼란스럽다"고도 하였다.

한의학의 고전인 『황제내경』, 『신농본초경』, 『難經』도 魏 · 晉 · 隋 · 唐을 거치면서 변형되고 增益된 판본임을 감안하면 중경서도 제자들에게 전수한 것이 六經辨證에 의한 책인지 아니면 口傳으로 남긴 단순한 증상과 처방의 모음집인지 현재까지 아무도 모르며, 누구에 의해서 육경변증론이 입안된 것인지조차 알 수 없다.

다만 전국시대부터 한대까지 자신의 글을 자신의 이름으로 책을 남긴 사례는 『呂氏春秋』, 『淮南子』, 揚雄의 서적 몇 권을 제외하면 대다수 책은 저자에 의해서 출판되지 않고 문하의 제자들과 후인들에 의해서 책명이 정해지고 편집된 것으로 100년, 500년, 1,000년 뒤에야 출판된 것이 주지의 사실이다. 중경서가 비록 六經의 명칭을 『內經』의 經絡 명칭에서 假託하여 병증을 분류했다고 하나 중경이 남긴 증상과 처방은 『내경』의 계보와 다른 古醫들의 의안을 계승한 것으로 볼 수 있으며, 또한 한대의 『내경』과 수 · 당 이후에 출간된 『내경』이 이름은 같지만 그 내용은 매우 다를 수 있다는 개연성을 열어 놓아야 한다.

이러한 관점에서 「自序」에 보이는 "撰用素問"이라는 말을 구실 삼아 중경의 치법은 '悉本素問'이라고 주장하는 역대 中醫들의 주장은 옳지 않다. 중경이 살았던 시대까지만 해도 『素問』, 『靈樞』라는 書名을 사용하지 않고 『황제내경』이라는 서명을 사용했다는 점을 감안하면 『소문』, 『영추』가 곧 『황제내경』이라는 등식은 후세에 정해진 것으로 한대의 『內經』이 『소문』, 『영추』의 합칭, 또는 합본인지 아닌지 알 수 없지만 『소문』이라는 명칭은 중경서 「자서」에서 처음 보인다고 했다.(『황제내경의 기원』)

또한 康平本에 따르면 "撰用素問" 이하가 註解로 표기된 사실과 자서를 쓰는 예가 魏·晉 시대에 들어와서 성행한 사실을 보면 「자서」는 중경의 글이 아니라 숙화나 후인의 글로서 僞書로 보는 것이 맞다. 그러나 「자서」를 통해 중경 이후 후세 사람들의 의학관을 알 수 있으며, 그들이 어떤 방식으로 중경서를 이해하였으며, 후세 의학에 어떤 영향을 미쳤는지 알 수 있는 정보를 제공한다는 점은 주목할 필요가 있다.

중경서 조문과 고증을 바탕으로 당시의 상황을 추론해 보면 後漢의 중경이 『소문』을 찬용한 것이 아니라 위·진 시대의 후인들이 중경의 遺書를 收集하여 전수하는 과정 중에 六經으로 撰次, 편집해놓고 마치 중경이 '撰用素問'한 것처럼 변조했을 가능성이 농후하다. 그러나 이와 같은 일은 비단 중경서에서만 발생한 문제가 아니라 고서들 전반에서 나타났던 통례라고 볼 수 있다.

중경서를 『황제내경』의 계보로 귀속시킨 것은 尙古주의에 매몰된 중국인들의 전통적인 방법론으로 이것이 무슨 문제가 되는지 반문하거나 의아하게 생각할 수 있지만 『황제내경』에 의한 해석법 이면에는 실증주의를 통해 본질을 추구하던 중경학술뿐 아니라 이후 등장한 의학의 개념이 다분히 관념적이고 신비주의로 변질된 계기를 제공한 사실을 모르기 때문이다. 唐-宋-金-元-明-淸 시대의 고전들 가운데 『황제내경』을 표방한 의서들은 정도의 차이만 있을 뿐 이 혐의를 벗어난 서적이 없을 정도로 우리 학술세계에 깊고도 광범위하게 뿌리내렸다는 사실을 직시해야 한다. 물론『황제내경』에도 경험을 통해 전수된 금과옥조의 警句들이 있지만 전체적인 내용은 모호하고 확대해석이 가능한 虛辭들로 구성되어 있다. 반드시 이 문제점을 규명하고 극복하는 한편 중경서의 장점을 살려 자연과학이 통용되는 현재의 상황에서 이해 가능한 학술로 거듭나야 하며 한의학의 정체성을 바로 세워야 한다.

1. 自序辯

1) 僞書之嫌

當今之世하야 欲論辯于千歲之前하니 難乎難이나

然文獻之訓이 不泯하고 而紀事之要[1]가 不磨면

雖曠遠之後라도 庶可以知其訓하고 而提其要하니

其學術之奧와 精神之運을 固可得而知矣라

是以 千歲之前이 如今日之事하니 論辯之事가 何難之有리오

雖然 文獻傳授 千載之間에 再傳 三四傳寫中에

不翅有亥豕辛羊[2]의 文字之誤와 而或有率臆竄改하야 以編纂之謬[3]라

夫文字之誤는 前後文脈이 多少未通 而不害大體나

然編纂之謬는 害其大體하야 非徒迷于當世오 而惑傳于千歲하니

學術之傳이 實難矣라

---

1) 紀事之要 : 韓愈, 「進學解」, 紀事者 必提其要(사실을 기록하는 사람은 반드시 그 요점을 들어서 기록해야 한다).

2) 亥豕辛羊 : 古書를 傳寫하는 과정 중에 '亥' 字와 '豕' 자, '辛' 자와 '羊' 자처럼 글자 모양이 서로 비슷하여 혼동하기 쉬워 잘못 베끼는 경우가 종종 있다.

3) 編纂之謬 : 校正이 잘못된 글자를 수정하는 데 그치는 반면, 編纂은 책의 편제를 개편하는 것으로서 가령 누군가 중경서를 六經으로 辨證하여 중경의 遺書가 본래 어떤 모습이었는지 알 수 없게 된 경우를 말한다.

현재의 상황에서 수천 년 전의 상황을 논변한다는 것은 매우 어렵고 어려운 일이다. 그러나 문헌의 교훈이 끊어지지 않고, 紀事의 요체가 없어지지 않았다면 비록 오랜 세월이 경과한 후라도 그 교훈을 이해하고, 요체를 파악할 수 있으므로 그 학술의 깊은 뜻과 그 사람의 정신세계를 알 수 있다. 수천 년 전 일일지라도 현재의 일과 같을 것이므로 논변하는 것이 어찌 어렵기만 하겠는가? 그러나 문헌이 전수되는 오랜 과정 중에 여러 차례 필사하면서 亥·豕, 辛·羊과 같이 비슷한 글자의 오류가 발생할 뿐만 아니라, 혹은 개인이 임의로 개편하여 편찬하는 중에 중대한 오류를 남기는 경우도 있다. 사소한 글자의 오류는 앞뒤 문맥의 흐름을 곤란하게 할뿐 전체의 흐름을 방해하지는 않지만, 편찬의 오류는 큰 틀을 방해하여 당시에만 미혹하게 할뿐만이 아니라 오랜 세월 동안 의혹을 남기기 때문에 학술의 전수란 실제로 어려운 것이다.

詩, 書, 禮, 易, 春秋 所謂五經과 及諸家書[4)]가

歷戰國 而至于漢하야 大收篇籍[5)]이나

書剝缺 而簡脫落[6)]일세 校讎古書[7)]하야 以僅備典刑이나

眞僞合 而先後易[8)]하야 收集校定之時에 書非其書하고 人非其人이라

韓愈云 "漢儒 區區脩補나 百孔千瘡[9)]이 隨亂隨失…"이라하고

葉適[10)]云 "非一人之筆이며 而亦非一時之書"라하니

或乖理致어나 或悖考證하면 雖出古書라도 未必盡信也라

---

4) 五經 及諸家書 : 오경(『詩』·『書』·『易』·『禮記』·『春秋』)과 제가서(『論語』·『管子』·『墨子』·『孟子』·『莊子』 ·『荀子』·『老子』·『韓非子』…). 공자가 오경 혹은 육경(~樂)을 刪定했다는 설은 漢代에 공자를 추존하기 위한 설이라고 한다. 易에 대한 후세의 논평들을 참고하여 孔子의 珊定五經에 대한 합리적인 판단을 요한다.

司馬遷 史記·孔子世家 孔子 晩而喜易 序 '彖,繫,象,設卦,文言' 漢書,儒林傳 孔子 蓋晩而喜易 讀之韋編三絶 而爲之傳 漢書,藝文志 孔子爲之彖,象,卦辭,文言,序卦之屬十篇 均爲孔子所作 宋-歐陽修 '易童子問' 始疑系辭 非孔子作 淸-崔述 認爲'彖,象' 也非孔子所作 近人 以爲十翼 非孔子所作(사마천 『사기·공자세가』에 "공자가 노년에 역을 좋아하여 단, 계, 상, 설괘, 문언을 序하였다" 하고, 『한서·유림전』에 "공자가 노년에 역을 좋아하여 역서를 엮은 가죽줄을 세 번 바꿀 정도로 읽고 나서 傳을 남겼다"고 하며, 『한서·예문지』에 "공자가 단, 상, 괘사, 문언, 서괘 등의 10편을 지었다"고 하였는데, 송대의 구양수는 「역동자문」(논술과 비슷한 글)에서 처음으로 계사는 孔子의 글이 아니라고 의심하였다. 청대 최술은 이에 더하여 단, 상 또한 공자의 글이 아니라 하였지만 최근에는 공자의 10익설을 부정하기에 이르렀다).

5) 大收篇籍 : 班固(後漢)의 『漢書·藝文志·序』에 "漢興 改秦之敗 大收篇籍 廣開獻書之路 迄孝武世 書缺簡脫"(한나라가 일어나 진시대의 패단을 개선하고 전적들을 크게 수집하여 글을 헌납하는 길을 널리 열어 놓았지만 孝武帝(기원전 1세기)에 이르러 帛書의 글자는 파손되고 竹簡은 빠지거나 뒤섞인 상태였다).

6) 書剝缺 而簡脫落 : 『漢書·藝文志·序』에 "…迄孝武世 書缺簡落…." 孝武帝대에 이르러서는 帛書와 竹簡이 소실되었다는 기록이 남아 있다. 帛書란 종이가 나오기 전에 비단에다 글을 쓴 것으로 돌돌 말아 보관하였다. 竹簡이란 고대에 대나무 쪽에다 글을 쓴 것으로, 세월이 지나가면서 죽간을 연결하는 끈이 끊어지면서 순서가 뒤섞이는 것을 錯簡이라고 한다.

『詩』·『書』·『禮記』·『易』·『春秋』의 소위 五經과 諸子百家書 대부분은 戰國, 先秦 시대를 거쳐 漢代에 이르러 대대적으로 서적들을 수집하였지만 帛書의 글자가 지워지고, 竹簡이 떨어져 나간 상태였다. 劉向에 이르러 비로소 서적들을 교정하고 수정하여 겨우 典刑을 갖추었지만 眞書와 僞書가 하나로 合本되기도 하고, 저작 시기가 뒤바뀌기도 하였다. 한대에 고서들을 수집, 교정할 당시에 이미 우리가 알고 있는 고서는 본래의 그 고서가 아니며, 우리가 알고 있는 사람은 본래의 그 사람이 아니다.

---

7) 校讎古書 : 前漢 시기에 황제의 명령으로 대량의 서적을 교정했던 劉向이 '校讎'라는 용어를 처음으로 사용하였다. 두 종류 이상의 異本을 대조하여 틀린 곳을 고치는 것을 말하는데, '校'는 혼자 교정하는 것을 뜻하고, '讎'는 둘이서 한 사람은 읽고 다른 한 사람은 고쳐 정리하는 것을 뜻한다.

8) 眞僞合而先後易 : 『書傳』(蔡沈, 『書經集傳』)에 "今文古文皆有, 今文無古文有"라는 기록이 있다. 『尙書』가 분서갱유로 소실되자 漢 文帝 때 秦에서 박사를 지낸 伏生이 『상서』에 정통하다는 말을 듣고 漢 왕실에서 유학을 진흥시키기 위해 晁錯를 보내 배워오게 했다. 이때 복생이 조조에게 29편의 상서를 口誦으로 전해주자 조조는 당시의 문자체 즉 금문(隸書)으로 받아썼는데, 이것이 바로 『今文尙書』이다. 『古文尙書』는 景帝(文帝의 아들) 때에 魯 恭王이 공자의 옛 집을 헐다가 벽 속에서 『예기』, 『논어』, 『孝經』 등과 함께 발견했다는 『상서』의 古本을 말한다. 이 고본은 漢의 문자체와는 다른 춘추 시대의 문자체(蝌蚪文字)로 씌어 있었기 때문에 今文이라는 말과 대비되는 古文이라고 한다. 그러나 예로부터 『고문상서』는 僞書로 의심을 받아오다가 현재 『書傳』에는 『금문상서』와 『고문상서』가 합본으로 전해진다. 장자와 노자(『도덕경』)는 예로부터 노자(공자 시대)가 장자(맹자 시대)보다 앞서 산 사람으로 알고 있지만 실제로는 가공의 인물이며, 『도덕경』의 저작 연대는 秦(『여씨춘추』)~漢(『회남자』) 사이의 책이라고 근대에 중국 학자와 일본 학자들에 의해서 제기되었다. 즉 노자의 『도덕경』보다 장자의 책이 앞선다고 하였다.(『노자』, 김홍경 지음, 들녘출판사) 漢代 이전의 고서들 대부분이 원래 선후의 순서 없이 단행본으로 전수되는 과정에 후인들에 의해서 그 순서의 선후가 뒤바뀐 것이 이에 해당된다고 본다.

9) 漢儒 區區脩補 百孔千瘡 : 韓愈, 「與孟簡尙書書」. …漢儒 區區修補 百孔千瘡 隨亂隨失…(… 한나라 이래 여러 유학자(유향, 유흠 부자가 讎校篇籍함)들이 조금씩 수정하고 보완하였으나, 여기저기 상처투성이인 大經과 大法이 왕망, 동탁, 조조 등의 난으로 바로 어지러워지고 서책들이 이내 유실되었다. …).

10) 葉適 : 남송(1150~1223년)의 유학자. 『管子』라는 서책이 한 사람 한 시대의 글이 아니라고 했다. 대다수 제자백가서도 이에 해당된다.

自古 黃帝內經 神農本草經 難經과 及仲景傳書는

吾醫所謂經傳이나 曷嘗無彼嫌疑哉리오

彼黃帝內經 神農本草經은 果然黃帝氏, 神農氏作乎아

且夫黃帝內經과 與素問, 靈樞는 同書乎아

素問九卷 靈樞九卷은 一人之筆乎며 神農本草經은 一時之書乎아

淮南子[11]云 "世俗之人이 多尊古而賤今하니

故爲道者 必託之於神農黃帝한 以後에 能入說"이라하고

楊子雲[12]云 "欲讎僞者 必假眞"이라하니

是以 其假眞也에 憑藉聖名하면 天下 多眩于聖名하야 而寡察其實[13]하니

其所以妄託於神農黃帝하야 而爲本草經, 內經者는

盍誘以世俗之風乎며 盍讎以聖名之眩乎리오

---

11) 『淮南子』: 前漢의 淮南王 劉安이 저술한 책으로 전 21권이다. 유안이 빈객과 방술가 수천 명을 모아서 편찬한 서적으로 본 내용은 「修務訓」에 나온다. 이 책은 당시의 시대적 분위기를 엿볼 수 있는 중요한 단서를 제공하며, 雜家와 黃老學을 연구하는 데 필요한 문헌이다.

12) 楊子雲 : 後漢의 학자. 『法言 · 重黎』에 어떤 사람이 黃帝의 終始에 대해 물으니 대답하기를 황제의 이름을 假託한 것이라고 하면서 거짓을 팔려는 사람은 진실처럼 말한다고 하였다. 『회남자』와 양자의 말을 보면 당시에 황제설이 얼마나 유행하였는지 알 수 있다.

13) 天下多眩于聖名 而寡察其實 : 『淮南子 · 主術訓』에는 天下 多眩於名聲 寡察其實로 표기되어 있다. (세상사람 대부분은 명성에 현혹되어 그 眞僞의 사실을 잘 살피지 않는다.)

이와 같은 고문헌들에 대해서 唐의 韓愈는 서간에서 말하기를 “한나라 학자들이 조금씩 수정하고 보수하였으나 大經과 大法에 백 개의 구멍이 나고, 천 개의 상처투성이였다. 그나마도 變亂을 거치면서 이내 어지러워지고 이내 유실되었다”고 했으며, 宋의 葉適이 말하기를 “『管子』는 한 사람의 글이 아니며, 또한 한 시대에 이루어진 글이 아니다”라고 했다. 이런 이유로 상식에 맞지 않거나, 고증에 어긋나면 비록 고서의 기록일지라도 모두 믿을 필요는 없다.

예로부터 『黃帝內經』, 『神農本草經』, 『難經』과 『仲景傳書』처럼 우리 의학에서 말하는 經傳(古書)도 그 글 가운데 어찌 일찍이 저와 같은 위서의 혐의가 없겠는가?

그렇다면 『황제내경』, 『신농본초경』이 과연 黃帝氏, 神農氏의 저작인가? 또한 『황제내경』이 『素問』과 『靈樞』와 과연 같은 서적인가? 『소문』 9권과 『영추』 9권이 한 사람의 기록이며, 『신농본초경』이 한 시대의 글인가?

『淮南子』의 기록을 보면 “세상 사람들은 대부분 옛것을 숭상하고 요새 것을 천하게 여기기 때문에 道를 행하는 자는 반드시 신농이나 황제의 이름을 依託한 이후에야 학설을 만들어 유세할 수 있었다”고 했으며, 또한 楊子는 『法言』에서 “거짓을 팔려는 자는 반드시 진실처럼 위장한다”고 하였다. 그러므로 성인의 이름을 빙자하면 세상 사람들은 성인의 명성에 현혹되어 그 眞僞의 사실을 자세히 살피지 않는다. 漢代 사람들이 신농과 황제의 명성을 망령되게 이용하여 『본초경』과 『내경』의 학설을 만든 것이 어찌 세속의 유행으로 유혹한 것이 아닌가? 사람들이 성인의 명성에 쉽게 현혹되는 약점을 이용하여 거짓을 팔아먹은 것이 아니겠는가?

吾醫兩經은 來戰國 歷漢代하야 而編於魏晉이라 何以知其然가하면

諸家之跡이 種種見於素問[14]하고

而亦五行之說도 散見於諸書[15]나

然五行配屬이 各因文獻에 或同或異하고 或有或無하니

此是則彼非오 彼是則此非니 奚必是素問하고 而非諸書乎리오

夫五行配屬은 假說也니 皆不足信者也라 以此攷之컨대

黃帝內經은 雜家[16]之系며 黃老[17]之餘니 所謂綜合書나

然其醫案之訓은 集成累代하야 敎之所存이나 惑亦所存하니

故當於宜者는 可信也오 否於宜者는 可疑也니

此之謂 信信信也며 疑疑亦信也[18]라하니라

---

14) 諸家之跡 種種見於素問 : 전국시대 여러 서적의 글과 심지어 한대 서적의 글들이 『소문』에 보인다.
『春秋左氏傳』, 文公元年 先王之正時 履端于始 擧正于中 歸餘于終(『素問・六節藏象論』).
『晏子春秋』, 臨難而鑄兵 噎而遂掘井(『소문・四氣調神大論』).
『呂氏春秋』, 精氣之來也 因輕而揚之 因走而行之 因美而良之(『소문・陰陽應象大論』).
『孫子・勢』, 聲不過五 五聲之變 不可勝聽也(『소문・六節藏象論』).
『淮南子』, …故頭之圓也象天 足之方也象地 …(『소문・陰陽應象大論』).
董仲舒(「擧賢良對策」), 善言天者必有驗于人 善言古者必有驗于今(『소문・擧痛論』).
*『황제내경의 기원』, 김기왕・인창식・신승호 옮김, 일중사, 2003, 143~7.

15) 五行之說 散見於諸書 : 『呂氏春秋』, 『淮南子』-(「天文訓」, 「墬形訓」, 「時則訓」), 『春秋繁露』-董仲舒, 『太玄』-揚雄, 『白虎通』-班固, 『靈樞』, 『素問』.

16) 雜家 : 잡가라는 말은 班固의 『한서・예문지』에서 처음으로 언급된 말로서 그에 따르면 잡가의 사상가들은 대개 議官에서 나왔다. 儒家와 法家를 겸하고 名家와 墨家를 합하여 나라를 다스리는 근본이 네 학문을 종합한 것에 있다고 주장하면서 군주의 통치가 이 네 학문의 종합에 의거한다고 하였다. 여기서는 양생가, 음양가, 술수가, 방생가들의 다양한 설을 종합한 것을 말한다.

17) 黃老 : 黃老學은 대체로 전국 중기 齊의 稷學에서 발생하여 漢나라 초기에 黃老(黃學과 老子學의 결합)라는 명칭이 처음 나타나서 無爲自然, 陰陽五行說, 神仙思想, 養生思想의 발전을 일으켰다. 『황제내경』이 이런 영향력 아래 편집된 서적이라는 것을 짐작할 수 있다.

18) 信信信也 疑疑亦信也 : 『荀子・非十二子篇』. 믿을 만한 것을 믿는 것이 信이며, 의심할 만한 것을

『내경』과 『본초경』은 대략 戰國 말엽에 유래되어 漢代를 거쳐 위진시대에 편집된 것으로 보인다. 그 이유는 『春秋左傳』, 『晏子春秋』, 『孫子兵法』, 『呂氏春秋』, 『淮南子』, 董仲舒 등 제가의 글 일부 내용이 『素問』의 「六節藏象論」과 「陰陽應象大論」에 보이고, 또한 『소문』의 五行配屬說이 『管子』, 『呂氏春秋』, 『春秋繁露』, 『太玄經』, 『白虎通』, 『淮南子』 등의 여러 서적에 보인다. 그러나 오행의 배속분류가 각 문헌에 따라 약간씩 차이가 있거나 있기도 하고 없기도 하니 그렇다면 이 문헌의 오행배속 관계가 옳다면 저 문헌의 오행배속은 잘못된 것이며, 저 문헌이 옳다면 이 문헌은 잘못된 것이니 어찌 『소문』의 오행배속의 설만 옳고 다른 문헌의 오행배속의 설은 틀렸다고 할 수 있겠는가? 오행배속의 설은 본래 가설에서 출발한 것이니 모두 다 믿을 수 없다. 이런 근거에서 고찰하면 『황제내경』은 그 내용을 볼 때 雜家와 黃老의 계열로서 소위 종합서이나 그 의안의 교훈은 오랜 세월 지나면서 집성된 것으로 그 중 교훈도 남아 있고, 의심되는 부분도 있다. 합당한 것은 신뢰하고, 부당한 것은 의심해도 된다. 믿을 만한 것을 믿는 것이 信이며, 의심 가는 것을 의심하는 것 역시 信이라고 하는데 바로 이런 것을 말하는 것이다.

의심하는 것 역시 信이다.

神農本草經은 類之以三物하고 分之以三品하니

一藥一效와 一物一特은 經驗之得일세 可信其徵이나 其特效外에

非安精神하면 則益氣延年하고 非補五臟하면 則輕身不老니

若是之案은 多迷於神仙長生之術이라

彼養生術은 前有秦漢之不老와 後有魏晉之神仙이니

其始也엔 無爲安分하고 導引按蹻나

至末也엔 服以秘藥하고 劑以丸丹하니

本爲安精神하고 而保身長全이라가

反爲弊精神하고 而發狂短命이라

仲景前後 千載間에 靡靡之穢風이 橫行天下로대

仲景條文 何處也에

可見于五行配屬乎며 可見于陰陽虛實乎며

可見于輕身延年乎며 可見于丸丹秘藥乎아

但見證方이오 此外不見하니 仲景之繼承은 果然何哉오

學仲景者 是第一義也라

彼黃帝內經 神農本草經은 果然古於仲景書乎아

此實不可考之事나 自序云云曰

"勤求古訓 博採衆方하야 …爲傷寒雜病論"이라하니

其古訓이 奚必云素問難經乎며 其衆方이 奚必繼伊尹扁鵲乎리오

是雖未可知事나 仲景證方이 其來亦久를 可知矣라

『신농본초경』은 식물·광물·동물 세 종류로 분류되어 있고, 상품·중품·하품 세 품목으로 구분하였다. 하나의 약물은 한 가지 효능이 있고, 하나의 사물은 한 가지 특성이 있다는 것은 오랜 경험에서 얻은 것으로 믿을 수 있는 증거이다. 그러나 이런 특성과 효능 외에 安精神이 아니면 益氣延年이며, 補五臟이 아니면 輕身不老의 상투적 용어는 모두 神仙長生의 사상에 미혹되어 나온 것이다. 저 養生術은 중경 이전 秦·漢의 불로장생과 중경 이후 위진의 신선사상이 연관된 것으로 그 시작은 無爲安分과 導引按蹻였지만, 그 결말은 秘藥과 丸丹같은 水銀劑를 복용하였다. 양생술의 본래 목적은 정신을 안정시키고 몸을 잘 보전하여 장생하는 것이었지만, 오히려 정신을 피폐하게 하고, 발광병으로 단명하기도 했다. 중경 전후 천 년 간 이런 비속한 풍속이 온 세상을 휩쓸었지만 중경서 조문 어느 곳에 오행배속과 관계된 臟腑論을 볼 수 있으며, 음양허실의 末流文字들을 볼 수 있는가? 또한 輕身延年과 같은 신선사상과 丸丹秘藥같은 도교의 잔재를 찾을 수 있는가? 다만 증상과 처방만이 있고 이밖에는 보이지 않는다.

그렇다면 중경이 계승한 것은 과연 무엇인가? 중경을 배우는 사람에게 이것은 첫 번째로 중요한 문제이다.

현재 우리가 알고 있는 『황제내경』, 『신농본초경』이 과연 중경서보다 오래된 典籍인가? 이 문제는 현 시점에서 알 수 없는 일이나 「自序」 중에 "옛 교훈을 애써 구하고, 많은 처방을 채집하여 『傷寒雜病論』을 저술하였다"는 내용이 있는데 그 古訓이 어찌 반드시 『소문』과 『난경』을 말하는 것이며, 그 衆方이 어찌 반드시 伊尹과 扁鵲을 계승한 것이겠는가? 비록 알 수 없는 일이지만 중경서에 수록된 병증과 처방의 유래 또한 오래된 것임을 알 수 있다.

抑皇甫謐의 黃帝鍼灸甲乙經序에 云云曰

"伊尹이 撰用神農本草하야 以爲湯液하고

…張仲景이 論廣湯液爲十數卷"이라하니

自後로 吾醫者 習聞其說하고 樂其誕 而歸向黃帝神農하야

雷同曰 "仲景 本伊尹之法하고 伊尹 法神農之經"이라하며

又曰 "仲景 悉本內經하고 仲景 繼承扁鵲"이라하니

其意는 竟以爲未安하고 其事는 卻不可盡攷라

魏晉以後로 妄託神農黃帝하야 以欲尊仲景이나

此實無稽之說로 適足以亂仲景者也라

伊尹은 遠出神農之後호대 千有餘歲며

扁鵲은 遠出伊尹之後호대 千有餘歲며

仲景은 遠出扁鵲之後호대 千有餘歲어늘

何況 彼神農嘗百草之事와 及伊尹爲湯液之事를

皇甫謐은 稽於結繩[19], 蝌蚪乎아 考於甲骨, 篆書[20]乎아

---

19) 結繩 : 옛날 글자가 없었던 시절에 노끈으로 매듭을 맺어서 기억의 편리를 꾀하고 또 서로 뜻을 소통하던 방식.

蝌蚪 : 篆文 이전에 사용된 最古의 글자로 글자의 획이 올챙이(蝌蚪) 모양과 같다하여 과두문자라 한다. (古文尙書가 蝌蚪文字로 되었지만 이것은 篆書體의 奇形으로 후세 사람이 조작하여 만든 글자라고 한다.)

20) 甲骨, 篆書 : 갑골문자는 殷나라 때 거북의 등딱지나 짐승의 뼈에 새겨진 卜辭를 해석할 때 쓴 상형문자로 문자의 발전은 甲骨文字→ 金文→ 篆書→ 隷書→ 楷書→ 行書→ 草書의 순서로 이루어졌다.

그러나 晉의 皇甫謐은 『黃帝鍼灸甲乙經』에서 말하기를, "伊尹(탕왕을 도와 하나라를 멸망시킴)이 『신농본초』를 근거로 湯液을 만들고, … 장중경이 탕액 조제의 방법을 넓혀서 십 수 권을 저술했다"고 언급했다. 대다수 후세 사람들은 저런 말들을 익숙히 들어와 거짓으로 점철된 저 말을 즐겁게 받아들여 황제와 신농에 귀속되어 사실여부를 파악하지 않고 맹목적으로 추종하여 말하기를, "중경은 이윤의 탕액에 근거하였고, 이윤은 『신농본초경』을 본받았다"고 하고, 또는 "중경의 치법은 모두 『내경』을 본받았다"거나 "중경의 처방은 편작을 계승하였다"고 말하지만 그 뜻은 사리에 맞지 않고 그 일은 도리어 모두 고증할 수 없는 낭설들이다.

위진시대 이후로 망령되게 신농과 황제의 이름을 빌려다 중경을 높이려 했지만 이것은 한낱 근거 없는 말로 중경의 실증주의를 어지럽게 한 것이다. 이윤은 신농보다 천여 세 후의 사람이며, 편작은 이윤보다 천여 세 후의 사람이며, 중경은 편작보다 천여 세 후의 사람이다.

하물며 저 신농이 맛보고 약의 효능을 알았다는 고사와 이윤이 탕액을 조제해 湯王을 구했다는 고사를 황보밀은 結繩, 蝌蚪文字를 통해 고증했는가? 아니면 甲骨, 篆書文字에서 고찰했는가?

若藥이 不瞑眩하면 厥疾不瘳[21)]는 嘗聞之나

伊尹이 撰用神農本草하야 以爲湯液은 未嘗聞之라

神農, 黃帝之故事는 神話傳說로 久遠難明이나

歷戰國 至秦漢히 而捏造之하고 誇張之하야

其荒唐無稽之說이 終乃收錄於史記[22)]라

孔子 "於其所不知에 盖闕如也하며

文獻不足이어든 不能徵之[23)]"어늘

彼司馬子長은 以其天賦之資와 文章之富로

欲繼承春秋호대 猶不師乎孔子之訓하고 而乃採集乎怪詭之說하니

怪之欲聞[24)]은 市情之好어늘 安有其賢若此하고 而肯信此等乎아

---

21) 若藥不瞑眩 厥疾不瘳 : 『尙書・說命』. (약을 복용하여 瞑眩 반응이 없으면 병증이 치료되지 않는다.) 이 말을 통해 殷나라 당시 약에 대한 이해를 엿볼 수 있는 단서가 된다.
『方言』(揚雄 著)曰 飮藥而毒 海岱之間 謂之瞑眩(양웅(양자운)의 저서 『방언』에 따르면 약을 마시고 그 독성의 영향으로 바다와 태산을 왔다 갔다 하는 것(정신이 멍함)을 명현이라고 한다).

22) 史記 : 神農氏에 관한 설은 「三皇本紀」에, 黃帝氏에 관한 설은 「五帝本紀」에 기술되어 있다.

23) …盖闕如也 …不能徵之 : 『論語・子路』. 君子於其所不知盖闕如也. 공자와 자로의 대화에서 나온다. 군자는 자기가 모르는 것은 말을 하지 않는다. 「八佾」, …文獻不足故也 足則吾能言之矣…(… 典籍과 어진 사람(문헌)이 부족하기 때문에 증거로서 충분하지 못하다. 충분하다면 능히 말했을 것이다. …).

24) 怪之欲聞 : 韓退之, 「原道」. 甚矣 人之好怪 不求其端 不訊其末 惟怪之欲聞(심하구나! 사람들이 괴이함을 좋아하느니, 그 실마리를 구하지도 않고, 그 끝을 묻지도 않고, 오직 괴이함을 듣고자 함이다).

만약 약을 복용하고 瞑眩증상이 없다면 그 병이 치료되지 않는다는 말은 일찍이 들었지만 이윤이 『신농본초』를 근거로 湯液을 조제했다는 것은 확인할 수 없는 말들이다.

신농, 황제에 관한 옛일들은 신화와 전설로서 오래되고 밝히기 어려운 일이다. 戰國시대를 지나 진・한 시대에 이르러 날조되고 과장된 荒唐無稽한 설인데, 마침내 司馬遷이 『사기』에 수록하여 「本紀」를 저술했다.

공자 같은 성인도 "알 수 없는 것은 덮어 두었고, 문헌이 부족하면 증거로 삼지 않았다"고 하였다. 사마자장(자장은 사마천의 字 - 공자 후 500년)은 천부의 자질과 풍부한 문장력으로 『春秋』를 계승하려는 의욕이 있었지만 공자의 겸손한 교훈은 배우지 않고, 해괴한 浪說들을 수집하는 데 힘썼다. 괴상하고 기이한 것을 듣기 좋아하는 것은 일반 사람들이나 좋아할 터인데 어찌 그 재능이 이와 같으면서 이와 같은 허무맹랑한 일을 믿었는가?

無稽之言은 三代之所勿聽者也며

無徵之言[25)]은 亦有國者之所大禁者也니 何則고 非他라

天下大亂이 恒始於此하고 千歲紛糾도 亦始於此라

是以 久遠難明之事와 風聞傳來之說은 古君子之所不言不書어늘

若夫子長者는 其無乃博識索隱之所鑿乎잇가

貶史記者는 其惟子長이니 雖欲辭於有識者之謗[26)]이나 未可得矣라

歐陽脩 駁言不慎所不知之妄하고

蘇轍 "所以黜扁鵲之說者는 以其怪也"니

史記中 五帝本紀와 扁鵲傳은 實不可考之事也라

千古仲景書는 吾醫實證之宗이니

後醫之於仲景에 一擧手 一投足도 可尋可考어늘

不幸 仲景書도 其亦僞書之嫌을 不免이온 矧玆自序따녀

---

25) 無稽之言, …無徵之言 : 『尙書』와 『管子』에 나오는 말로, 위정자는 유언비어나 근거 없는 말이 사회에서 조장되는 것을 방지해야 한다고 하였다. 管子. 凡言而不可復行而不可再者 有國者之所大禁也(무릇 두 번 다시 할 수 없는 말이나 두 번 다시 행할 수 없는 일은 국가를 경영하는 사람은 크게 금해야 한다).

26) 有識者之謗 : 사마천이 증거가 없는 낭설들을 『史記·本紀』에 기술한 것을 두고 구양수는 「諸王世次圖序」에서 비판하였고, 소철은 『古史』에서 "予於趙世家 削簡子之夢 黜扁鵲之說 以爲爲國 不可以語怪(내가 생각할 때 조세가 중에 (조)간자의 꿈 이야기는 삭제해야 하고, 편작에 관한 설을 빼야 한다고 여기는 이유는 국가를 다스리는 사람은 괴이한 이야기를 해서는 안 된다)"라고 하였다.

『尙書』에 보면 고증할 수 없는 말들은 夏・殷・周 삼대의 왕들도 신하들이 듣지 못하게 하였고, 『管子』에 따르면 근거 없는 말은 국가를 경영하는 지도층에서 크게 금지시켰다. 왜 그런가? 다른 이유가 아니다. 천하의 대란은 항상 이런 근거 없는 말에서부터 시작되었고, 오랜 세월 동안 벌어진 분란 또한 여기서 시작되었기 때문이다. 그러므로 오래되어 밝히기 어려운 일과 풍문으로 도는 전설의 이야기를 옛날 군자(지식인)는 말하지 않았고, 글로 남기지 않았는데 사마자장 같은 사람은 지식이 박식하였지만 은밀한 것을 찾는 폐단에 빠진 사람이 아닌가? 애석하게도 『史記』를 폄훼한 사람은 바로 사마자장 자신이므로 후세 지식인들의 비방을 피하려고 했지만 피할 수 없었다. 歐陽脩는 「諸王世次圖序」에서 사마천이 알 수 없는 사실을 삼가지 않고 망령되게 기술한 「五帝本紀」에 대해서 논박하였고, 蘇轍이 "『史記・列傳』 중의 扁鵲의 설을 삭제해야 한다"고 주장한 이유는 바로 괴이한 내용 때문이었다. 『사기』에 나오는 「오제본기」와 편작의 전기는 사실 과장되고 알 수 없는 일이다.

천고의 중경서는 우리 의학 실증의 표상으로 후세 의사들이 선생에 대한 존경심으로 사소한 자취와 흔적도 찾아내고, 고증을 하려고 노력해왔는데 불행하게 중경서도 僞書의 혐의가 있는데 하물며 「自序」야 어떠하겠는가?

自序文章이 非唯陳腐오 而不稱疾醫[27)]나

然觀自序하고 乃知仲景書之亂과 與其亂之所以來호라

亂仲景書者는 六經辨證也오

亂之所來者는 撰用素問也라 (互文)

其書亂이어늘 而其意不亂하면 雖固六經案이라도 何有리오

然而 其書亂하고 而其意不亂者 未之有也니

若知此乎인댄 入仲景術也에 思過半矣[28)]니라

---

27) 疾醫 : 의학을 食醫・疾醫(내과)・瘍醫(외과)・獸醫로 분류하였다.
『周禮・天官』은 주(周) 왕실의 관직 제도와 전국시대(戰國時代) 각국의 제도를 기록한 책으로, 후대 중국과 우리나라에서 관직 제도의 기준이 되었다.

28) 思過半矣 : 『周易・繫辭』. 知者觀其彖辭 則思過半矣.
1. 指已領悟大半 : 이미 대부분 이해한 것을 가리킨다.
2. 指事情已獲大部分解決 : 이미 일의 정황이 대부분 해결되었음을 가리킨다.

「자서」의 문장은 진부할 뿐만 아니라, 疾醫와는 맞지 않는 내용이 있는데, 「자서」를 읽어보면 중경서의 혼란과 그 혼란이 유래한 이유를 알 수 있다.

중경서를 혼란하게 한 것은 六經辨證의 의안이며, 그 혼란이 유래한 경유는 "撰用素問" 이 一句에서 시작되었다. 글이 문란하더라도 그 뜻이 왜곡되지 않다면 육경변증을 고집해도 무슨 문제가 되겠는가? 그러나 글이 문란하면서 그 글의 본의가 왜곡되지 않을 수 없다. 만약 이 사실을 이해한다면 중경학술 입문에 이미 절반은 넘어선 것이다.

2) 黃老之風

字句之間에 眞僞可見[29)]하고 句節之際에 情實可探[30)]하니

是以 數千歲後라도 察其文 而考其時하면

則其人之所主와 其時之所尙者를 可得而知也라

自序中 "…保身長全 以養其生" 此句節이 其豈偶然可見哉리오

所謂養生者는 道家, 內經之所主張者也니

夫仲景은 肯繼疾醫之意하고 而不圖內經之術이어늘

作自序者 不察仲景所主하고 而但據當時所主하니 實不知仲景本意者也라

史記本紀에 "昔在黃帝 生而神靈 弱而能言

幼而循齊 長而敦敏 成而聰明[31)]"이라하고

黃帝素問에 "昔在黃帝 生而神靈 弱而能言

幼而循齊 長而敦敏 成而登天[32)]"이라하니

司馬遷이 稽考素問乎아 否則 素問이 揑造本紀乎아

本紀聰明은 人人未及이나 叡智君子의 可及之事나

素問登天은 雖聖人이라도 不可及也니 其無乃神仙之術乎잇가

---

29) 眞僞可見 : 「症狀論」亡陽之鑿의 시호계지탕 조문 참고

30) 情實可探 : 「汗吐下論」의 凡字之解 참고

31) 聰明 : 『尙書』에 보이는 예들(虞舜側微. 堯聞之聰明 惟天地 萬物父母 惟人 萬物之靈 亶聰明 作元后 元后作民父母, 惟天生 聰明時乂). 이 자료를 보면 총명이 오늘날의 의미와 다름을 알 수 있다.

32) 登天 : 『莊子・大宗師』. 孰能登天游霧. 1. 升天, 2. 指登帝位, 3. 指成仙.

글자에서 사건의 진위가 드러나기도 하고, 글귀에서 당시의 정황을 살필 수 있기 때문에 오랜 세월이 경과한 후에도 글을 살피고 시대를 헤아리면 그 작가의 주된 생각과 그 시대가 추구했던 사상들을 알 수 있다. 「自序」 가운데 "…保身長全 以養其生" 이 구절이 어찌 우연히 드러난 것이겠는가? 養生은 道家와 『內經』에서 강조하던 사상으로서 중경서의 대의는 疾醫의 정신을 계승하고 『內經』의 術을 도모하지 않았는데, 「자서」를 쓴 사람은 중경의 관점을 살피지 않고 당시에 숭상하던 학술세계에 근거한 것으로 실로 중경의 본의를 알지 못한 사람이다.

『史記』의 「五帝本紀」를 보면 "옛날에 黃帝가 있었는데, 태어나면서 신령했고, 유아기에 말을 했고, 유년기에 순정했고, 커서는 성실 민첩했고, 성인이 되어서 총명했다"고 표기되어 있는데, 『素問』의 「上古天眞論」에서도 「본기」와 같은 표현을 했지만 마지막 문구인 '총명' 대신 '登天'으로 표기되어 있다. 그렇다면 사마천이 『소문』을 참고한 것인가? 아니면 『소문』이 사마천의 「오제본기」를 모방한 것인가? 「본기」에서 말하는 총명은 누구나 가능하지는 못하나 예지가 있는 사람이라면 가능한 일이다. 그러나 『소문』의 등천은 비록 성인이라도 불가능한 것으로 신선술이 아니면 무엇인가?

始於養生하야 而終於神仙[33]者는 非一時一人之所主니라

自東漢末 黨錮之獄[34]으로 至于魏晉南北朝 五百餘年間에

道士神仙之說이 流行하야 而惑世誣民之弊가 極盛이라

此時之人이 多傾倒於黃老術하야 故末流文字가 盈天下라

惜哉라 叔和 當仲景書 泯絶之際하야 乃欲繼仲景호대

不立於仲景本意하고 而妄託於內經文字하니

叔和之生이 去仲景未遠하고 叔和之位가 晉太醫令이로대

可以救之於未絶之前이어늘 尙有以六經之案으로 而撰之라

撰次以前엔 皆古法之遺緖也로대

撰次以後엔 卽內經之餘術也라

叔和 將救火호대 不以其水하고 仍加其膏하니 其心 欲救之나 其行 反災之라

世人은 好奇怪 而惑之神仙하고 眩威名 而崇之黃帝나

其末流文字[35]也에 安有以叔和之賢으로 可以是爲當然하고 而莫之禁乎아

---

33) 神仙 : 長生不老. 중국에서는 주로 제왕이나 제후 등 현세적인 권력과 쾌락의 영속을 바라는 계층에서 적극적으로 신선을 갈구하여 불로장생을 기도하는 방향으로 그 사상이 전개되었다. 그리하여 조식(調息)·복이(服餌)·도인(導引)·방중(房中) 따위의 신체단련 내지 생리조절의 방법을 개발하고 불사약을 구하거나 금단(金丹)을 만들기 위하여 애쓰게 되었으며, 이에 따라 방사(方士)가 생겨나 술수를 행하기도 하였다.

34) 黨錮之獄 : 後漢 桓帝 때 환관들이 李應 등 200여 명의 선비들을 탄압하여 향리로 귀양보내어 禁錮를 내린 일. 후에 靈帝 때 2차 탄압 당시 처벌받은 선비들이 700~800명에 이르렀다 함. 진시황의 焚書坑儒에 필적하는 사상탄압으로서 황건적의 난으로 이어졌는데, 이 당시 향리로 낙향한 많은 학자들과 그 문하생들이 정치적 좌절과 왕권 교체로 은둔하면서 이로 인해 위진시대의 淸談사상이 싹트는 계기가 되었다는 설도 있다.

양생에서 시작하여 마침내 신선으로 귀결한 사상은 한 시대, 한 사람만의 주장이 아니다. 東漢 말 黨錮之獄부터 위진남북조시대 오백여 년 동안은 道士類의 신선사상이 유행하면서 혹세무민의 폐단이 극성하던 시기였는데, 이 시기의 사람들은 대부분 황제와 노자의 黃老術에 경도되어서 말류문자들이 세상에 가득했다.

애석하게도 중경서가 거의 단절될 상황에서 숙화가 중경서를 수집하고 계승한다면서 중경의 본의를 따라 定立하지 않고 『內經』 문자에 망령되게 의탁하여 정립하였다. 숙화의 생존 시기는 중경 사후 50년으로 오래 경과하지 않은 시기였으며, 그의 직위는 晉의 太醫令이라는 높은 신분이었으므로 중경서가 단절되기 전 상황에서 구할 수 있었는데 오히려 六經의 의안으로 편찬하였다. 중경서는 撰次 이전 모두 古法의 遺緖였지만, 撰次 이후로는 내경의 잔재로 전락되었다. 숙화가 불을 끄려고 하면서 물로 불을 끄지 않고 오히려 기름을 부었으니, 그 마음은 중경서를 구하려 했지만 그 행동은 반대로 재앙을 초래하였다.

세상 사람들은 괴이한 것을 좋아하여 신선사상에 미혹하고, 명성에 현혹되어 黃帝(『黃帝內經』)를 맹신하나, 숙화는 현명하였고 높은 직위에 있으면서 어찌 末流의 邪說을 당연히 여기고 금지시키지 않았는가?

---

35) 末流文字 : 잡가, 황로학이 신비주의적 경향을 띠면서 그 학설이나 文字도 말기에는 실증주의에서 멀어진 것을 일컬음이다. 그 시대가 추구하는 주류적 정치사상에 따라 그 언어와 문자는 필연적으로 영향을 받는다. 그러므로 그 시대가 어떤 문자 체계를 가지고 있는지를 보면 그 시대가 추구한 사상과 인식을 알 수 있다. 과장되고 황당한 문자(末流文字)가 유행했다는 것은 그만큼 실증주의와 거리가 먼 사상이 유행했음을 반증한다.

非唯不禁하고 率天下而唱之하야

曰 內經은 此黃帝之緖言이오 而岐伯之遺志也라하니

自後로 內經之說이 滔滔者 天下皆是也[36]일세

於是乎 吾醫 舊物精神[37]이 大變焉이라

36) 滔滔者 天下皆是也 : 『論語・微子』. "滔滔者 天下皆是也 而誰以易之(도도하게 흐르는 물결처럼 천하는 다 그렇소. 이를 누가 바꿀 수 있으리오)"라 하였다. 곧 의학의 흐름은 위진시대 이후 『황제내경』을 주축으로 형성되었기 때문에 누구도 이것을 바꿀 수 없는 현실을 개탄한 글이다.

37) 舊物精神 : 중국 고대사회는 사물을 떠나서 이치를 논하지 않았다. 이런 실증주의 정신이 전국시대를 지나면서 훼손되기 시작했는데 의학세계에도 파급되어 문자의 혼란이 야기된 것이라고 생각한다.

금지시키기는 고사하고 세상 의사들을 통솔하면서 주창하기를 『내경』은 黃帝가 남겨준 교훈이며, 岐伯의 유지라고 하였다. 이후로 내경학설로 인해 우리 의학세계는 어지러워져 다시 돌이킬 수 없게 되었고 고대문화의 실증정신은 이 시점부터 크게 변하였다.

王叔和, 皇甫謐, 陶弘景 此三人은 當代吾醫之師나

觀脈經, 鍼灸甲乙經, 神農本草經하면

則三賢所主者는 內經也라 至于今히 皆以內經爲宗旨하니

從事吾醫者가 陷溺於假託文字之中이로대 而莫之能覺也하니

其豈三賢之過리오 時之使然이니 其時所主는 黃老三玄[38)]이라

自三代로 至秦漢히 數千載間에 何代無病이며 何代無醫리오

遠而稽於三代하고 近而考於秦漢호대

古訓之徵이 不足하고 而衆方之名이 不明이라가

至仲景하야 始集成焉하니 未有不由仲景하고 而能得古法者也라

然古今諸醫가 論仲景書호대 主之以素問하고 參之以難經은

自序一句之爲張本이니 此實爲不審考證之過라

竊謂仲景이 繼承古法은 可考나 撰用素問[39)]은 不可考라

---

38) 黃老三玄 : 漢末 動亂으로 사회체제가 변화하여 도덕을 중히 여기고 문자 해석에 치우쳤던 後漢의 儒學이 권위를 상실하면서 위진시대에 『周易』과 老子・莊子의 정신을 구하던 경향이 마침내 신선사상과 청담사상 등의 도가류(道家에서 道敎로 변질)가 주도하는 사회적 배경에서 한의학(중경서)도 시대적 상황에 따라 변질되기 시작했다.

39) 撰用素問 : 傷寒卒病論集-自序에 나온 말로서 이것을 근거로 후세 주해가들은 중경이 소문을 차용하고 인용했다고 주장했지만, 강평본에는 이 부분이 주해로 되어 있다."

王叔和, 皇甫謐, 陶弘景 이 세 사람은 당대 우리 의학의 큰 선생이었으나, 『脈經』·『鍼灸甲乙經』·『神農本草經』을 보면 이 세 사람이 주장하는 내용의 근거는 『黃帝內經』이었다. 오늘날까지 『내경』이 우리 학문의 宗旨가 되어 한의학을 공부하는 사람은 허구문자(假託文字)에 빠져 있는 사실을 깨닫지 못하는 것이 어찌 저 왕숙화, 황보밀, 도홍경 三賢만의 과실이겠는가? 시대상황 때문이니 그 시대는 黃老學과 三玄思想이 주류를 이루었다.

고대부터 진·한 시대에 이르기까지 어떤 시대인들 질병이 없었겠으며 어떤 시대인들 의사가 없었겠는가? 그러나 멀리는 고대에서 가까이는 진·한 시대를 고찰해 보아도 고훈의 증거는 부족하고, 많은 처방의 이름도 불분명하다가 중경에 이르러 비로소 집성되었다. 그러므로 중경을 거치지 않고는 고법을 얻을 수 없는 상황이다. 그러나 대다수 중국 의사들이 중경서를 논할 때 『소문』에 근거하고, 『난경』을 참고하는 것은 「自序」의 한 구절 때문이다. 이런 현상은 깊이 고증하지 못한 잘못에서 비롯된 것으로 중경이 古法을 계승한 것은 고찰할 수 있지만 그렇다고 『소문』을 인용했다는 것은 고찰하기 어렵다.

吾聞之하니 自秦火以還으로 迄于隋唐히 書經五厄[40)]하야

乃以漢志著錄之書로 求之隋志호대 而十闕二三하고

自隋唐 至宋末히 復經五厄[41)]하야 而磨滅하니 殆已百不存一이라

書厄者는 焚書事件也니 五厄中 其四는 固皆兵燹爲之라

抑所謂購書之禍[42)]가 甚于焚書라하나

然邪說之害[43)]가 甚于焚書購書를 吾醫也에 觀焉호라

漢書藝文志[44)]에 有黃帝內經十八卷하고

---

40) 書經五厄 : 隋代 牛弘, 五厄說.
   1. 秦皇焚書(진시황 분서).
   2. 王莽之亂(유향, 유흠이 讎校篇籍한 궁실도서가 왕망의 난에 소실).
   3. 漢獻遷都(광무제 당시 수집한 도서와 백서가 동탁의 난으로 천도 중 70여 수레에 실린 서적이 일시에 燔蕩).
   4. 五胡亂華(晉懷帝 永嘉之禍, 圖書毁損).
   5. 梁元之焚(梁나라 元帝 당시 14만 권 焚書).

41) 復經五厄 : 明代 胡應麟, 十厄說.
   1. 隋廣陵之燼(수양제가 피살되고 소장했던 서적이 일시에 焚燒되고, 이세민이 洛陽에서 획득한 도서를 배로 長安으로 옮기던 중 배가 침몰하여 열에 하나둘도 남아 있지 않았다 함).
   2. 唐安史之亂(당 현종~숙종 安祿山과 史思明의 반란으로 兩京에 소장한 도서가 거의 망실됨).
   3. 唐末黃巢之禍(황소의 난으로 남아 있는 책이 없을 정도로 焚蕩되었다고 함).
   4. 宋靖康之變(북송 말에 금나라 군사가 침입했다가 창황이 북으로 도망갈 당시 飛閣의 도서가 진흙바닥에 낭자했다고 함). 書史以來 未有如今日之甚… 靖康之恥.
   5. 翥定鼎革之役(蒙古 滅宋 시 원나라 승상 伯顔이 또 많은 도서를 훼손함). 翥는 擧也. 定鼎은 왕권의 상징.

나는 들었다! 秦始皇의 焚書坑儒 이래 隋·唐 시대에 이르기까지 書厄(서적의 재앙)이 다섯 차례 있었다. 『漢書·藝文志』에 기록된 서적을 『隋書·經籍志』에서 확인해 보면 10권 중 2~3권이 소실되었다고 한다. 隋·唐에서 南宋代까지 다시 다섯 번 서액을 겪은 뒤 서적은 거의 소실되어 100권 중에 온전한 책이 하나도 없었다고 한다.

서액은 분서사건을 겪으면서 고서들이 겪은 재앙을 말하며, 五厄 중 4차례가 兵火로 소실되었다. 그러나 소위 購書의 禍가 焚書보다 심하다고 말하는데, 邪說의 害가 분서나 구서보다 더 해악이 심한 사실을 우리 의학에서 보았다.

---

42) 購書之禍 : 燕巖 朴趾源, 『熱河日記·審勢編』. 嗚呼! 其愚天下之術 可謂巧且深矣 所謂購書之禍甚於焚書者 正指此也(슬프다! 천하를 우롱하는 꾀가 교모하고도 심각하도다. 책을 사들이는 화가 책을 불사르는 화보다 더하다 하였는데, 바로 이것이구나!).
청의 강희제가 明 왕조 멸망 후 학자들의 반발을 무마하고 당시 학자들이 주자와 육상산의 학문을 추종하고 있는 점을 이용해 朱子의 유지임을 내세워 『圖書集成』과 『四庫全書』를 편찬한다는 구실로 국내의 학자들을 소집하여 『사고전서』 편찬 교정부서인 聚珍局에 몰아넣고는 문장력과 생각할 여유를 주지 않기 위해 번잡한 도서 교정으로 허송세월하게 하였다. 이에 대해 연암은 강희제의 우민화 책략을 빗대어 위와 같이 탄식했다.

43) 邪說之害 : 『孟子·藤文公下』. …世衰道微 邪說暴行有作…(… 세상이 쇠퇴하고 도가 미미해져 사악한 설과 포악한 행위가 생겨났다. …).
朱子, 「答劉子澄」. 邪說橫流 所以甚于洪水猛獸之害(사악한 설이 세상을 뒤덮는 것은 홍수나 맹수의 해보다 더 심하다).

44) 『漢書·藝文志』 : 漢나라 班固가 劉歆의 '七略'에 의거하여 저작한 책. 『漢書』 전100권 중 제30권을 차지하는데, 제1편 序, 제2편 六藝略, 제3편 諸子略, 제4편 詩賻略, 제5편 兵書略, 제6편 數術略, 제7편 方伎略의 7편으로 구성되어 있다.

隋書經籍志45)에 有黃帝素問九卷하니

或云 漢書의 黃帝內經十八卷은 卽隋書素問, 九卷이라하고

或云黃帝內經十八卷은 實非素問九卷, 靈樞九卷이라하니

隋書素問이 雖來於漢書內經이나

然今之所謂素問은 假託黃帝之名하야 而魏晉增編之本이라

---

45) 『隋書・經籍志』: 正史. 『隋書』의 十志 중 하나이다. 원래 長孫無忌 등이 편집한 『五代史志』의 일부로서 후일 魏徵 등의 『수서』와 합본되었다. 남북 5대 왕조의 公私 서적목록에 게재된 서적 중 현존하는 것과 분실한 것을 經・子・史・集의 4부와 道經佛教의 서적으로 대별하여 47類로 나누었다. 『漢書・藝文志』와 함께 漢・唐 학술의 연혁을 아는 데 중요한 書目文獻이다.

『한서·예문지』에는 『황제내경』 18권이 있다고 기록되어 있고, 『수서·경적지』에는 『黃帝素問』이 9권 있다고 기록되어 있다.

이에 관하여 어떤 사람은 『한서』에서 말한 『황제내경』 18권은 『수서』에서 말하는 『소문』과 『九卷』(혹 『鍼經』)이라고 하며, 어떤 사람은 반론하여 『황제내경』 18권이 실제로는 『소문』 9권과 『영추』 9권이 아니라고 한다. 『수서』의 『소문』이 비록 『한서』의 『내경』에서 유래되었지만 오늘날 우리들이 말하는 『소문』은 위진시대 사람들이 『황제내경』의 이름을 빌려 증편하여 편집한 것으로 본다.

萬若 漢書內經十八卷이 卽素問九卷, 靈樞九卷이면

隋書經籍志에 宜當名曰 黃帝內經이어늘 奚必改名曰 黃帝素問가

以此攷之컨대 所謂內經은 果然素問, 靈樞之合本乎아 否乎아

是雖未可知나 今之所謂內經은 實非漢代內經也라

又聞之하니 靈樞之名46)이 不見于漢書, 隋書, 唐書라가

而始見于重廣補注黃帝內經序하고

素問之名은 始見于傷寒論自序라하니

漢代엔 稱名以黃帝內經하고 不稱以素問, 靈樞라

夫然則 仲景이 嘗聞內經은 猶可나 撰用素問은 未可라

自序之撰用素問者는 其魏晉後人也니

庸詎知吾所謂先之가 非後之邪며

庸詎知吾所謂後之가 非先之邪리오

---

46) 靈樞之名 : 『황제내경의 기원』(일중사, p. 115)에 나오는 내용으로, 『황제내경』이 『소문』과 『영추』의 합본이 아니라고 고증으로 밝혔다. 한대에 『소문』과 『영추』라는 책이 없었다는 이야기가 아니라 적어도 한 대에서는 『소문』과 『영추』라는 책명을 사용하지 않았다는 것이다. 『영추』라는 이름이 당의 왕빙에 의해서 처음 발설되었다면 「자서」에 나오는 '撰用素問'이라는 말은 적어도 중경이 살던 시대에는 사용하지 않은 것은 분명한 사실이고, 『소문』을 撰用한 것은 중경이 아니라는 것이다. 강평본에는 撰用素問 이하가 주해로 표기되어 있다.

만약 『한서』의 『내경』 18권이 『소문』 9권, 『영추』 9권이라면 『수서』에서 마땅히 『황제내경』이라 명명해야 하는데 하필 『황제소문』이라고 개명했겠는가? 이것으로 추론해 보면 우리들이 말하는 『내경』이 과연 『소문』과 『영추』의 합본인지 아닌지 비록 알 수 없지만 지금까지 전해 내려온 『내경』은 실제로 한대의 『내경』이 아닌 것은 분명한 사실이다.

또 나는 들었다! 『영추』란 이름은 『한서』·『수서』·『당서』에는 보이지 않고, 唐 王氷의 『重廣補注 黃帝內經·序』에 처음으로 『영추』라는 이름이 보인다. 『소문』이란 이름도 마찬가지로 『상한론·자서』에서 처음으로 그 이름이 나왔다고 한다. 漢代에는 『황제내경』이라고 부르고, 『소문』과 『영추』라는 명칭을 사용하지 않았다는 것이 사실이라면 중경이 일찍이 『내경』을 들었다고는 할 수 있지만, '撰用素問'했다는 것은 사실이 아니다. 즉 「자서」에 나오는 찬용소문한 사람은 중경이 아니라 위진 이후 사람이라는 말이 된다. 이런 사실에 근거해 볼 때 우리들이 말하는 『소문』과 『영추』가 어쩌면 중경서보다 뒤에 증편된 것이 아닌지 어찌 알며, 우리들이 말하는 중경서가 어쩌면 『소문』과 『영추』보다 앞서 저술된 것이 아닌지 어찌 알겠는가?

柯琴[47] 嘗謂 "仲景治法 悉本內經[48]"이라하니

是荒唐無稽之言으로 譬之컨대 今日適越而昔至也[49]라

黃帝內經 神農本草經 仲景傳書는 吾醫經傳이나

自漢代로 歷魏晉南北朝하야 至隋唐히 皆變形而增益之하니

魏晉以後로 黃帝內經 神農本草經 仲景書는 已非漢代書어늘

柯琴之所謂內經은 漢代內經乎아 魏晉內經乎아

否則 隋唐內經乎아 此實未可知事也夫인저

---

47) 柯琴 : 雍正~乾隆 시대의 유학자. 시와 고문을 좋아하였지만 벼슬에 나가지 않고 내경과 상한론을 공부하였다. 方有執과 喻昌에게 배워 상한론을 새롭게 정립한 사람으로 청대 상한론 삼대 주해가의 한 사람으로 알려졌다. 저서로는『傷寒論註』四卷,『傷寒論翼』二卷, 『傷寒附翼』2권이 있고, 통칭『傷寒來蘇集』이라고 한다.
   仲景之六經爲百病立法 不專爲傷寒一科 傷寒雜病 治無二理 咸歸六經之節制 六經各有傷寒 非傷寒中獨有六經(중경의 육경은 모든 병을 위해서 세운 법으로 오직 상한만을 위한 법이 아니다. 상한과 잡병의 치법에는 두 가지 다른 길이 아니고 모든 것은 육경의 통제로 귀속된다. 육경에는 각각의 상한이 있는 것이지 상한 가운데 오직 육경이 있는 것은 아니다)이라고 주장했다. 가금의 이 주장은 상한론 해석의 신천지를 개척한 말로 새로운 인식의 전환을 해주었다.

48) 仲景治法 悉本內經 : 柯琴의『傷寒論翼・全論大法第一』. 仲景因症立方 豈隨時定劑哉 當知仲景治法 悉本內經.

49) 今日適越而昔至也 :『莊子・成心』. "… 오늘 월나라로 떠났는데 어제 월나라에 도착했다. …"는 말처럼 괴변으로서 '『소문』'이라는 명칭은 중경 당시에 사용한 말이 아니라 위진시대 이후에 사용한 명칭이다(隋~唐 ?). 그러므로 서문의 이 문구를 무조건 믿은 후의들은 중경이 悉本內經, 찬용소문했다는 구절을 근거로 중경 해석에 내경학설을 끌어들이는 단초가 되었다.

淸의 柯琴은 일찍이 말하기를(『상한논익』), "중경의 치법은 모두 『내경-소문』에 근거한다"고 하였는데, 이것은 황당무계한 말로서 비유하면 '(어떤 초나라) 사람이 오늘 월나라로 출발했는데 어제 월나라에 도착했다'는 말과 같다. 『황제내경』·『신농본초경』·중경전서는 우리 의학의 經傳으로 漢代부터 위진남북조시대를 지나 隋·唐에 이르는 동안 모두 변형되고 증익된 것이다. 위진시대 이후로 『황제내경』·『신농본초경』·중경전서는 이미 한대의 그 典籍이 아니다. 가금이 말하는 『내경』은 한대의 『내경』을 일컬음인가? 위진시대의 『내경』을 일컬음인가? 그것도 아니라면 수·당 시대의 『내경』을 일컬음인가? 이것은 정말로 알 수 없는 일이다.

大凡 古文獻이 所以僞書之嫌을 不免者는
其文獻이 不出於其人하고 而多出於門人後人也라
聖賢之言이 代代로 口誦以傳之라가 漸次로 筆寫以傳之하니
傳授之際에 門下後人이 礱磨聖言하야 而不無自得일세
異日에 與其聖賢之言으로 或併記之하고 或口誦之하니
於是乎 傍註嵌註[50)]의 醫案文字가 誤入正文하야 而多傳焉이라
今之所謂吾醫經傳者도 此嫌疑를 其未免乎인저

夫仲景書 不出刊於仲景하고 實出刊於林億하니
其傳授 過千年에 竄入, 僞托, 闕文, 僭補, 顚倒, 剗削[51)]하니
仲景書 已非仲景書가 久矣일세
盡以爲僞하면 則未可오 盡以爲眞하야도 亦未可니
是以 謂之眞書라도 固失也오 謂之僞撰이라도 亦未爲得也라
雖眞僞雜糅라도 眞不可掩하니
然則 後醫之於仲景書에 乃何而可乎아
當之爲可니라 苟得其當하면 無時無處 而不知不驗하나니
驗於古而否於今이어나 知於賢而否於庸하면 是不當者也라

---

50) 傍註嵌註 : 강평본의 경우 방주는 조문 옆에 붙인 주해이고, 감주는 조문 사이에 끼워 놓은 주해이다.

51) 竄入,僞托,闕文,僭補,顚倒,剗削 : 康平本・例言. … 다른 판본들과 비교 검토해 보면, 竄入(잘못되어 뒤섞여 들어감), 僞托(후세 사람이 이름을 빌려 위조함), 闕文(문장 중에 빠진 글자나 글귀), 僭補(근거 없는 문자로 보충함), 顚倒(전후의 내용이 뒤바뀜), 剗削(조문 중 일부가 깎여 없어짐) 등이 있다.

대개 옛 문헌들이 위서의 혐의를 받는 이유는 그 문헌이 저자 자신에게서 나오지 않고 모두 그 제자와 후인의 손에서 나왔기 때문이다. 성현의 말을 대대로 암송하여 전하다가 차츰 필사로 전하게 되었다. 전수과정 중에 문하의 제자들이 성현의 말을 궁구하면서 각자 터득한 내용을 훗날 성현의 말과 같이 표기하거나 혹은 암송으로 전하면서 후세 사람들의 傍註와 嵌註들의 의안들이 正文에 잘못 들어가 함께 전해진 것이다. 오늘날의 仲景書, 『황제내경』, 『신농본초경』도 이런 혐의를 면할 수 없다.

중경서는 後漢 시대인 중경에 의해 출간되지 않고 1,000여 년 세월이 경과한 宋代의 林億에 의해 校正하여 출간된 서적을 현재 우리가 읽고 있다. 전수과정 중에 후세 사람의 竄入, 僞托, 闕文, 僭補, 顚倒, 剗削되면서 중경서가 이미 중경의 본의와 달라진 것은 오래전 일이 되었다. 문헌을 모두 위서로 취급해도 잘못이며, 모두 사실로 받아들이는 것도 잘못이니 이런 이유로 진서라고 하면 사실과 맞지 않고, 僞撰이라고 해도 사실이 아니다. 그러나 진위가 뒤섞인 가운데서도 진실은 가려지지 않는다. 그렇다면 후의로서 중경서를 읽을 때 어떻게 해야 옳을까? 마땅함(當)을 추구하는 것이 옳다. 진실로 마땅함을 얻으면 시대와 장소에 관계없이 이해되고 경험이 된다. 고대에는 경험된 것이 현대에는 경험되지 않거나, 현명한 사람은 알고 평범한 사람은 알 수 없다면 이것은 마땅한 것이 아니다.

仲景書之所當者는 其惟實證이니

夫實證 然後에 考諸古醫而不謬하고

質諸仲景而無疑하며 百世以俟[52]後醫而不惑이라

然則 一於實證 而求之면 雖不中이나 不遠矣니

當於實證者를 立之하고 否於實證者를 闕之라

夫實證之事는 雖庸醫도 可知而能知하고 可得而能得이나

自古 善讀仲景書者를 未之或聞하니 奚故오

條文中 僞托, 僭補文字가 所以亂仲景을 未知故也니라

僞托之大者는 六經辨證也오

僭補之小者는 表裏內外, 陰陽虛實也라

若是之案者는 植根固而枝葉廣하고 守彌約而用彌大하야

惑之所存이나 敎亦所存하니 故一朝廢之면 爲亂彌甚이라

是以 廢之之爲亂으론 存之之爲愈니

以其所敎로 勿蓋其弊오 亦以其所惑으로 勿掩其敎나

然不攷眞僞하고 盡信仲景書면

則欲達於本意나 反迷於妄象하니 其無乃不可乎잇가

---

52) 百世以俟 : 『中庸・29장』. 君子之道 本諸身 徵諸庶民 考諸三王而不謬 建諸天地而不悖 質諸鬼神而無疑 百世以俟聖人而不惑 (군자의 도는 자신에 근본을 두어 백성에게 징험케 하고 (하・은・주) 삼왕에 고찰하여도 그릇됨이 없으며, 천지에 세워 보아도 거슬리지 않으며, 귀신에 물어 보아도 의심이 없으며, 백세토록 성인을 기다려도 미혹되지 않는다). 실증은 시대와 장소에 관계없이 통용되고 증거가 될 수 있다는 뜻이다.

중경서 가운데 마땅함이란 바로 실증이다. 실증을 갖춘 연후에야 옛 의사에게 고증해도 어긋나지 않으며, 중경에게 質正해도 의심되지 않으며, 후세 사람을 기다려 그 사실을 확인해도 미혹되지 않는다. 그러므로 오로지 실증에 바탕을 두면 비록 중경의 본의를 정확하게 알지 못한다 하더라도 본의로부터 멀리 떨어지지 않는다. 대체로 실증에 합당하면 따르고 실증에 맞지 않으면 덮어두면 된다. 실증의 일은 평범한 의사들도 알려고 하면 알 수 있고, 체득하려면 체득할 수 있다.

그러나 예로부터 중경서를 잘 읽었다는 사람을 듣지 못한 이유는 무엇 때문일까? 조문 중에 僞托, 僭補 등 후인의 문자가 중경의 본의를 문란하게 한 사실을 모르기 때문이다. 저 위탁의 큰 것은 六經辨證의 의안이며, 저 僭補의 작은 것은 表裏內外와 陰陽虛實의 의안이다. 이와 같은 의안은 이미 우리 의학에 오랜 세월 동안 뿌리가 견고하게 내리고 가지와 줄기가 무성하며, 지키기가 간략하지만 그 활용의 범위가 매우 넓다. 또한 의혹도 있지만 교훈도 있기에 하루아침에 폐지한다면 어려움이 더욱 심해질 수 있다. 그러므로 하루아침에 폐지하여 어려움에 처하기보다는 존속시키는 것이 더 좋을 수 있다. 그러나 교훈이 있다 하여 그 폐단을 덮어서도 안 되고, 의혹이 있다 하여 그 교훈을 덮어서도 안 된다. 그러므로 진실과 거짓을 고려하지 않고 무조건 중경서를 믿으면 중경의 본의에 도달하려다가 도리어 妄象에 미혹된 것이니 잘못된 것이 아니겠는가?

史與醫書는 記述之際에 唯實證是求하고 浮誇不務라

孔子 作春秋에 主之以人事하고 立之以大義하니

必待孔子之筆 然後에 春秋之所以爲春秋者也라

其事無徵하면 孔子 奈何以立其義하고

其義不立하면 後人 奈何以判其事리오

其事之徵은 可信하고 而其判之義는 可訓하니

故其訓은 立萬世後人之鑑하고

而其信은 斷天下後世之惑[53]이라 仲景本書인달 何大異之爲아

其證者는 公案也니 如春秋之事者[54]也오

其方者는 斷案也니 似春秋之義者[55]也라

仲景之筆이 是非春秋筆法而何며 是非實證主義而何오

實證所以不能謾人者 是乃所謂仲景之訓이며

證候之狀이 不可勝數어늘 仲景取證엔 良有以也니

是乃所謂證候之要라 雖千歲後라도 知其訓而提其要하면

則接于僞托而不迷하고 當于僭補而不惑하니

今之所謂仲景書가 僞書之嫌 不免이나 何難之有며 何亂之有리오

---

53) 斷天下後世之惑 : 『周易・繫辭』. … 聖人以通天下之志 以定天下之業 以斷天下之疑(… 성인이 이로써 천하의 뜻을 통하며, 천하의 업을 정하며, 천하의 의심을 결단한다). 실증적인 표기와 그에 따른 합리적 판단이 후세의 의혹들을 단절시킬 수 있다는 뜻임.

54) 其證者… 如春秋之事 : 증상은 현상에서 발견되는 사실적 증거로서 『춘추』에 기록된 사실과 같은 맥락으로 본다.

55) 其方者… 似春秋之義 : 처방이 증상에 대한 중경 개인의 단안이듯이 춘추대의 역시 공자의 단안이다.

史書와 醫書를 표기할 때는 오직 실증을 추구하고 과장된 표현을 조심해야 한다. 공자가 『春秋』를 저술할 때 사람의 일(人事)을 주제로 하면서 大義를 세웠다. 반드시 공자의 올바른 필법을 기다린 연후에야 『춘추』가 만세의 『춘추』가 된 것이다. 어떤 사건이라는 증거가 없었다면 공자가 무슨 근거로 대의를 세웠을 것이며, 그 대의를 세우지 않았다면 후세 사람이 어떻게 그 사건에 대한 공자의 현명한 판단을 알 수 있었겠는가? 그 사건의 증거는 믿을 수 있고, 그 판단이 주는 대의는 교훈이 되니 그 교훈은 만세토록 후세 사람의 본보기가 되었고, 그 믿음은 후세 사람들이 가질 수 있는 의혹을 끊었다. 중경본서가 어찌 저 『춘추』와 크게 다르겠는가? 그 病症은 公案으로 마치 『춘추』의 人事와 같고, 그 처방은 중경만의 斷案이니 『춘추』에서 공자가 대의를 세운 것과 같다. 중경의 필법이 춘추필법이 아니면 무엇이며, 이것이 실증주의가 아니면 무엇인가?

실증으로 사람을 속이지 않는 것이 바로 중경의 교훈이며, 증후에 증상이 수없이 많은데 중경이 특히 선택한 증상에는 깊은 이유가 있기 때문에 취하였다. 이것을 증후의 요체라고 한다. 그러므로 수천 세 후라도 그 교훈을 알고 그 요체를 파악한다면 비록 위탁의 문자를 접하더라도 미혹되지 않고, 僭補의 의안을 당해서도 미혹되지 않을 것이니, 오늘날 우리들이 보고 있는 중경서가 위서의 혐의가 있더라도 무슨 어려움이 있을 것이며 어떤 혼란을 주겠는가?

3) 傳受之例

自序所謂 "傷寒雜病論 合十六卷"이 當西晉之亂[56)]하야
散佚而錯簡이어늘 叔和 搜採於兵燹하고 撰次於錯亂이라
古今醫家曰 十卷이 傷寒이오 六卷이 雜病이라하야늘
柯琴 反論曰 "獨爲傷寒立論이나 十六卷中 不知遺棄幾何[57)]"라하며
世人 以自序로 爲仲景手筆이나 柯琴 以爲叔和手筆하고
詰難叔和曰 "序例所引內經이 莫不增句易字하니
彼尙敢改行岐伯之經이온 況乎仲景之論耶"리오호라

柯琴이 雖知自序가 不出於仲景이나 而不知內經이 不出於岐伯하고
但知內經之爲古經이나 而猶不知內經之爲增本이라
叔和撰次로 唱岐伯於其間하야 率天下할세 後醫 皆從之하야
從事仲景에 憂不侔內經하고 不憂侔內經하니 豈獨柯琴가

---

56) 西晉之亂 : 중경 사후 漢, 魏・蜀・吳의 三國時代, 晉 정권 교체기 수십 년 간의 전란 중에 중경서가 散逸된 것을 왕숙화가 收集하여 編輯 復刊하였지만 숙화(180～270년) 사후 晉 懷帝(재위 307～312, 연호는 永嘉) 시 永嘉의 亂에 많은 도서들이 다시 훼손되었다.

57) 不知遺棄幾何 : 가금의 『傷寒來蘇集・序文』에 "傷寒雜病論合十六卷", 『康平本・序文』에 "傷寒卒病論"이라 하였는데, 兵燹과 傳寫 중에 16권 가운데 얼마나 유기되었는지 모른다. 16권이라는 말은 송본에 근거해 나온 말이지만 「자서」가 어느 시대, 누구에 의해서 쓰인 글인지 정확히 알 수 없다. 그러나 분명히 어떤 근거에 의해서 16권이라는 기록을 남겼는지 자세히 알 수 없어 훗날의 논정을 기다린다.

「自序」에서 말하는 "『傷寒雜病論』 합 16권"이 西晉 시대의 혼란 중에 흩어지고 차례가 뒤섞였던 것을 叔和가 兵火 중에서 중경서를 수집하여 뒤섞인 죽간을 찬차(편집)하였다. 고금의 의가들은 이 16권 가운데 10권이 傷寒이며, 6권이 雜病이라고 하였다. 반면 柯琴은 오히려 "상한만을 위한 논서이나 16권 중 얼마나 유실되었는지 모른다"고 하였고, 또한 세상 사람이 「자서」를 중경의 수필로 여겼지만 가금은 숙화의 수필로 보았다. 가금은 숙화를 비난하여 말하기를 "「自序」 중에 인용한 『내경』에 자구를 늘리고 글자를 바꾸었으니 숙화가 감히 기백의 經을 마음대로 고쳤거늘 하물며 중경을 논하는 데 있어서는 어떠하였겠는가?"라고 하였다.

가금은 비록 「자서」가 중경의 글이 아니라는 사실은 알았지만 『내경』이 기백의 글이 아니라는 사실을 알지 못했고, 다만 『내경』을 고경으로 알았지만 실제로는 『내경』이 위진시대를 거치면서 증익된 것을 알지는 못했다. 숙화가 찬차할 때 기백을 주창하여 천하를 인솔하니 후의들이 모두 『내경』을 추종하여 중경을 배우면서 『내경』을 따르지 못할까 걱정하고 『내경』을 따르는 것을 걱정하지 않았으니 이것이 어찌 가금 한 사람뿐이겠는가?

夫黃帝內經은 莊老家, 養生家, 陰陽家, 術數家, 醫生家等의

所謂雜家之說을 無不包羅하야

其文 宏而廣하고 其意 玄而秘하니

可以擴則遠在六合하고 可以縮則近在一身이라

仲景以後 其時所主는 不歸黃老어든 則歸玄學하니

於是乎 末流文字가 盛焉하야 而實證精神이 毁焉이라

如疑余見之謬커든 請看魏晉諸書하라

雜而不類하고 穢而不醇을 槪見焉하니

世謂魏晉學術 曰玄學은 出老子, 莊子, 周易일세 此之謂三玄思想이라

於是乎 正名[58]不振하야 千載之間에 邪說橫行하고 詭怪披猖[59]이라

中國學術을 兩漢 謂之經學, 黃老오 魏晉 謂之玄學이오

隋唐 謂之佛學이오 宋明 謂之理學이오 淸代 謂之考證學이라

仲景沒後엔 吾醫之風도 因其時所主 而變焉이라

---

58) 正名 : 『論語・子路』 이 말은 자로와의 대화에서 단 한 번 나온다. (『論語・顔淵』에 君君 臣臣 父父 子子라 하니 각자의 역할을 하는 것을 뜻한다. 이것이 정명의 한 큰 예이다.) 여기에서 정명론(正名論)이라는 말도 생기고 정명사상(正名思想)이라는 말도 생겼다. 전국시대에는 명가(名家)라는 학파도 있었는데, 기록된 바는 없지만 역시 공자의 이 말에서 비롯된 학파라고 추정한다. 명실상부(名實相符)라고 하는 말이다. 공자는 명분이 실재와 부합하기를 바랐던 것이라 생각한다. 말이 그럴듯하기만 할 뿐 실재와 부합하지 않을 때 말을 실재 쪽으로 끌고 가든 실재를 말 쪽으로 끌고 오든 명실의 자리를 일치시키는 것이 바로 정명이었다.

59) 詭怪披猖 : 韓愈 詩. 此日足可惜贈張籍이라는 題下에 紛紛百家起 詭怪相披猖…(어지럽게 백가사상들이 일어나 해괴한 말들이 창궐하였다. …). 당시에 유학이 부진하여 여러 잡설들이 세상을 어지럽힘을 애석하게 여긴 친구 장적에게 한유가 답하는 시에서 인용하였다.

『황제내경』은 莊老家, 養生家, 陰陽家, 術數家, 醫生家 등 소위 雜家(綜合家) 중 의술에 관한 설을 망라한 서적으로 그 문장은 웅장하고 넓으며, 그 의미는 현묘하고 비밀스럽다. 확대하면 멀리 우주로 뻗어가고, 축소하면 가까이 인체의 현상에까지 이른다. 중경 이후 그 시대의 주류적 흐름은 황로술로 귀속되지 않으면 玄學으로 귀속되었다. 이런 시대적 배경 때문에 末流文字(과장된 문자)가 확산되고 실증주의는 크게 훼손되었다.

만약 이런 내 견해가 오류일 것이라 생각한다면 위진시대의 서적들을 보라. 末流문자가 뒤섞여 한결같지 못하고 혼탁하여 순수하지 못한 것이 보일 것이다. 위진시대의 학술을 玄學이라고 부르는데, 즉『老子』·『莊子』·『周易』이 세 가지 사상에서 나왔다 하여 三玄思想이라고 한다. 이런 배경에 의해 正名이 바로 서지 못하여 오랜 세월 동안 邪說이 횡행하였고 해괴함이 창궐하였다.

중국 학술의 변화를 보면 漢代 학술을 經學과 黃老라 하고, 위진시대 학술을 玄學이라 하고, 수·당 시대 학술을 佛學이라 하고, 송·명 시대 학술을 理學이라 하고, 淸代의 학술을 考證學이라고 한다. 중경 사후 의학의 학풍은 시대의 사조에 따라 변화를 거듭하였다.

吾聞之[60]하니 古書之命名은 多後人所追題命名이라

先生沒後 門人이 各論所聞하고 相與編錄之하야 以授之後學하니

其傳授之際에 各以所見으로 有所增益하야 以漸附入하니

數傳以後에 不辨其出於何人手筆이라

但追本先師하야 轉相傳述[61]曰 此某先生之書云耳라

大槪古人著書에 不自編次하고 後人 取而編輯之하니

吾醫所謂經傳도 曷嘗無此通例리오

叔和의 收採而撰次는 卽古書通例之事니

將傳之久遠에 恐簡策散亂[62]하야 不可無大題以爲識別이라

於是乎 六經辨證論을 作焉이라

自後 門弟子의 醫案, 語錄, 筆記, 註解가 漸入本書하야

而增益之하고 而變形之라

---

60) 吾聞之… : 余嘉錫(1884～1955)이 1930년대 북경대학교에서 강의한 내용으로서 漢・魏 이전 古書들이 전수되는 과정 중에 발생한 通例를 4권(『古書通例』)으로 분류하였는데, 고서를 배우는 사람들에게 많은 도움을 준다. 古書의 眞僞, 命名, 編次, 諸子造作緣由, 古書 內外 分篇과 고서 중 부록 등의 認證에 관한 내용을 해설한 서적이다.

61) 轉相傳述 : 『고서통례』에서 인용하였지만 원 출처는 『春秋左傳・序文』(魏,-杜預)에서 나왔다. "… 예로부터 오늘에 이르러 『좌씨춘추전』에 대해 말들이 많은데, 오늘날 이에 대해 전해진 학설을 찾아 볼 수 있는 것으로 십 여 가지나 된다. 대체로 그 학설들은 다 서로 옛날 사람들의 설을 이어받아 기술한 것들로 …."

62) 恐簡策散亂 : 『고서통례』. 朱子의 『中庸章句・序』에서도 이런 유사한 말이 보인다. 후대로 갈수록 고서들이 분실되고 뒤섞일 수 있는 문제를 걱정하여 큰 제목으로 식별하여 죽간이 뒤섞이는 것을 방지한 것으로, 중경서의 '육경변증론'도 이와 같은 경우로 볼 수 있다.

나는 들었다!(여가석, 『고서통례』) 고서(秦・漢 이전의 書)의 책 이름은 대부분 후인들이 서책의 이름을 표지에 명명하였다. 선생 사후 문인들이 모여서 각자 들은 말들을 기록하여 후학에게 전수했다. 이 전수 과정 중 각자 소견을 첨부하기 시작하여 점차 책 내용에 붙이다가 보니 몇 차례 전수 후에는 마침내 누구의 글에서 나왔는지 구별할 수 없었다. 다만 先師를 근본으로 삼았지만 모두 서로 옛사람 설을 이어받아 표기하면서 이것은 어느 선생의 글이라고 전했다.

요약하여 말하면 대개 고인들의 저서는 본인이 직접 편차하지 않고 후인이 선생의 글을 모아서 편집했는데, 『황제내경』・『신농본초경』・『난경』・『상한잡병론』・『금궤요략』 등 우리 의학의 經傳들도 어찌 이런 통례를 겪지 않았겠는가? 숙화가 중경서를 수집하여 찬차한 것도 바로 古書通例의 일환으로 장차 오랜 세월 글을 전할 때 簡册이 흩어질 것을 걱정하여 큰 제목으로 식별하였는데 六經辨證論이 형성된 이유라고 본다. 이후로 문하 제자들의 醫案, 語錄, 수필(筆記), 註解들이 점차 초기 本에 삽입되어 증편되고 변형되었다.

是以 仲景書中에 鮮有不見其牴牾[63)]어늘

或有抉摘其非어나 或有疑心其誤하면

猶責之以侮經하고 罪之以誣聖하니

嗚呼라 按內經 挾黃帝[64)]하야 以令世醫로대 世醫莫敢不聽이라

自古 吾醫弊端이 皆始于此어늘 莫之能覺하니 寒心也夫인저

---

63) 鮮有不見其牴牾 : 고서가 전수되는 과정 중에 제자들과 후인들의 소견이 增益되다 보니 앞뒤가 맞지 않는 경우가 자주 발생한다. 이러한 관점에서 중경서 가운데 노출되는 모순점도 바로 이런 연유이다.

64) 按內經 挾黃帝 : 『戰國策・秦策一』. 據九鼎 按圖籍 挾天子 以令天下 天下莫敢不聽…(九鼎과 圖籍(국가 권위의 상징물), 천자를 끼고 천하를 협박하니 천하가 감히 듣지 않을 수 없었다. …). 동탁과 조조에서 보듯이 이런 현상은 비단 정치권력에서만의 문제가 아니라 학술세계에서도 일어났다. 조선 시대 학자들이 서로 朱子를 끼고 상대방이나 후학들에게 호령하는 예는 부지기수였고, 한의학에서 『황제내경』이나 『신농본초경』을 끼고 학설의 일반화를 강조하였고, 심지어 허준, 이제마의 이름을 빌려 자신의 학설을 정당화하는 것도 바로 여기에 해당된다.

이런 연유로 중경서 내용 중에 앞뒤가 맞지 않는 것이 적지 않아 누군가 글 중의 잘못을 지적하거나 오류를 의심하면, 經書를 함부로 한다고 책망하고 성인을 업신여긴 죄로 옭아맨다. 아! 『내경』과 황제를 끼고 세상의 의사들에게 호령하니 후세의 의사들은 감히 복종하지 않는 사람이 없었다. 한의학의 폐단은 여기서 시작되었는데, 지금까지 모르고 있으니 한심한 일이다.

自戰國 至漢末히 古人著書에 不自題姓名이라하니

所謂傷寒雜病論은 非叔和어든 則終乃 不知其出仲景이라

晉太醫令 叔和撰次와 宋祠部郎中 林億校正이

仲景書卷頭에 自題某官某人撰, 校[65]가 傳于今이로대

宋本도 其亦不無後人僞妄이나

題名之徵은 于其書誌史에 信莫大焉이라

宋本[66]과 與康平本[67]을 對照而見之면

其大意는 大同小異나 其微意는 大有逕庭[68]이라

傳授之中에 後人妄增이 宋本甚于康平本일세

是以 若要仲景本意인댄 與其主宋本으론 寧主康平本이라

然康平本에 自題不見하니 終乃不知其出於何人校正이라

---

65) …自題某官某人撰,校 : "晉 太醫令 叔和 撰次", "宋 祠部郎中 林億 校正" 이 경우처럼 그 시대, 직위, 이름, 찬차, 혹 교정의 사실을 표제에 기술하여 그 사실을 밝히는 예는 漢代 이후 위진시대에 나타났다. 『고서통례』에 따르면 漢末에도 사람들이 著書에 오히려 자신의 姓名을 표기하지 않았다고 한다. 송본에 叔和의 찬차와 林檍이 교정한 사실을 표제하지 않았다면 『상한론』이 중경서라는 사실을 모를 것이고, 어떤 경로를 거쳐 후세에 전해졌는지도 알 수 없을 터인데, 서지의 관점에서는 중요한 정보를 제공한다.

66) 宋本 : 西晉의 王叔和에 의해서 그동안 흩어져 있던 『상한잡병론』 16권이 선택되었다 . 그 후 北宋시대에 孫奇, 林億 등에 의해서 『상한론』이 교정되었는데, 이때는 이미 상한과 금궤가 각각 따로 나누어져 있었다 趙開美 『仲景全書』 중의 傷寒論에 '初刻'과 '補刻'의 구별이 있음을 밝혔다. 初刻本은 日本의 楓山秘府에 소장되어 있는데 誤字나 闕文이 많고 書口가 일정하지 않다.

67) 康平本 : 康平은 일본의 연호 중 하나이다. 天喜 후, 治曆 전으로, 1058년부터 1065년까지의 기간을 가리킨다. 이 시대의 천황은 後冷泉 천황이다. 상한론 판본 중에 가장 오래된 것으로 알려졌다.

68) 大有逕庭 : 『莊子・逍遙遊』. 大有逕庭 不近人情…. 너무 차이가 나서 상식에 맞지 않는다는 뜻이다. '逕'은 門 外路, '庭'은 堂外地로 '逕庭'은 큰 차이가 있을 때 사용하는 말이다.

『呂氏春秋』와 『淮南子』를 제외하고 전국시대부터 한나라 말기에 이르기까지 고인들의 저서에는 자신의 성명을 표기하지 않았다. 그렇기 때문에 『傷寒雜病論』도 숙화의 노고가 없었다면 마침내 그것이 중경의 글이라는 사실을 알 수 없었을 것이다. 晉 太醫令 叔和撰次, 宋 祠部郎中 林億校正이라고 책머리에 某官 某人이 찬차와 교정을 했다는 사실을 表題한 것이 지금까지 전해 왔다. 宋本에도 후인의 僞妄이 있지만 某官某人이 撰, 校했다는 제명은 서지학 역사에 고증의 가치가 이보다 신뢰할 만한 것이 없다. 송본과 康平本을 대조해 보면 대동소이하나 그 미묘한 뜻은 매우 다르다. 전수 중에 후인의 잘못된 증편은 송본이 강평본보다 심하므로 중경 본의를 추구한다면 송본보다 강평본이 좋다. 그러나 강평본에는 表題가 보이지 않기 때문에 그것을 누가 교정을 했는지 알 수 없다.

自考證而論之하면 則宋本貴於康平本이니
非校正本이면 奈何知叔和撰次哉며
非撰次本이면 奈何知仲景遺書哉리오
世人은 但知宋本之有謬하고 而不知自題之有功이라
疑哉라 仲景之於自書也에 何不自題姓名乎아
求古訓采衆方 而授之하니 非必自書 故不敢題라
秦漢古書 大概如此하니 自題之事가 鮮見焉이라
且夫古書가 皆不出於一人之筆일세 故無自序之例라
又聞之하니 不詳其自序之始라가 魏晉以後 盛行焉이라

自序가 雖後人手筆이나 豈無仲景口語哉리오
“建安紀年以來…, 傷寒十居其七”,
及 “謹求古訓, 博采衆方”의 此幾句를 吾可信이나
然 “撰用素問, 九卷…”은 未可盡信이라
至淸代하야 考證學이 擡頭以後로
經史 音韻 文字 地理 金石 天文 各分野에
凡有考證하고 皆有憑據하며 實事求是하야 多聞闕疑하니
是乃所謂考證學者之所主어늘
淸代의 主傷寒論者는 實證不攷하고 盲信內經하야
言必稱曰 仲景 悉本素問이라하니 是反乎時宜者也라

그래서 고증의 관점에서 보면 송본이 강평본보다 귀한 판본이다. 임억의 교정본(송본)이 없었다면 숙화가 찬차한 사실을 어찌 알 것이며, 숙화가 찬차하지 않았다면 그것이 중경의 글인지 어떻게 알겠는가? 세상은 다만 송본에 오류가 있음만 알고 표제의 서명을 남긴 공을 모른다. 의심스럽다! 중경은 자신의 글에 자신의 성명을 왜 남기지 않았을까? 그것은 古訓을 구하고 證方을 모아 전하다 보니 모두 자신의 글이 아니기 때문에 감히 표명하지 못했다. 진·한 시대 고서들은 대개 이와 같아서 자신의 이름을 표기하는 예가 드물었다. 고서는 대부분 한 사람의 手筆에서 나온 것이 아니기 때문에 「自序」를 쓰지 않았다고 한다. 나는 들었다! 「자서」의 시작을 상세히 알 수 없지만 위진시대 이후에 성행했다고 한다.

중경의 「자서」가 비록 후인의 수필이라 해도 그 중에 어찌 중경의 흔적이 없겠는가? 「자서」 중에 "建安紀年 이래 …, 傷寒十居其七, 謹求古訓, 博采衆方" 이 몇 구절만은 중경과 관련된 것으로 믿으며, "撰用素問, 九卷, 八十一難, 陰陽大論, 胎臚藥錄, 并平脈證, …天布五行, 人稟五常, 經絡府俞, 陰陽會通…"과 같은 내용은 신뢰하지 않는다. 청대에 이르러 고증학이 대두한 이후로 경사, 음운, 문자, 지리, 금석, 천문 등 각 분야에서 고증하고 증거를 찾았으며 實事求是하며 정보를 널리 수집하였는데도 의심난 점은 의심나는 대로 덮어 두었는데, 이것이 고증학자들의 고서에 대한 학습태도였다. 그러나 청대에 『상한론』을 주장한 사람들은 중경을 배우면서 실증을 고찰하지 않고 『내경』을 맹신하면서 말마다 중경의 학술은 모두 『소문』에 근거했다고 주장했는데, 이것은 시대정신에 역행한 것이다.

若夫以虛辭로 加諸實證하면 則已非實證이오 而迷妄假象하니

仲景書之亂이 盡在此라 不然則 予豈敢嫌惡素靈哉리오

其傳受際에 門人意見이 彌縫其闕하야 而別作附錄[69]이 不少하니

「辨脈法 平脈法 傷寒例 辨霍亂病」이 附錄之例라

萬若仲景이 觀撰次本하면 豈不曰是非吾本意며

且夫叔和가 觀校正本하면 豈不曰是非撰次書리오

古書所以難讀者는 眞僞雜而瑕瑜混也니

一分眞僞하면 而古書에 去其半하고

一分瑕瑜하면 而列朝書에 去其八九[70]라하니

不知古書之所來者는 多謂過論이나 然知者는 斯固然矣라

仲景書中 先生本意가 不絶하고 後人口氣도 亦不無하니

雖不知本意나 信其所可信하고 疑其所可疑하면 何大誤之有리오

其所信者는 實證也오 其所疑者는 假託也니

何者之爲實證이며 何者之爲假託을 須始於此라

---

69) 別作附錄 : 『고서통례』에 따르면 전수 과정 중에 후인들이 별도로 장구나 부록을 만들어 전서 중에 증익하였다. 宋本에 보이는 "辨脈法 平脈法 傷寒例 辨霍亂病…" 이하 이런 글이 부록의 예로 볼 수 있다.

70) …列朝書去其八九 : 『輶軒語』. 張之洞(1837~1909년)이 주장한 중국 고서의 위서에 대한 거론은 漢·唐 이래 계속 언급되어왔던 사실이다. 漢(鄭玄, 何休)·唐(劉知幾, 柳宗元)·宋(歐陽脩, 鄭樵)·明(松濂, 胡應麟)·淸(顧亭林, 姚際恒, 閻若璩, 崔述, 康有爲)의 각 시대 대표적 학자들의 그 결론적인 말은 "經旣苟且 史又荒唐(經書는 구차스럽고, 史書는 황당하다)"하다고 하였다.

만약 虛辭를 實證에 첨부하여 표기하면 그 실증은 이미 실증이 아니라 假象에 미망하게 된다. 중경서가 혼란하게 된 동기는 전적으로 여기에 있다. 그렇지 않다면 내가 어찌 감히 素靈을 혐오하겠는가? 撰次로부터 교정에 이르기까지 門人의 의견이 조문 중에 미봉책으로 보완되어 별도의 부록을 만든 것이 적지 않다. 「辨脈法」, 「平脈法」, 「傷寒例」, 「辨癨亂病」, … 이하는 후세 사람들의 부록 또는 별집이라고 볼 수 있는 예이다.

만약 중경이 숙화의 찬차본을 보았다면 이것은 내 본의가 아니라고 어찌 말하지 않았을 것인가? 숙화가 임억의 교정본을 보았다면 이것은 내 찬차서가 아니라고 어찌 말하지 않았겠는가?(그만큼 오랜 세월을 지나면서 중경본서는 수 없이 훼손되었다.)

古書를 읽기 어려운 이유는 진위가 섞여 있고, 玉石이 혼재해 있기 때문이다. 철저히 진위를 가려낸다면 고서의 태반은 버려야 하고, 철저히 옥석을 구별한다면 여러 시대를 걸쳐 보관한 책 80~90%는 버려야 한다. 고서의 전수 유래를 알지 못하면 지나친 말이라고 하겠지만, 알고 있는 사람은 참으로 옳다고 할 것이다. 그러나 중경서에는 중경의 본의가 이어져 내려왔고 후인들의 견해도 없지 않기 때문에 본의를 잘 모른다 해도 믿을 만한 것은 믿고, 의심되는 것은 의심하면 어찌 큰 오류가 있겠는가? 믿을 것은 實證이며, 그 의심스런 것은 가탁문자이다. 무엇이 실증이며, 무엇이 가탁인가? 중경서를 배우는 사람은 반드시 여기서부터 시작해야 한다.

2. 文字論

1) 虛辭之亂

韓非子 卷第十一 外儲說 左上

"兒說은 **宋人**으로 **善辯者也**라 **持 '白馬非馬[1]'也**로

服齊稷下之辯者러니 **乘白馬 而過關**에 **則顧白馬之賦**호라

故藉之虛辭면 **則能勝一國**이나 **考實按形**하면 **不能謾於一人"**이라

---

1) 白馬非馬論 : 춘추시대 趙나라의 궤변학자 公孫龍의 저서 『公孫龍子』에 "白馬는 馬가 아니다"라는 명제가 있는데, 이것은 白馬라는 개념과 馬라는 일반개념이 일치하는 것이 아니라는 뜻이다. 말하자면 白馬란 말 일반을 가리키는 것이 아니라, 백색에 한정된 말이다. 그러나 馬라는 것은 빛깔이나 모습이나 능력 등으로 한정되지 않은 말 일반을 뜻한다. 그러므로 白馬라는 개념과 말이라는 개념 사이에는 廣狹의 차이가 있으며, 白馬와 말(馬)의 개념이 일치하지 않으므로, 백마를 말(馬)이라 할 수 없다는 것이다. 이 命題는 얼핏 보아 詭辯처럼 보이나, 論理學에서 特稱否定의 판단형식을 나타내기 위한 하나의 예라고 볼 수 있다.

『한비자・권제십일・외저설・좌상』

“兒說은 송나라 사람으로 달변가였다. ‘백마가 말이 아니다’는 주장을 견지하며 제나라 稷下의 변술가들을 굴복시켰다. 그러던 그도 백마를 타고 국경을 통과할 때 백마의 통행세를 내어야만 했다. 이 사실로 볼 때 헛된 말로써 한 나라를 능히 승복시킬 수 있으나, 사실을 고찰하고 형상에 근거해 살피면 한 사람도 기만할 수 없다.”

吾醫學術은 自漢代의 內經, 本草經, 仲景傳書로

歷金元四家하야 而至于明淸히

景岳全書, 醫學入門, 溫病論, 傷寒來蘇集과

及吾東醫寶鑑 四象醫學으로 當代不朽[2])之書라

後醫 或以之爲經傳規範하고 或以之爲臨床指針하야

涉之博而究之窮하고 業之專而驗之豊하야

學非不久하고 習非不熟하니 可以謂之專門家라도 宜也라

雖然吾心에 終乃 怏怏然不滿하고 鬱鬱然未釋하야

似知而不知하고 不知而似知하며

若得而不得하고 不得而若得하야

不敢自信이오도 而不敢自疑하고 不敢自是오도 而不敢自非라

甚至 終身從事로대 莫知適從하고 徘徊迷路하야 而徒勞無功일세

乃自責 而嘆曰 古人之道는 如彼高也어늘

今人之知는 如此下也니 奚暇以到古人之境乎리오

後人之於古人에 不及千萬이 時世之使然乎아 稟賦之不同乎아

縱以經史하고 橫以諸家를 積業卄年에 始知其否호라

---

2) 不朽 :『春秋左傳・襄公24年』. 三不朽 太上有立德 其次有立功 其次有立言 雖久不廢 此之謂不朽 (세 가지 없어지지 않는 것이 있으니, 첫째는 덕을 쌓는 것, 다음은 공을 세우는 일, 마지막은 글을 남기는 것으로 이 세 가지는 세월이 아무리 흘러도 없어지지 않으니 이를 일컬어 불후라고 한다).

우리 의학술은 한대의 『내경』, 『본초경』, 중경전서로부터 金·元의 四家를 지나 明·淸의 『景岳全書』, 『醫學入門』, 『溫病論』, 『傷寒來蘇集』과 우리나라의 『東醫寶鑑』, 『四象醫學』으로 당대 불후의 서적이다. 배우는 사람에 따라 이 책들을 경전의 규범으로 삼거나 임상의 지침으로 삼는다. 여러 책을 섭렵하고 연구하며, 의업에 전념하여 경험도 풍부하니 오랫동안 배웠다고 할 수 있고 익힌 것이 완숙하다고 할 수 있으니 전문가라는 말이 옳을 것이다. 그러나 마음 한구석에 불만족스럽고, 석연치 못하여 답답하다. 아는 것 같지만 알지 못하고, 알지 못하지만 아는 것 같고, 체득한 것 같지만 체득하지 못하고, 체득하지 못했는데 체득한 것 같아서 감히 자신을 믿지도 못하고, 의심도 하지 못하며, 감히 자신이 옳다고 여기지 못하며, 그르다고 여기지도 못한다. 심지어 종신토록 노력하지만 방향을 모르고 미로에서 배회하며 힘만 들 뿐 소득이 없다. 자책하면서 옛 사람의 道는 저처럼 높은데 우리의 지식은 이처럼 하찮고 보잘 것 없으니 어느 세월에 저 古人의 경지에 도달할 것인가? 우리들이 저 고인에 대해 천만분의 일도 미치지 못하는 것은 과연 시대 때문인가? 아니면 사람이 타고난 자질이 다르기 때문인가? 經史와 諸家書를 20년 가까이 읽고 나서야 비로소 그렇지 않다는 사실을 알았다.

萬人之情은 卽一人之情[3]이니
以己度人하고 亦以人度己[4]라하니
其得之之道가 若同乎인댄 古猶今 今猶古니 古今一度[5]也라
苟當其理하면 則古人所知所得을 今人도 亦必共之니
安有古人之所知를 而今人未知乎며
古人之所得을 而今人未得乎리오
然則 理之當 而意之明者를 未知未得은 過在其人하니
於是乎 責之以其道하고 勉之以加日하면 猶可及焉이나
然理不當 而意不明者는 質諸古聖하고 徵諸今人이라도 無可奈何라

吾醫典籍이 不爲不多하고 學術由來가 不爲不久나
假託古聖하야 以塞世人之目하고
憑藉天道하야 以鉗天下之口하니
彼古聖之名者는 假名也오 天道之理者는 空理也라
於是 博涉而究之하고 專業而驗之가 非不久且熟이나
吾心不爽하야 而昏亂百度가 果然 孰使之然乎아
卽以其虛辭일세라

---

3) 萬人之情 卽一人之情… :『荀子・不苟篇』. 千人萬人之情 一人之情是也(천인 만인의 마음을 알고 보면 나 한 사람의 마음과 같다).

4) 以己度人 亦以人度己 :『荀子・非相篇』. 내 감정으로 타인을 헤아리고, 또한 타인의 감정으로 나를 돌아본다.

5) 古今一度 :『荀子・非十二子篇』. …古今不殊 盡可以此度彼 安在其古今異情乎(… 사람의 마음은 고금이 다르지 않다. 이것으로 저것을 헤아리면 모두 같으니 어찌 옛 사람과 지금 사람의 마음이 다르겠는가?).

만인의 마음은 곧 한 사람의 마음과 같으므로 나를 기준으로 남을 헤아리고, 또한 남을 통해서 나를 돌아볼 수 있다. 그 경험하는 방법이 같다면 과거가 현재이며, 현재가 과거로서 고금의 이치는 하나이다. 진실로 이치에 합당하면 옛사람이 알고 경험한 것을 현대인도 반드시 공유할 수 있다. 어찌 옛 사람이 알고 있는 것을 지금 사람은 알지 못하며, 옛 사람이 체득한 것을 현대인은 체득할 수 없겠는가? 이치가 합당하고 뜻이 분명한 것을 알지 못하고 체득하지 못했다면 그 잘못은 그 개인에게 있으니 올바른 방법으로 따지고 열심히 노력하면 누구나 따라갈 수 있다. 그러나 이치가 부당하고 뜻이 불명한 것은 옛 성현에게 물어보고, 현대인에게 확인해 봐도 별 방법이 없다.

우리 의학의 서적들이 셀 수 없이 많고, 학술의 유래가 오래되었지만 古聖의 이름을 빌려서 세상 사람의 눈을 가리고, 天道의 이치를 憑藉하여 세상 사람들의 입에 재갈을 물렸지만, 옛 성인의 이름은 알고 보면 가탁한 이름이며, 천도의 이치도 가설에 의한 空理이다. 이런 상황에서 우리가 널리 섭렵하고 전업의 경험이 오래되었기 때문에 완숙하지 못한 것은 아니지만 마음이 상쾌하지 못하고 많은 혼란 속으로 빠져드는 것은 무엇이 그렇게 한 것인가? 그것은 오직 虛辭 때문이다!

古文之所謂虛辭者는 "且與及而…, 於于乎自…,
之者其凡…, 也焉已矣…, 哉夫乎矣…"니
有其字 而無其意나 前後文脈을 接而調하고 應而和나
然今吾之所謂虛辭者는 異於是하니 卽曰 陰陽五行文字也라
何則고 非他라 其名未定일세 故虛辭라
陰陽也者는 非物之名이오 而其象之名이라
古之所謂臟腑는 非今之所謂臟腑也오 而五行配屬之象也라
設令 素問五行之象이 偶然 合於臟腑之器라도
象也者는 鮮以不浮於其器也니
若夫以五行之象으로 牽附於實器면 其無乃未可乎잇가

夫象者는 隨時而變焉하고 隨處而化焉하니
然則 陰陽五行之名이 何定之有리오
是以 虛辭之名이 隨其所接所處하야 而變之하고 又變之하니
則欲定其象이나 未可得矣라 其象未定일세 故其名이 亦未定이라
此也엔 其名同하나 而其象異하고
彼也엔 其名異하나 而其象似라
或知之於此로대 而迷之於彼하고
或得之於前이나 而失之於後라
其可變之名은 如鬼如神하고 如風如影하야 變化無窮하고
其出沒之象은 一龍一蛇하야 能大能小하니 難以索之라

고문 중에 허사는 "且與及而…, 於于乎自…, 之者其凡…, 也焉已矣…, 哉夫乎矣…"와 같은 글자이다. 허사는 글자는 있지만 그 글자의 의미가 없고 다만 전후의 문맥을 연결하여 조화를 이루고, 서로 응하여 화합을 이룬다. 그러나 내가 말하는 우리 의학 가운데 허사는 이런 글자들과는 다르다. 말하자면 陰陽五行의 문자이다. 왜 그런가? 다른 이유가 아니다. 그 이름이 고정된 것이 아니기 때문에 虛辭라고 부른다. 陰陽이라는 것은 사물의 이름이 아니라 그 現象의 이름이다. 옛날 사람이 말한 五臟六腑는 현대의 오장육부가 아니라 오행배속 관계에서 五行의 象으로 말한 것이다. 설령 『素問』에서 말하는 오행의 상이 우연히 현대 臟腑의 臟器와 맞는다 해도 상이라는 것은 그 器보다 과장되지 않는 경우가 적다. 그러므로 오행의 상을 실제의 器에 억지로 끌어다 붙여 부합하려고 해도 옳지 않은 것이 아니겠는가?

상은 시간과 장소에 따라 변하니 陰陽五行의 이름이 어떻게 고정될 수 있겠는가? 허사의 이름은 매순간 상황에 따라 변하고 또 변하니 그 상은 고정하려 해도 고정되지 않는다. 그 상이 고정되지 않으니 그 이름 또한 고정될 수 없다.

여기서는 그 이름이 같지만 그 象은 다르고, 저기서는 그 이름이 다르지만 그 상은 비슷하다. 여기서는 아는 것 같은데 저기서는 미혹되고, 앞에서는 얻은 것 같은데 뒤에서는 잃어버린다. 그 가변적인 이름은 귀신같고, 바람과 그림자처럼 변화가 무궁하며, 그 출몰하는 현상은 龍처럼 커지기도 하고 뱀처럼 작아지기도 하여 종잡을 수 없다.

道家所謂 "虛無象罔[6] 恍惚[7]希夷니

捉之而未得하고 詰之而未得" 이라하니

吾醫文獻中 虛辭之象이 其無乃恰似乎잇가

其可變之象也에 若夫以實辭로 一一記述하면

則拘於無變하고 窒而不通[8]이나

然而 以其虛辭로 相摩相盪[9]하야 而錯綜之하고 引伸之하면

可以擴於宇宙之遠하고 縮於人身之近이라

其萬象也에 無所不述하고 其萬變也에 無所不應하니

吾醫之特長도 在此오 其弊端도 亦在此라

其長者는 以其一名으로 抱無窮之象하고 而應難測之變이오

其短者는 諺所謂 耳懸鈴 鼻懸鈴也라

是以 虛辭文字를 善用則藥이오 否則毒이라

---

6) 象罔 : 『莊子 · 천지』. 象則非無 罔則非有('象'이라는 관점에서 보면 없다고 할 수 없고, '罔'이라는 관점에서 논하면 있다고 할 수 없다). * 상망 : 있는 듯 없는 듯 형체가 없는 자.

7) 恍惚 : 『道德經 · 14장』. 視之不見名曰夷 聽之不聞名曰希 無物之象是謂恍惚(보아도 보이지 않는 것을 '夷'라 부르고, 들어도 들리지 않는 것을 '希'라 부르고, 사물이 없는 상을 '恍惚'하다고 한다). * 황홀 : 형체가 없이 흐릿함.

8) 拘於無變 窒而不通 : 朱子, 「易序」. 以一時而索卦 則拘於無變 以一事而明爻 則窒而不通(어느 특정한 시간으로 卦의 의미를 모색하면 변화에 적응하지 못하고, 특정한 상황에 한정하여 卦의 의미를 정하거나 어느 특정한 사건으로 爻의 의미를 밝히면 막혀서 통하지 않게 된다). 여기서 實辭는 변화에 적용하기 어려움을 말함.

9) 相摩相盪 : 『周易 · 繫辭』, 剛柔相摩 八卦相盪(강과 유가 서로 마찰하며 팔괘가 서로 섞여서 …). 『朱子本義』, 兩相摩而爲四 四相摩而爲八 八相盪而爲六十四(강유 2가 서로 마찰하여 4가 되고, 4가 서로 마찰하여 8이 되고, 8이 서로 마찰하여 64가 된다).
허사끼리 결합하면 용어의 확대재생산이 된다는 의미로 인용함.

『道德經』에서 道를 "虛無象罔, 恍惚希夷라고 표현하면서 잡으려 해도 잡을 수 없고, 사실 여부를 따지려 해도 따질 수 없다"고 하였는데, 우리 문헌 중에 허사의 상이 이와 비슷하지 않는가? 변화가 심한 현상에 대해서 實辭로 하나하나 표기한다면 무궁한 변화에 대응할 수 없고, 궁색하여 그 다양한 현상을 표현할 수 없지만, 虛辭끼리 교대로 비비고 섞으며 잡아당겨 늘리면 멀리는 우주에까지 확대할 수 있고, 가까이는 인체의 작은 범위로 축소시킬 수 있어 萬象에 대해서 표기하지 못할 것이 없고, 萬變에 대해서 적용하지 못할 것이 없다.

우리 의학의 장점도 여기에 있고 단점도 또한 여기에 있다. 그 장점은 하나의 이름으로 무궁한 현상을 포용하고, 헤아리기 어려운 변화에 적용할 수 있다는 점이다. 그러나 그 단점은 귀에 걸면 귀걸이 코에 걸면 코걸이가 된다. 그러므로 허사 문자는 잘 쓰면 약이 되고 잘못 쓰면 독이 된다.

仲景以後의 虛辭文字를 不遑枚擧나 概略列之하면
"肝氣鬱結, 肝經血虛, 肝陰不足, 腎水不足, 心膽虛怯,
心火上炎, 肝火上衝, 脾胃虛弱, 胃中不和, 腎氣衰弱, 虛損心腎,
陽明之血沸騰, 厥陰之血不行, 肝相火, 心君火, 命門火, 陽虛陰虛,
眞陽虛, 眞陰虛, 脾大腎小, 腎大脾小…"라
若是之例는 雖罄南山之竹[10)]하야도 猶不足書其例라

嗚呼라 揑造而作其病名하고 牽强而立其病因하니
若是之象者 果然有乎아 否乎아 有則人人이 果然得乎아
夫虛辭之象者는 含糊鶻突[11)]하고 依違兩間[12)]하야
不可捕捉하고 不可致詰일세
是以 其含糊之象을 雖欲得驗이나 未可得矣라
一有虛辭之象하면 則仲景 叔和도 可謏이온 而況今人乎아
設有其象이라도 人人 因其所惑하야 以形象之하니
各是其所是하고 各非其所非하면 將誰使正之리오

---

10) 罄南山之竹 : 『呂氏春秋』. 罄竹難書(산의 대나무(종이)를 다 이용해도 기록하기 어렵다).
『新唐書』. 罄南山之竹 書罪無窮(남산의 대나무를 다 사용해도 죄를 기록하기 어렵다).
즉 확대재생산이 얼마든지 가능한 허사의 용어를 다 기록할 수 없다는 뜻이다.

11) 含糊 : 말을 입속에서 우물우물하는 것. 우물우물하고 결단을 내리지 못하는 것.
鶻突 : "南都方言, 其不聽敏者, 曰 鶻突, 曰糊塗, 曰懵懂, 曰勺鐸." 애매모호하여 무엇인지 정확하게 규정하기 어려운 것을 골돌이라 함.

12) 依違兩間 : 양쪽(有無, 是非)에 기대어 이러지도 저러지도 못하는 모양.

중경 이후에 사용된 허사 문자를 하나하나 들 수 없지만 대략 열거해 보면 "肝氣鬱結, 肝經血虛, 肝陰不足, 腎水不足, 心膽虛怯, 心火上炎, 肝火上衝, 脾胃虛弱, 胃中不和, 腎氣衰弱, 虛損心腎, 陽明之血沸騰, 厥陰之血不行, 肝相火, 心君火, 命門火, 陽虛陰虛, 眞陽虛, 眞陰虛, 脾大腎小, 腎大脾小…" 등과 같은 예는 비록 남산의 대나무를 다 사용한다 해도 그 예들을 다 기록할 수 없다.

아! 날조하여 病名을 만들고 억지로 끌어다 病因을 세우니 이와 같은 이름의 象이 과연 있는가? 없는가? 있다면 모든 사람이 경험하여 체득할 수 있는가? 虛辭의 상은 애매모호하여 분명하지 않고, 어느 한쪽으로 확정되지 않아서 포착하여 잡을 수 없고, 물어서 따질 수 없기 때문에 그 모호한 상은 경험을 통해 얻고 싶어도 얻을 수 있는 것이 아니다. 허사의 상이 조금이라도 끼어들면 중경과 숙화도 속일 수 있는데 하물며 지금 사람들이야 속일 수 없겠는가? 설령 그 허상이 있다 해도 사람마다 각자 현혹된 것으로 형상화한 것이니 각자 입장에서 자신이 옳다고 여기는 것을 옳다 하고, 그르다고 여긴 것을 그르다고 주장하면 장차 누가 바로 잡을 것인가?

吾醫源委 數千載間에

藉之虛辭하야 而包藏其說이 多矣며

託之聖名하야 而眩惑於世가 久矣라

其說愈長하면 其失愈遠하고 其說愈妙하면 其害愈甚[13)]이라

先生은 失意以傳言하고 後生은 誦言而忘味[14)]하니

惜哉라 上下相蒙[15)]也여 悲夫라 不知其相蒙也여

其弊端之來가 實始于岐黃文字어늘 至于今히 皆以爲吾醫宗旨라

久而假之[16)]하니 惡知其非며 不知其非하니 烏可廢也리오

若夫然則 奈何折衷[17)]고 千歲一人 其唯仲景이라

---

13) 其說愈長… 其害愈甚 : 출처 미확인. 저자의 기억에 朱子書로 추측함.

14) 失意以傳言… 誦言而忘味 : 宋 程伊川, 「易傳序」. 前儒 失意 以傳言 後學 誦言 而忘味(앞 시대 선비들은 易의 의미를 모르면서 말만 전하고, 후학들은 그 말만 외우고 그 의미를 망각함). 한의학의 전수 과정에서는 假說에서 시작한 학설들을 마치 정설처럼 받아들이면서 맹목적으로 답습하였지만, 실제로는 그 의미를 알지 못하는 말(虛辭)을 서로 주고받은 것을 가리킴.

15) 上下相蒙 : 『春秋左傳・僖公24年』. …下義其罪 上賞其姦 上下相蒙 難與處矣(… 아랫사람은 자신의 잘못을 의롭다 여기고, 윗사람은 그 간사함에 상을 주어 상하가 서로를 속이고 있으니 이런 사람들과 함께 하기는 힘들 것이다). * 이 글에서는 斷章取義하여 해석함.

16) 久而假之 : 『孟子・盡心章』. 久假而不歸 惡知其非有也?(물건, 이름을 오래토록 빌리고 주인에게 돌려주지 않아 자기 것으로 착각하지만 실제로 자기 소유가 아닌 것을 어찌 알겠는가?) 한의학 학술 가운데 허사로 표현된 허상들을 너무나 오랫동안 당연한 것으로 배워왔지만, 원래 그것은 허구의 가상세계로서 본래 그것이 사실이 아니라는 것을 어찌 알겠는가?

17) 折衷 : 楊子, 『法言・吾子』. 萬物紛錯 則懸諸天 衆言淆亂 則折諸聖. 或曰 惡睹乎聖而折諸? 曰在則人 亡則書 其統一也(세상의 일이 뒤죽박죽 섞이면 하늘을 기준으로 삼고, 이런저런 설들이 분분하면 성인을 기준으로 삼는다. 혹이 묻기를 어떻게 해야 성인의 가르침을 받습니까? 답하기를 성인이 살아 계시면 직접 뵙고 계시지 않으면 그 분이 남긴 서적을 보면 된다. 그 서책이 남아 있는 한 가르침은 하나이다). * 衷 : 기준.

수천 년간 우리 의학은 시작에서부터 지금까지 虛辭에 의거해 자신의 학술을 포장한 경우가 많았고, 聖名을 빌려서 세상을 현혹한 지 오래되었다. 그 학설의 장점이 많을수록 그 과실은 더 오래 영향을 미치고, 그 학설이 오묘하면 그 해악은 더 심해진다. 선생은 그 의미를 모르면서 전달하고, 학생들은 그 말을 암송하지만 그 의미를 망각한다. 애석하게도 서로 거짓을 주고받아 왔고, 슬프게도 서로 속임을 알지 못하는 현실이 이어져 왔다. 저 폐단의 유래는 岐黃文字에서 시작되어 오늘날까지 모두 우리 의학의 宗旨로 여겨 왔다. 오랫동안 가탁되어 왔으니 그 잘못을 어찌 알 것이며 그 폐단을 모르는데 어찌 폐지할 수 있겠는가? 그렇다면 이런 상황에서 누구에게 기준을 삼아 절충할 것인가? 오직 한 사람 중경이다.

當漢末葉하야 疾醫古法이 綿綿延延하야 寖以微滅이어늘

仲景眼目 其何如哉완대 廻狂瀾於旣倒[18)]하고

不襲岐黃之風하야 而肯繼疾醫之緖乎아

尋墜緖之茫茫하고 獨旁搜而遠紹者[19)]는 其仲景之謂니

吾醫淵源之際에 最不可思議者는

仲景書中에 五行虛象이 不見하고 而但見證方也라

夫仲景文字는 雖不表可變之名하고 不抱無窮之象이나

然無賢庸無古今히 可知其文하고 而驗其狀者也라

仲景 當季世하야 嘗不聞春秋면 古法之泯絶이 久矣라

吾聞之하니

孔子 作春秋에 非人事 則不書[20)]라하니

仲景 傳治法에 非症狀 則不述이라

古之聖賢이 記述之際에 奇怪不肯하고 實證是務는 奚故오

---

18) 廻狂瀾於旣倒 : 韓愈,「進學解」. 이미 엎어진 데서 세찬 물결을 회복시킴. 중경 전후 정치와 철학이 혼란하여 모두 도가류인『황제내경』으로 귀속되는 상황에서 오직 중경은 고대의 실증주의 학술을 계승하였음을 의미함.

19) 尋墜緖之茫茫 獨旁搜而遠紹 : 韓愈,「進學解」. 희미하게 쇠퇴한 緖業을 찾아 홀로 널리 뒤져 멀리 이었다. 한유가 맹자의 도통을 잇듯이 중경이『황제내경』과는 다른 계열의 疾醫들이 남긴 실증주의 정신을 어려운 상황에서 계승한 것을 비유함.

20) 非人事 則不書 : 蘇轍,『古史』. 공자는『춘추』를 저술할 때 사람의 일과 관계된 것이 아니면 기술하지 않았다. 鬼神 등 허무맹랑하여 후세 사람들에게 오해를 불러일으킬 수 있는 괴이한 것은 기술하지 않았다.

漢나라 말엽에 이르러 疾醫의 古法이 간당간당 끊어지는 위기상황에서 중경은 무슨 생각으로 이미 엎어진 狂瀾의 물줄기를 돌려놓으려고 岐黃의 학풍을 답습하지 않고 저 고대 질의의 유서를 계승했는가? 거의 끊어진 것만 같은 질의의 단서들을 홀로 사방에서 찾아 수집하여 오랜 세월 뒤에 이것을 이어놓은 사람은 중경 같은 사람을 일컬은 것이다. 우리 의학 역사에서 가장 불가사의한 일은 중경서 중에 저 五行說의 허상은 보이지 않고 오직 병증과 처방만 보이는 것이다. 저 중경의 문자로는 가변적인 이름을 표기할 수 없고, 무궁한 象을 포용할 수 없지만 사람의 자질과 고금의 시간에 관계없이 그 글을 알 수 있고, 그 증상을 경험할 수 있다. 중경이 시대의 전환기에 살면서 『春秋』의 실증주의 사고를 학습하지 못했다면 고법의 올바른 계승은 오래전에 끊어졌을 것이다.

나는 들었다! 공자는 『춘추』를 저술할 때 人事가 아니면 기록하지 않았고, 중경은 치법을 전수할 때 症狀이 아니면 표기하지 않았다. 옛 성현은 기록할 때 기괴한 것을 좋아하지 않고 實證에 힘쓴 것은 어떤 이유인가?

作法於實이라도 其弊 猶失於誇張[21)]이어늘

作法於假면 其弊 自誤而誤人이라

信而有徵은 取之하고 僭而無徵[22)]은 不取之니

吾之於古經에 奚必是仲景하고 而非素靈乎哉리오

21) 作法於實 其弊 猶失於誇張 : 『춘추 · 소공4년』. 君子 作法於凉 其敝猶貪 作法於貪 敝將若之何(군자가 법을 정하면서 가볍게 시작해도 그 결과는 오히려 탐욕을 부리게 마련인데 탐욕에 기준을 두고 법을 정하니 그 결과가 장차 어찌 되겠는가?). 즉 症狀이라는 실증을 실사로 표기해도 후세로 가면 표기가 변형되는데 허사로 기술하면 그 폐단이 어찌 되겠는가?

22) 信而有徵… 僭而無徵 : 『春秋左傳 · 昭公8年』. 君子之言 信而有徵 小人之言 僭而無徵(군자의 말은 미더워 증거가 있고, 소인의 말은 僭濫하여 증거가 없다). 이 두 구절은 실증주의와 관념주의를 가르는 철칙이다.

실증에 근거해 법을 세워도 그 폐단은 오히려 과장하게 되는데 가설에 의거해 법을 세우면 그 말류의 폐단은 필연적으로 자신도 속고 남도 속이게 된다. 믿을 만한 증거가 있다면 취하고, 僭濫하여 증거가 되지 못하면 취하지 않아도 된다. 우리들이 고전을 공부하는 데 하필 중경만이 옳고 소령은 잘못된 것이라고 하겠는가?

2) 實辭之教

韓非子 卷第十一 外儲說 左上

"客有爲齊王畵者어늘 **齊王問曰 '畵孰最難者'**오

曰 '犬馬難'이라 **'孰易者'**오 **曰 '鬼魅最易**라

夫犬馬는 **人所知也**라 **旦暮罄[23)]於前**하니 **不可類之**일세 **故難**이나

鬼神無形者니 **不罄於前**일세 **故易之也'"**니라

數千歲前에 有人이 善寫馬하야 其畵之象이 若如逼眞하면

雖千歲後라도 人人이 視其畵象하고 卽知其爲馬는 非他라

夫馬者는 古今之一物也니

古之馬가 卽今之馬也며 今之馬가 亦古之馬也니

奈何古人嘗見이어늘 而今人未見乎며

又今人知其馬어늘 而古人不知其馬哉리오

自古于今히 不知其形象者가 天下無之하니

是以 一有形象不備하면 則皆知其非馬之象하니

安有以非馬之象으로 而謾世人之目乎아

---

23) 罄 : 係, 繫의 뜻으로 해석된다.

『한비자・권제십일・외저설・좌상』

"齊王에게 화공이 있었다. 제왕이 묻기를, '그리기에 가장 어려운 것은 무엇인가?' 하니, '개와 말입니다' 하였다. 다시 묻기를, '그러면 무엇이 가장 그리기 쉬운가?' 하니, '도깨비가 가장 쉽습니다. 개와 말은 항상 앞에 묶여 있어 그 형상을 잘 알고 있어 똑같이 그리지 않으면 안 되기 때문에 어렵고, 형체가 없는 도깨비는 앞에 묶어 놓을 수 없기 때문에 그리기가 쉽습니다' 하였다."(형체가 없어 본 사람이 없기 때문에 아무렇게 그려도 그것을 트집 잡을 사람이 없기 때문에 쉽다.)

수천 년 전에 말(馬)을 잘 그리는 사람이 있었다. 그 그림의 상이 실제의 말 모습과 같다면 수천 년 후 누구나 그 그림을 보고서 바로 말이라고 알아보는 것은 다른 이유가 아니다. 말은 예나 지금이나 같은 동물이기 때문이다. 옛 말이 지금의 말이며, 지금의 말이 또한 옛 말이니 어찌 옛 사람은 일찍이 말을 보았는데 지금 사람은 볼 수 없으며 또한 지금 사람은 말을 알아보는데 옛 사람은 알 수 없겠는가? 예나 지금 말의 형상을 알지 못하는 사람은 세상에 없다. 그러므로 조금이라도 그 형상을 갖추지 못하면 누구나 그것이 말의 형상이 아님을 알고 있는데 어찌 非馬之象으로 세상사람의 눈을 속일 수 있겠는가?

且夫 數千歲前에 有人寫馬한대

其畵象이 頭如鬼 體如馬하야 若如馬體鬼頭之象이라

觀其體하면 或知其爲馬로대 觀其頭하면 不知其爲何物이라

其形象者가 若馬 若非馬하고 若鬼 若非鬼하니

視其駭怪之象하고 而乃知其爲馬者 鮮矣니 何則고 非他라

若是之物이 未嘗存焉하니 天下何人이 見其物乎아

其物을 未嘗見焉하니 奈何以知其象乎리오

萬若 見馬體鬼頭之象하면 則非徒今人之惑이 滋甚이오

雖當時之人도 惑莫甚焉이라

是以 其駭怪之象也에 各因其所主所惑하야 而見之니

또한 수천 년 전 어떤 사람이 말을 그렸는데, 그 그림의 머리는 귀신과 같고 몸은 말과 같아 마치 馬體鬼頭의 모습이라면, 그 몸을 보면 말이라는 것을 알지만 그 머리를 보고는 어떤 동물인지를 모를 것이다. 그 그림의 형상이 말 같기도 하고 아닌 것 같기도 하며, 귀신같기도 하고 아닌 것 같기도 하여 그 해괴한 상을 보고 말이라는 것을 아는 사람은 드물다. 이유는 무엇일까? 다른 이유가 아니다. 이와 같은 동물이 일찍이 없었는데 세상에 어떤 사람이 그것을 보았겠는가? 그 동물을 일찍이 보지 못했는데 어떻게 그 동물의 형상을 알겠는가? 만약 저 마체귀두의 상을 본다면 오늘날의 사람만 의혹이 깊어지는 것이 아니라 비록 수천 년 전 당시의 사람이라도 이보다 심한 의혹이 없었을 것이다. 그러므로 저 해괴한 상에 대해서 각자의 주관과 편견에 따라 보게 된다.

惑於龍者는 如其龍하고 惑於麟者는 如其麟하며

惑於豺者는 如其豺하고 惑於狼者는 如其狼하니

其物이 未嘗存焉하니 其象이 何定之有리오

可變之象을 雖謂之龍也可오 麟也可오 豺也可오 狼也可라

人人이 執其見하야 而是其象하고

乃主張曰 此象者는 龍也 麟也 豺也 狼也라하면

必然 己之所見者를 是之하고 人之所見者를 非之하니

其所以無窮之亂이 果在寫其象者乎아 在見其象者乎아

彼駭怪之象者는 本寫其馬라가 而誤其象이라

故實非龍, 非麟, 非豺, 非狼也어늘 但因其所惑하야 而見之니

其所謂是者도 未必盡是며 非者도 未必盡非니

彼甲論乙駁이 未嘗不在其中矣라

若夫此象者도 無窮之惑을 必然惹起온 而況一身鬼魅乎아

龍에 미혹된 사람은 용이라 믿으며, 기린에 미혹된 사람은 기린이라 믿고, 승냥(豺)이나 이리(狼)에 현혹된 사람은 승냥이나 이리와 같다고 할 것이다. 그 동물이 일찍이 존재하지 않았는데 그 형상이 어찌 정해질 수 있겠는가?

보는 사람에 따라 변화하는 상을 보고 비록 용이라고 주장해도 옳고, 기린이라 해도 옳고, 심지어 승냥이나 이리라고 주장해도 옳다. 만약 사람마다 자신의 견해를 고집하여 자기가 본 상이 옳다고 하면서 이 상은 용이다, 기린이다, 승냥이다, 이리라고 주장하면 필연적으로 자기가 본 것이 옳고 다른 사람이 본 것은 그르다 할 것이다. 무궁한 혼란의 원인이 저 상을 그린 사람에게 있는가? 아니면 저 상을 본 사람에게 있는가?

저 해괴한 상은 본래 말을 그리려다 말의 상을 잘못 그린 것이다. 실제로는 용도, 기린도, 승냥이도, 이리도 아니다. 다만 자신이 미혹된 것에 따라 본 것이다. 옳다고 여긴 것도 모두 옳은 것이 아니며 옳지 않다고 여긴 것도 모두 잘못된 것은 아니다. 갑론을박의 논쟁은 이미 저 반신반의한 상에 있었다. 馬體鬼頭의 상이 필연적으로 무궁한 의혹을 일으키는데, 하물며 온몸이 도깨비상이라면 어떠하겠는가?

不幸 若是之嫌者가 多在吾醫니 天下誰人이 將使正之오

吾聞之하니 衆言淆亂이어든 折衷於聖이라하니

後人所以折衷於聖者는 非他라 不欺也일세라

吾醫淵源 千載間에 不欺者는 其唯仲景文字인저

夫仲景書大義는 一於症狀하고 而不二於病因이라

症狀者는 數千歲後라도 人人이 同見之狀者也로대

病因者는 自古于今히 人人이 未同得之理者也라

假令 "痰厥頭痛, 腎虛腰痛, 氣虛眩暈, 虛勞咳欶"中에

頭痛, 腰痛, 眩暈, 咳欶者는 症狀이니 如馬象也오

痰厥, 腎虛, 氣虛, 虛勞者는 病因이니 如鬼象也라

症狀文字는 不蘄實辭나 而自實辭며

病因文字는 不蘄虛辭나 而自虛辭라

若夫以病因으로 冒諸症狀하면 則痰厥頭痛 此一句之間에

因之與狀이 巧而相接하고 妙而相應하니

其合成造語之意가 優於區區症狀之列이나

然千古仲景이 奚不取於虛辭하고 而取於實辭乎아

其惟正名이 能斷天下後世之惑일세라

불행하게 이런 혐의가 우리 학문에도 많이 있는데 세상의 어떤 사람이 바로 잡을 수 있을까? 나는 들었다! 양자의 『法言』에 "이런저런 말들로 혼란할 경우 聖人의 말에 절충해야 한다"고 했다. 사람들이 성인에게 기준을 정하는 것은 다른 이유가 아니다. 속이지 않기 때문이다.(荀子) 우리 의학 역사에서 학술로 속이지 않은 사람은 仲景(중경의 문자는 실증이기 때문)이다.

중경서의 대의는 오직 症狀만 표기하고 病因을 표기하지 않았다. 증상은 수천 년 후라도 모든 사람이 같이 볼 수 있는 현상이지만 병인은 예나 지금이나 같이 체득할 수 있는 이치가 아니다. 예를 들면 '痰厥頭痛', '腎虛腰痛', '氣虛眩暈', '虛勞咳欶' 중에 '頭痛', '腰痛', '眩暈', '咳欶'라는 증상은 馬象과 같지만 '痰厥', '腎虛', '氣虛', '虛勞'라는 병인은 鬼象과 같다. 대체로 증상 문자는 實辭를 바라지 않아도 실사가 되지만 병인 문자는 虛辭를 바라지 않아도 저절로 허사가 된다. 만약 담궐이라는 병인으로 두통이라는 증상 앞에 접목하면 '담궐두통'이라는 이 일구에 증상과 병인이 교묘하게 접속하고 서로 부응하는 합성된 조어가 자질구레한 증상의 나열보다 우수한 것 같지만 중경은 어떤 이유로 허사를 취하지 않고 유독 실사인 증상만을 취했는가? 그것은 오직 正名만이 천하 후세에 이어질 의혹을 능히 끊기 때문이다.

病因之嫌者가 種種 見之條文이나 其宜非正文이라

所謂病因之例者를 槪略 擧之하면

"氣上衝-桂枝湯, 氣上衝胸-苓桂朮甘湯,

心下有水氣-小靑龍湯, 水結在胸脇-大陷胸湯,

胃中不和-生薑瀉心湯, 胃氣不和-調胃承氣湯,

胸中有熱-黃連湯, 膈上有寒飮-四逆湯,

瘀熱在裏-麻黃連翹赤小豆湯, 茵蔯蒿湯,

熱在下焦-抵當湯, 熱結膀胱-桃仁承氣湯,

熱入血室-小柴胡湯…"이니

若是文字는 果然症狀乎아 病因乎아

夫症狀也者는 不待臆測而知者也며 不待索隱而著者也라

一有臆測之要하고 索隱之意하면 與其症狀으론 寧病因이니

彼病因之案은 後人竄入한 註解文字나 必有憑據라 何以知其然가하면

可以包條文之症하고 而指處方之意故也일세라

然則其所來者를 不訊하고 而盡信其案하면 則爲無根之說하니 其未可夫인저

一例 擧 '熱在下焦'하야 以擬諸仲景直筆 而述之하면

因其熱在下焦하야 以出見之症者는

'大便秘結 小便赤澁 胸滿項强 其人發狂也'니

조문 중에 간혹 病因의 혐의가 있는 것이 보이는데, 이것은 중경의 正文이 아니다. 소위 병인의 혐의가 있는 것을 대략 나열해 보면 "氣上衝-桂枝湯, 氣上衝胸-苓桂朮甘湯, 心下有水氣-小靑龍湯, 水結在胸脇-大陷胸湯, 胃中不和-生薑瀉心湯, 胃氣不和-調胃承氣湯, 胸中有熱-黃連湯, 膈上有寒飮-四逆湯, 瘀熱在裏-麻黃連翹赤小豆湯, 茵蔯蒿湯, 熱在下焦-抵當湯, 熱結膀胱-桃仁承氣湯, 熱入血室-小柴胡湯" 등 이와 같은 용어는 과연 증상인가? 병인인가?

症狀이라는 것은 억측하지 않아도 알 수 있으며, 탐색하지 않아도 드러난다. 조금이라도 억측을 요구하거나, 탐색의 뜻이 있으면 증상이라기보다는 病因에 가깝다. 저 병인의 의안은 後人이 몰래 조문에 삽입한 註解 문자지만 거기에는 반드시 증거가 있다. 어떻게 그런지 아는가 하면 조문의 증상을 포함하고 처방의 뜻을 가리키고 있기 때문이다. 그러므로 그 유래된 출처를 따지지 않고 오로지 그 의안을 믿으면 근거 없는 해설이 되니 옳다고 할 수 없다.

하나의 예를 들면 '熱在下焦'를 중경의 필법에 빗대어 쓰면 熱在下焦로 인하여 나타나는 症狀은 '大便秘結, 小便赤澁, 胸滿項强, 其人發狂' 등이다.

於是乎 出見之症을 直書之하고 不見之因을 不書之라

仲景 雖不書病因이나 然察其證候하면

則其所謂熱在下焦者는 須在其證候라

是以 證候之狀을 具備乎인댄 其病因을 雖不書나 何有리오

吾敢竊謂 此證候之微意也며 而亦仲景之本意也호라

從事仲景이 豈獨方效리오 正名之訓은 百世不磨하니

志仲景者 確立馬象하고 而不惑鬼象하면

則實辭之症과 與虛辭之因者가 昭昭然 白黑分而彼此別이라

臨床之際에 其若瑣小之事일세

故未必是其白而非其黑하며 未必取其此而舍其彼나

然知仲景者도 在此오 不知仲景者도 亦在此라

其知不知가 但止文字면 何憂之有리오

必然意識顚倒가 作焉하고 而證據主義가 毁焉일세 故可憂라

文字之差 毫釐나 學術之謬 千里니

若不然則 奚必分白黑 而別彼此乎哉리오

이렇게 나타나는 증상들을 올바르게 표기하고, 보이지 않는 症因은 표기하지 않았다. 그러나 중경이 병인을 표기하지 않았다 하더라도 그 나타난 증후를 살펴보면 열재하초라는 병인은 본래 그 證候에 있는 것을 알 수 있다. 그러므로 증후를 잘 구비하였다면 그 병인을 기술하지 않더라도 무슨 문제가 되겠는가? 내 생각에 이것이 증후의 깊은 뜻이며, 또한 중경의 본의라고 본다.

중경을 따르는 것이 어찌 처방의 효능 때문 만이겠는가? 正名의 교훈은 오랜 세월이 지나도 사라지지 않으니 중경의 학술에 뜻을 둔 사람은 馬象(實狀)의 뜻을 확고하게 세워서 鬼象(假象)에 현혹되지 않으면 實辭로 사용한 증상과 虛辭로 표기한 병인이 밝게 백과 흑으로 나누어지고 이것과 저것으로 구별된다.

실제 임상에서 이것은 사소한 문제이기 때문에 반드시 백이 옳고 흑이 옳지 못하다고 할 필요는 없으며, 반드시 이것은 취하고 저것은 버려야 할 필요도 없다. 그러나 중경의 학술을 이해하는 것도 바로 여기에 있고, 중경의 학술을 이해하지 못한 것 또한 여기에 있다. 이해하고 이해하지 못하는 것이 다만 文字에서 그친다면 어찌 걱정할 필요가 있겠는가? 반드시 意識의 顚倒를 일으키고 (중경서의 본의)證據主義가 훼손되기 때문에 두려운 것이다.

문자의 차이는 작지만 학술의 오류는 천리의 차이로 벌어진다. 그렇지 않다면 백과 흑을 나누고 이것과 저것을 왜 구별하겠는가?

推立文之旨 而觀之면

舊文, 正文, 僞文 此三類가 混在仲景書라

夫舊文은 仲景收集之文이며 正文은 仲景經驗之文이나

舊文正文은 叔和當時도 辨之未能하니 舊文卽正文이라

叔和門人의 其才且識으로도 欲效正文호대 終乃不成이라

是以 條文闕落에 乃不以其的症으로 而補之하고

借之以岐黃學術하며 解之以病因文字하야

欲明仲景이나 反晦仲景하니 惜哉라

不得已 參之傍註하고 考之嵌註하야 可以知其後人之案이나

仲景以後 吾醫所以支離者는 皆沒於虛辭故也일세라

自古 據證方 而論仲景者 多也나

然而 考文字 而論仲景者 稀矣일세

於是乎 忘其孤陋寡聞하고 而乃敢吐露之하니

後之覽者의 與否拙論을 雖未可知나 奚可逆料리오

글 쓴 방식을 헤아려 보면 舊文, 正文, 僞文 세 종류의 글이 중경서에 뒤섞여 있다. 구문은 중경이 일찍이 수집한 글(증상과 처방)이며, 정문은 중경이 경험하여 쓴 글이다. 구문과 정문의 구별은 숙화 당시에도 구별하기 어려웠기 때문에 구문을 곧 정문이라 해도 무방하다.

숙화와 제자들의 재능으로도 정문을 따르려 했지만 마침내 이루지 못했다. 이런 이유로 떨어져 나간 부분에 정확한 증상으로 보완하지 못하고 岐黃學術을 끌어들이며 病因文字로 해설하여 중경을 밝히려 했지만 오히려 중경을 어둡게 만들었으니 애석한 일이다.

부득이 후인의 傍註와 嵌註를 참고하여 후인들의 의안을 알 수 있지만 중경 이후 우리 의학이 지루하고 번잡스런 이유는 모두 虛辭에 매몰되었기 때문이다.

예로부터 지금까지 임상을 근거로 중경 학술을 논한 사람은 많았지만 문자를 살펴서 중경을 논한 경우는 드물었다. 어쩔 수 없이 고루하고 부족한 식견을 잊고 감히 내 생각을 밝히니 훗날 이 글을 보고 내 생각에 동의할지 부정할지 알 수 없지만 어찌 미리 그 결과를 생각할 필요가 있겠는가?

3) 易簡之文

『周易・繫辭』

“…乾以易知오 坤以簡能이니 易則易知오 簡則易從이오

易知則有親이오 易從則有功이오 有親則可久오 有功則可大…”오

古方家 極讚仲景書 曰 “易簡文”이라하고

又曰 “自有天地 以來로 若是之妙文을 未嘗睹也”라하니

所謂易簡者는 乾坤之理也니 易簡文은 天工之文이라

自古 易簡之文을 鮮得者는 難得乎易簡之理也일세라

夫易簡之理는 不在其易簡之象이오 而在其雜亂之事니

然則 未有不由雜亂하고 而能得易簡者也니라

乾坤之理는 易簡이나 乾坤之事는 險阻하니

所謂險阻者는 至賾[24]至動之事也니

易簡文 所以難得者는 不以其理오 而實以其事也라

---

24) 賾 : 『周易・繫辭』. 聖人有以見天下之賾…(성인이 세상(현상)의 잡다한 것을 보시고…). ‘賾’ 字를 송대의 程子는 深遠함으로 해석하였고, 朱子는 雜亂함으로 해석하였으며, 明代의 來知德은 易簡은 乾坤無私之理로, 險阻는 乾坤至賾至動之事로 해석하였다.

『주역・계사』

"… 乾은 쉬움으로써 주장하고 坤은 간략함으로써 능하니, 쉬우면 알기 쉽고 간편하면 따르기 쉬우며, 알기 쉬우면 친함이 있고 따르기 쉬우면 공이 있으며, 친함이 있으면 오래할 수 있고 공이 있으면 클 수 있으며 …."

古方家들이 중경서를 극찬하면서 "易簡文"이라 하고, 또 말하기를, "천지가 있고 나서 이와 같은 妙文을 일찍이 보지 못했다"고 하였다. 이른바 이간은 乾坤의 인위적 作爲가 없는 이치이다. 그러므로 이간문은 하늘이 빚은 자연스런 글이라는 뜻이다. 예로부터 지금까지 이간의 글을 얻은 사람이 적었던 이유는 이간의 이치를 얻기 어렵기 때문이니, 이간의 이치는 이간의 象에 있는 것이 아니라 바로 번잡하고 어지러운 현상에 있기 때문이다. 그러므로 이 잡다하고 난해한 현상을 통하지 않고 이간의 이치를 얻은 사람은 세상에 없다. 건곤의 이치는 비록 쉽고 간단(易簡)하지만 건곤의 사건은 險阻하다. 험조라는 뜻은 번잡하고 혼란스러운 일을 말한다. 이간문을 얻기 어려운 이유는 건곤의 이치 때문이 아니라 바로 건곤의 복잡하고 변화무쌍한 사건 때문이다.

繫辭云曰 “易有太極하니 是生兩儀하고 兩儀生四象하고

四象生八卦하고 八卦定吉凶하야 吉凶生大業…”이라하며

觀易書 則易有六十四卦之象하고 及三百八十四爻之辭하니

若要入易也엔 必從乎卦爻象辭오 而不從乎易有太極이라

設令聖人은 不待卦爻象辭라도 而知易이나

自非聖人이면 卦爻之象辭를 未察하고 而乃知易者 未之有也라

萬若 ‘易有太極’ 此一句로 可以知易인댄

奚必備乎六十四卦, 三百八十四爻哉며

奚必要乎卦辭, 彖辭, 象辭, 爻辭[25]哉리오

夫易簡之理가 在雜賾之象일세 故易簡也니

若否則 所謂易簡者를 終乃未知夫所以易簡이라

聖人之訓은 非他라 其象 雖雜賾하나 然其理 易簡이라

唯聖人이아 察乾坤之賾하야 而得易簡之理로대

凡人은 多眩雜亂之象일세 故終身由之라도 而不知其理라

---

25) 卦辭 : 64卦의 첫 문장. (乾卦 - 元亨利貞)
　彖辭 : 一卦의 뜻을 裁斷한 文辭.
　象辭 : 大象과 小象에 대한 文辭.
　爻辭 : 384爻에 대한 吉凶悔吝을 판단한 文辭.

「繫辭」에서 말하기를, "易에는 太極이 있고 이것이 兩儀를 낳고 양의는 四象을 낳고, 사상은 八卦를 낳고, 팔괘는 吉凶을 정하고, 길흉은 大業을 낳는다 …"고 하였다. 그러나 역을 보면 역에는 64卦의 象과 384爻의 辭가 있다. 만약 역을 배우려면 반드시 卦爻 象辭의 번잡하고 난해함을 따라 들어가는 것이지 역에 태극이 있다는 이 쉽고 간단한 것을 따라 들어가는 것이 아니다. 설령 성인은 괘효의 상사를 의지하지 않더라도 역을 알지만, 성인이 아니면 괘효의 상사를 살피지 않고 역을 알 수 없다. 만약 '易有太極 …'이 일구만으로 역을 알 수 있다면 어찌 64괘와 384효를 갖추었으며, 어찌 卦辭, 彖辭, 象辭, 爻辭가 필요했겠는가?

이간의 이치는 雜賾한 象 가운데 있기 때문에 이간인 것이다. 그렇지 않다면 이간하다는 것이 마침내 그 이간한 이유를 모르는 것이 된다. 옛 성인의 교훈은 다른 뜻이 아니다. 현상은 잡색(雜亂)하지만 그 이치는 易簡하다는 것이다. 오직 성인만이 乾坤의 잡색한 현상 가운데서 이간의 이치를 얻는다. 평범한 사람은 대체로 복잡하고 어지러운(雜亂) 현상에 현혹되기 때문에 일상생활에서 이 현상을 겪으며 평생을 살아가지만 이간의 이치를 알지 못한다.

舍其所以易簡하고 而乃學其所易簡하면 則惑矣니

易簡之理를 難得者는 以此也라

彼古方家 何見于仲景書완대 極讚易簡乎아

其或非據其實 而得其要면 則吾不知其所以易簡호라

夫仲景之筆은 徵於人[26)]하고 而不徵於天하야

徹頭徹尾 據實證하야 而直書之로대 猶得於病證之要하니

不據實證하고 而能得乎天工之文者 未之有也며

不得要體하고 而能得乎易簡之文者 未之有也라

夫易簡之文은 非聖人이면 則未可得作이니

設令 仲景書가 非聖人作이라도 其非君子作乎아

吾聞之하니 夫君子之言은 不僭不妄이라하니

無徵而言之謂僭이오 無驗而言之謂妄이라

其證方은 徵于人 而驗于今하니 是非君子作而何오

善言天者 必有驗于人하고 善言古者 必有驗于今이라하니

仲景 未嘗言天言古나 然其證方이 驗于人 驗于今하니

是非善言天言古而何아

---

26) 徵於人 :『春秋左傳・定公元年』. 薛 徵於人 宋 徵於鬼 宋罪大矣…(薛나라는 사람을 가지고 증명하는데 典籍에 실린 故事는 사람이 알 수 있는 바나 宋나라는 鬼神을 가지고 증명하니 宋나라의 罪가 큽니다. …). 설나라와 송나라 간에 분쟁이 생겼을 때 설 나라 재상 士彌牟가 晉나라(중재국가)의 韓簡子에게 한 말이다. 즉 중경서는 인체의 증상만을 표기하고 음양오행 등의 자연 현상에 대해서 언급하지 않음을 의미함.

그 이간한 이유를 배제하고 그 이간인 것만 배우면 의혹에 빠진 행위가 된다. 예로부터 이간의 이치를 얻기 어려웠던 것은 이런 이유 때문이다. 저 古方家들은 중경서에서 무엇을 보았기에 이간하다고 극찬했는가? 그것이 實證에 근거하면서도 현상의 요체를 얻은 것이 아니라면 나는 중경서가 이간이 된 이유를 모르겠다.

중경의 필법은 사람의 病症에서 증거를 찾았지 하늘의 현상에서 증거를 탐색하지 않았다. 철저히 실증에 근거하여 왜곡하지 않고 바로 표기하면서 오히려 병증의 要體를 얻었다. 실증에 근거하지 않고서 天工의 글을 얻은 사람은 없으며, 증상과 처방의 요체를 얻지 못하고 易簡의 글을 얻은 사람은 없다.

이간의 글은 성인이 아니면 저작할 수 없다고 하는데 설령 중경서가 성인의 저작이 아니라 해도 군자의 저작이 아니겠는가? 나는 들었다! 군자의 말은 僭濫하지 않고 妄佞되지 않는다. 증거 없는 말을 '僭'이라 하며, 경험되지 않는 말을 '妄'이라 한다. 그 증상과 처방은 인체의 병증에서 증명하였기 때문에 지금도 경험되니 군자의 글이 아니면 무엇인가? 天道를 잘 말하는 사람은 반드시 사람에게서 증거를 찾고, 옛것을 잘 말하는 사람은 반드시 오늘 상황에서 증거를 찾는다고 했다. 중경은 일찍이 天과 古를 말하지 않았지만 그 증상과 처방이 사람에게서 증거를 찾았고, 오늘날에도 경험되니 이것이 천과 고를 잘 말한 것이 아니면 무엇인가?

又聞之하니 君子之道 有四易니
簡而易用也며 要而易守也며 炳而易見也며 法而易言也라하니

仲景證方이 據實證하고 而得要體하니
唯據實證 故簡, 要, 炳, 法하고
唯得要體 故易用, 易守, 易見, 易言이라
不由實證之要하고 而能得乎四易之道者 未之有也라
其症 無味나 無非證候之實일세 故炳而易見 法而易言하고
其方 雖簡이나 無非塞源之要일세 故簡而易用 要而易守라

自麻黃湯 至承氣湯히 其證方變化가 不過區區나
能擴大乎無窮之病하니 此之謂簡而大也며
亦彌久乎當今之人하니 此之謂易而久也라
簡而大라야 始可以謂之簡이오 簡而不大면 終不可以謂之簡이며
易而久라야 始可以謂之易이오 易而不久면 終不可以謂之易라
丁寧 易簡之理를 得乎인댄 不蘄久大라도 而自久大니
患易簡未得이오 而不患久大未得이니
所謂 "易簡工夫終久大오 支離事業竟浮沈[27]이라"

---

27) 易簡工夫終久大 支離事業竟浮沈 : 쉽고 간단한 공부는 마침내 업적이 오래 가고 크지만, 사업(일)을 지리하게 하면 마침내 부침을 겪게 된다. 陸象山(이름은 九淵, 象山은 호. 朱子와 학설논쟁을 벌인 南宋의 학자)의 詩 중 일부이다. 그는 후에 陽明學에 영향을 주었다.

또 나는 들었다! 군자의 道에는 네 가지 쉬운 것이 있다. 간단하여 사용하기 쉽고, 요약되어 지키기 쉽고, 밝아서 보기 쉽고, 도리에 맞아 말하기 쉽다고 한다.

중경의 증상과 처방은 실증을 근거로 하면서도 그 요체를 얻었다. 오직 실증을 근거하였기 때문에 簡·要·炳·法이며, 오직 요체를 얻었기 때문에 易用·易守·易見·易言하다. 실증의 요체에 근거하지 않고서 四易의 도를 얻을 수 없다.

중경의 증상은 무미건조해 보이지만 證候의 實症이 아닌 것이 없으니 이것을 炳而易見, 法而易言이라 할 수 있으며, 중경의 처방은 단순한 것 같으나 병증에 대해서 발본색원하는 치법의 요체가 아닌 것이 없으니 이것을 簡而易用, 要而易守라 할 수 있다.

麻黃湯부터 承氣湯에까지 그 증상과 처방의 변화는 얼마 안 되지만 많은 병증까지 확대할 수 있으니 이것을 가리켜 간단하지만 큰(簡而大) 것이라고 말하며, 또한 오늘날까지 오랫동안 활용되니 이것을 가리켜 쉽고 오랫동안 사용된(易而久) 것이라고 한다. 간단하면서 확대할 수 있어야 비로소 '簡'이라 하고, 간단하나 확대할 수 없다면 마침내 간이라고 할 수 없다. 쉬우면서 영구적이라야 비로소 '易'라고 할 수 있고, 쉽지만 영구적이 아니면 마침내 이라고 할 수 없다. 진정으로 易簡의 이치를 얻었다면 영속과 확대를 바라지 않아도 자연히 그렇게 이루어진다. 그러므로 이간을 얻지 못할까 걱정하고 영속과 확대(久大)를 얻지 못하는 것을 걱정할 필요가 없다. 陸象山이 말했듯이 "이간 공부는 마침내 구대하게 되지만 支離한 사업은 결국 부침하게 된다"는 것도 같은 뜻이다.

仲景以後로 吾醫典籍에 玄妙之說을 奚可量也리오

雖然 至于今히 彷佛乎仲景書者 無之하니 何則고 非他라

後醫 多鑿空理하야 揑造萬方하니 未免支離라

易簡而天下之理를 得者[28]는 嘗聞之어니와

繁雜而天下之理를 得者는 未嘗聞之니

是以 吾不取彼하고 取此也라

古賢之於術에 丁寧告誡者는 將正其心也라

論心호대 不如擇術[29]이라하니 夫心者는 在其術之如何也니

術簡 則心亦簡이오 術繁 則心亦繁이니

其術이 繁雜하고 而其心이 不繁雜者 未之有也라

是故 觀其術하면 則其人之心의 順不順者를 可知矣니

古人의 擇術之道가 如此嚴乎인저

---

28) 易簡而天下之理 得者 : 『周易・繫辭』. '평이하고 간략하고서야 천하의 도리가 마땅함을 얻는다' 또는 '천하의 도리는 평이하고 간략하고서야 마땅함을 얻어서 일이 순조롭다'는 뜻이다.

29) 論心 不如擇術 : 『荀子・非相』. 相形 不如論心 論心 不如擇術(관상을 보는 것은 마음을 논하는 것만 못하고, 마음을 논하는 것은 학술을 선택하는 것만 못하다). 약간의 차이가 있지만 『莊子』에도 이런 글이 나온다. 여기서는 사람의 마음은 그 사람의 직업을 연마하는 방법에 의해서 영향을 받는다는 뜻으로 해석했다.

중경 이후 우리 의학의 고전과 현묘한 논리들이 헤아릴 수 없지만 오늘날까지 중경서와 견줄 만한 고전은 없다. 그 이유는 다른 것이 아니다. 대개 후세 의사들은 空理에 穿鑿되어 무수한 처방을 날조했지만 支離함을 면할 수 없다. 易簡으로 천하의 이치를 얻었다는 말은 일찍이 들었지만, 번잡한 것으로 천하의 이치를 얻었다는 말은 들어보지 못했다. 나는 이런 이유로 저 번잡함을 취하지 않고 이 이간을 취한다.

현명한 옛 분들의 技術에 대한 진정한 충고는 기술로 마음을 바로잡게 하려는 것이다. 마음을 논할 때 기술의 선택만 못하다고 함은 마음이란 그 기술이 어떤가에 따라 달라진다. 기술이 간단하면 마음도 단순해지지만, 기술이 번잡하면 마음도 번잡해진다. 그 기술이 번잡하면서 그 마음이 번잡하지 않는 경우는 없다. 그러므로 그 기술을 보면 그 사람의 마음이 순한지 불순한지 알 수 있다. 옛 사람은 기술을 선택하는 자세가 이처럼 엄했다.

3. 六經論

1) 假託之名

六經者何오 辨證之名이라 奚必六經고 託小以包大[1]라

萬病之證이 不可勝數나 歸而納之면 不過六經이니

其所治者는 萬病이나 其所守者는 六經이라

是以로 醫之急務者는 先知六經提綱也니

有是證候면 屬之某經하고 某經之病은 某方主之라

擧其綱하면 而萬目開[2]하니 是六經設立之意라

其作者何오 傳謂仲景이나 竊謂叔和는 以其撰次일세라

夫撰次之事[3]는 重且大하니 非當代之賢이면 不能堪當하니

非叔和而何오 千歲後에 奚以知叔和之爲撰次乎아

---

1) 託小以包大 : 『文子・原道』(전국시대), 『淮南子』(한대). 託小以包大 在中以制外. 작은 것으로 큰 것을 아우르고, 중심으로 외부를 통제한다는 통치학의 개념이나, 수많은 병증을 六經의 大綱으로 분류한 의미로 볼 때 일맥상통한다고 볼 수 있다.

2) 擧其綱而萬目開 : 『尙書・盤庚』. 若網在綱 有條不紊(그물에 綱領이 있어야 작은 條目이 엉키지 않는다). 복잡한 현상을 이해하기 위한 개념으로서 六經이라는 강령으로 많은 병증을 분류하는 것과 같다.

3) 撰次之事 : 韓退之, 「進撰平淮西碑文表」. 向使撰次 不得其人 文字曖昧 雖有美實 其誰觀之? 辭跡俱亡 善惡惟一. 然則玆事至大 不可輕以屬人(앞서 찬차할 때 그에 합당한 사람이 하지 않아 문자가 애매모호하면 좋은 업적이 있었다 하더라도 누가 그 글을 볼 것인가? 그 기록과 업적이 다 사라지고 좋고 나쁜 것을 구별할 수 없게 된다. 찬차는 큰 업무이기에 가벼이 아무에게나 맡겨서는 안 된다). 찬차라는 작업은 당대의 학자가 아니면 할 수 없음을 알 수 있다.

六經이란 무엇인가? 병증을 분류한 명칭이다. 병증을 분류하는데 하필이면 육경으로 했는가? 작은 것을 빌려 큰 것들을 포용함이다. 모든 병증의 證候가 헤아릴 수 없지만 귀납하면 육경에 불과하다. 즉 치료해야 할 병증은 무수하게 많지만(大) 육경(小)만 지키면 된다는 뜻이다. 그러므로 의사들이 급히 힘써야 할 것은 육경의 제강을 먼저 숙지하는 것이다. 어떤 증후가 보이면 어떤 經에 귀속하고, 어떤 경에 속하는 병증은 어떤 방(某方)으로 치료하라는 것으로서 곧 큰 강령을 들어 올리면 세부적인 條目이 섞이지 않고 질서정연해진다. 이것이 육경을 설립한 목적이다.

그러면 육경변증을 입안한 사람은 누구인가? 전해오는 말로는 仲景이라고 하는데, 叔和라고 생각되는 이유는 撰次 때문이다.

찬차는 중차대한 일로서 당대의 학자가 아니면 감당할 수 없는 일이기에 그 당시 상황에서 숙화가 아니면 누가 할 수 있었겠는가? 천세 후에 숙화가 찬차했다는 사실을 어떻게 알 수 있는가?

宋本表題에 "晉太醫令 王叔和 撰次"故也라

叔和 奚爲撰次고 仲景沒後 門下子弟가 散居四方에

仲景書가 散逸而殘缺하고 亂帙而錯落하니

叔和 懼夫愈久4) 而愈失其傳하야

乃借以六經之名으로 而爲辨證之綱이라

萬若仲景이 樹立六經이라면 則仲景沒 過數百年히

其小節은 設有闕落이라도 其大節은 未易毁損하니

宜待校定하고 未必待撰次라

先生沒 未百年에 其書는 奚以散亂之甚乎아

竊謂 仲景書는 區區證方일세 故簡策이 易散而無秩也라

以此攷之컨대

撰次之事가 卽六經之立이오 六經之案이 卽辨證之事라

4) 懼夫愈久 : 朱子, 『中庸章句・序』. "성인으로부터 멀어질수록 그 가르침을 더욱 잃을까 걱정하여 …." 중경 사후 제자들이 사방으로 흩어지고, 병란으로 중경서가 거의 유실되는 상황에서 晉의 태의령으로 있던 숙화의 입장에서는 중경유서가 유실될 것을 걱정하여 육경변증으로 병증들을 분류했다고 볼 수 있다. 즉 이것은 앞에서 논한 古書通例의 일환이다.

宋本 표제에 "晉 太醫令 王叔和 撰次"라고 표기되어 있기 때문이다.

그렇다면 숙화는 어떤 이유로 찬차했는가? 중경 사후에 그 문하의 제자들이 사방으로 흩어지면서 중경서도 흩어지고 일부는 망실되어 빠진 부분이 생겨 차례가 뒤섞이자 숙화가 세월이 지날수록 그 내용이 더욱 망실될까 걱정하여 六經의 이름을 차용하여 변증의 강령으로 만든 것으로 보인다.

만약 중경이 육경을 수립했다면 중경 사후 수백 년이 경과하여 小節(조문)은 간혹 분실될 수 있을지라도 大節(육경)은 쉽게 훼손되지 않았을 것이다. 그러므로 교정같은 작은 일은 필요하겠지만 찬차와 같은 큰일은 필요하지 않았을 것이다.

중경이 세상을 떠난 지 백 년도 안 되었는데 어떤 이유로 중경서는 그렇게 빨리 散亂되었는가?

내 생각에 중경서는 자질구레한 증상과 처방의 모음집으로서 대나무 쪽에 쓴 글들이 흩어지면서 쉽게 뒤섞인 것 같다. 이런 정황을 고려해서 판단하면 撰次라는 작업은 곧 육경의 의안을 설립했다는 것이며, 육경의 의안은 곧 무순서한 병증을 계통별로 분류하는 작업을 뜻한다.

於是 大綱立而次序定하고 條文備而證方繫하야
是以 千歲後라도 仲景證方이 莫能逃於六經之案하니
始條理 終條理[5]之事가 到于今 而多賴之라
叔和의 功仲景者도 在撰次오 罪仲景者도 亦在撰次니
何則고 非他라 乃欲復舊라가 反毁本意하니
撰次以前엔 仲景本貌를 可見이나 撰次以後엔 叔和口氣도 亦傳焉하니
自後 誰爲仲景이며 誰爲叔和를 非唯難別이오 而固以定論이라

夫六經之圖는 猶可어니와 然六經之名은 不可니
其名所以不可者 有二焉호라
撰次之本 傳授後에 論仲景術者 多囿於其名하야 而不攷其實하고
乃曰 麻黃湯은 但適於太陽病하고 而不適於陽明病하며
承氣湯은 但適於陽明病하고 而不適於太陽病이라하니
若是之案이 果然 仲景本意乎아 否乎아
六經定立에 仲景活方이 始制於名分하야 而遂偏狹焉이라
若夫以此案으로 雖得於一偏이나 是執一偏하야 以廢一偏이니
終乃失之兩偏하나니 此所以不可之一이라

5) 始條理終條理 : 『孟子・萬章』. …始條理者 智之事也 終條理者 聖之事也(… 조리 있게 시작한다는 것은 지혜 있는 사람의 일이고, 조리 있게 마치는 것은 성덕을 지닌 사람의 일이다). 육경 변증으로 인하여 중경 학술의 시작과 끝이 질서정연하게 조리를 갖추었다.

이렇게 육경이 정립되어 차례가 정해지고 조문이 갖춰지고 증상과 처방을 연계시켜놓으니 수천 세가 지난 지금도 중경의 증상과 처방은 육경의 의안에서 벗어날 수 없게 되었다. 중경서가 처음부터 마지막까지 질서정연하여 지금까지 많은 도움을 준 것은 사실이다. 숙화가 중경 학술에 공을 세운 것도 찬차 때문이며, 죄를 지은 것도 찬차 때문이다. 왜 그런가? 다른 이유가 아니다.

중경서를 복구하면서 도리어 중경의 본의를 훼손했기 때문이다. 찬차 이전에는 불완전한 가운데 중경의 본 모습이 남아 있었지만 찬차 이후에는 숙화의 의견이 덧붙여 전해지면서 누가 중경인지 누가 숙화인지 구별하기 어려울 뿐 아니라 그것이 정론으로 굳어졌기 때문이다.

육경의 의도(託小包大)는 좋지만 육경이란 이름은 옳지 않다. 육경이란 이름이 옳지 않은 데는 이유가 두 가지 있다. 찬차본이 전수된 뒤로 중경의 의술을 논할 때 모두 그 이름에 갇히어 그 실체를 살피지 못한 채 麻黃湯은 오직 太陽病에 적합하고 陽明病에는 적합하지 않고, 承氣湯은 오직 陽明病에만 적합하고 太陽病에는 적합하지 않다고들 한다. 이와 같은 의안이 과연 仲景의 본의인가? 아닌가? 육경변증론이 정립된 이후로 중경의 처방 활용은 비로소 육경이라는 명분의 틀에 제한되어 마침내 협소해졌다. 설령 이 의안으로 얼핏 한편을 얻었다 하더라도 이것은 한편을 잡아서 다른 한편을 폐지한 모양새로서 마침내 양편을 다 잃고 만다. 이것이 옳지 않게 여기는 첫 번째 이유이다.

一名之害가 但止一事라면 一名之亂이 何憂之有리오

叔和一唱 是六經之名이나

而後醫는 以素靈之說로 和而應之하니

前者唱于에 而後者唱喁[6]하며

上之所好에 下必甚焉[7]은 必然之勢니

叔和所借 雖一名이나 然後醫之借가 豈獨其名哉리오

併與素靈之術로 而借之라

自金成無己로 至淸柯琴히 其註解文字에

憂不取素靈하고 不憂多取素靈일세 是以 論仲景 而立醫案호대

非素靈文字면 不得成文하고 非岐黃學術이면 難以濟之하니

或盲信以濟之라도 其含糊之言과 希夷之象은

必然 自誤誤人하나니 此所以不可之二라

---

6) 前者唱于 而後者唱喁 : 『莊子・齊物論』. 앞의 바람이 '웅웅' 불어대면 뒤의 바람도 따라서 '윙윙' 소리를 낸다. 숙화가 앞장서서 육경(경락의 이름)으로 변증하니 후인들은 숙화를 따라 내경학설을 따르게 된 것을 비유한 말이다.

7) 上之所好 下必甚焉 : 『孟子・滕文公』. 윗사람이 좋아하는 것이 있으면 아랫사람은 반드시 더 좋아하는 것이다. 즉 숙화가 찬차하면서 『소문』과 『영추』의 문자를 인용하였기에 그 문하의 제자들은 숙화보다 더 소령의 학설로 중경서를 해석하는 방식을 따르게 된 것은 당연한 귀결이다.

이름 하나의 폐해가 하나의 사건으로 끝난다면 그 이름 하나쯤으로 어찌 혼란스러워 근심하겠는가? 숙화가 한번 육경이란 이름을 주장하니 후세 사람들은 素靈의 학설로 화답했다. 소위 앞바람이 '우(于)—' 하고 지나가니 뒤바람이 '웅(喁)—' 하면서 따라가는 현상과 같으며, 윗사람이 좋아하는 것을 아랫사람은 따라서 더 심하게 좋아하는 이런 현상은 필연적인 것으로, 숙화가 차용한 것이 이름 하나뿐일지라도 후의들이 차용한 것은 어찌 그 이름뿐이겠는가? 소령의 학술도 아울러 차용했다.

金의 成無己부터 淸의 柯韻柏에 이르기까지 그 주해문자에 소령의 학설을 인용하지 않는 것을 걱정하고 소령의 학설을 인용하는 것을 걱정하지 않았다. 그러므로 중경학술을 논하고 의안을 정립하는데 소령 문자의 도움이 없으면 글을 이루지 못했고 岐黃의 학술 해석이 없으면 이해하기 어려웠다. 설령 맹신하여 가까스로 이해했다고 해도 그 模糊한 말과 그 분명하지 않은 虛象은 반드시 자신을 속이고 남도 속이게 되니 이것이 옳지 않게 여기는 두 번째 이유이다.

天下之所畏者는 名也라

一名正하면 天下治하고 一名倚하면 天下靡[8]라하니

是雖法家之言이나 附合正名하니 可不銘心가

學術之名이 其倚乎인댄 非唯害于當時오 播其惡於千歲後라

至于今 靡靡之穢風이 不息을 吾於仲景術也에 觀之호라

有其名 而無其實者도 無之하고

有其實 而無其名者도 無之하니

名則實이오 實則名이니 此所謂 名實相符라

彼六經之名은 何來오 不言而知其所來하니

然則 六經之名은 假名也라

其名이 假託之來하니 其實은 果在其所在乎아 其所來乎아

六經之意가 分司諸病[9]이나 六經之名이 假託經絡일세

自古 解六經者 或察之以所在[10]하고 或索之以所來[11]하니

---

8) 一名正… 天下靡 : 申不害(기원전 ?~기원전 387), 『申子』. 昔者堯之治天下也 以名. 其名正 則天下治. 傑之治天下也 亦以名 其名倚 而天下亂 (옛날 요임금이 천하를 다스릴 때 명분으로 했다. 그 명분이 바르기 때문에 천하가 치세였다. 걸임금이 천하를 다스릴 때 또한 명분으로 했지만 그 명분이 사실과 달라 천하는 어지러워졌다). 이 구절은 『淮南子』에서도 보이며, 『韓非子・揚權』에서는 名正物定 名倚物徙(이름이 바르면 사물이 정해지고 이름이 기울어지면 물건은 옮겨간다)라고 하였다. 여기에서는 육경이란 이름이 올바르지 않기 때문에 중경서 본의가 왜곡됨을 비유하였다.

9) 分司諸病 : 柯琴, 『傷寒來蘇集・論翼』. 六經分司諸病之提綱 非專爲傷寒一症立法(육경은 모든 병증을 나누어 관리하는 제강으로 오직 상한 하나의 증상만을 위하여 만든 법이 아니다). 가금의 이 한 마디는 중경서 해석에 새로운 지평을 연 탁월한 견해이다.

10) 所在 : 육경이란 이름이 사용되고 있는 제강을 의미한다.

11) 所來 : 육경이란 이름이 유래된 『靈樞』의 경락이나 나아가 『黃帝內經』을 의미한다.

세상에서 두려운 것은 이름이나 명분이다. 하나의 이름이 바르면 천하가 다스려지고, 하나의 이름이 치우치면 천하가 쓰러진다. 비록 法家의 말이지만 또한 공자의 正名論과 부합되니 명심하지 않을 수 있겠는가? 학술의 이름이 치우치면 그 당시만 해를 입지 않고 먼 후세에도 해악을 끼친다. 오늘날까지 비루하고 지저분한 학풍이 이어지는 것을 중경 학술에서 보았다. 이름이 있는데 실체가 없는 것은 없으며, 또한 그 실체가 있는데 그 이름이 없는 것도 없다. 이름이 곧 실체이고 실체가 곧 이름이니 이것을 名實相符라고 말한다. 그렇다면 육경이란 이름은 어디서 왔는가? 언급하지 않아도 그 유래된 곳을 알 수 있다. 그렇다면 중경서의 육경이란 이름은 가명이다. 그 이름을 가탁하였으니 그 이름의 실체는 현재 사용되고 있는 제강에 있는가? 아니면 빌려온 경락에 있는가? 중경서에서 육경의 의도는 모든 병을 나누어 관리한다는 뜻이지만 육경이란 이름을 經絡에서 가탁해 왔기에 예로부터 육경을 해석한 사람 중에 그 실체를 육경이 소재한 제강에서 찾거나, 유래한 곳에서 색출하기도 하였다.

彼假託之名이 雖不欲倚나 未嘗不倚라

仲景書亂이 伏於一名이어늘 至于今히知者鮮矣라

吾聞之하니 凡事 始於諒[12)]이라도 常終於鄙라하고

又聞之하니 愼終于始[13)]라하니

叔和 撰次之始에 奚必借經絡之名하야 而立辨證之案乎아

辨證之案이 雖出深謀나 六經之擇은 千慮一失이라

撰次意圖가 繼往開來나 反晦仲景하야 而貽誤後世하니

吾醫源委之間에 莫不祥大焉이라

---

12) 始於諒… : 『莊子・人間世』. 始乎諒 常終乎鄙 其作始也簡 其將畢也 必巨(일이란 신뢰에서 시작해도 거짓으로 끝나고, 시작은 간략하지만 끝날 무렵에는 매우 커지게 된다).

13) 愼終于始 : 『尙書・太甲』. 좋은 결과를 이루려면 처음에 신중하게 살펴야 한다. 숙화가 찬차할 당시에 경락의 이름을 차용하여 변증을 하였기 때문에 후세로 내려올수록 중경서 본의가 왜곡되는 현상이 깊어졌다.

저 가탁한 이름은 치우치지 않으려 해도 처음부터 치우치게 되어 있었다. 중경 학술의 혼란이 하나의 이름에 숨겨져 있었는데, 이 사실을 지금까지 아는 사람이 거의 없다.

내가 듣기로는 세상의 일이란 매사 진실에서 시작해도 항상 비루하게 끝난다고 하였고, 또 듣기로는 좋은 결말을 위해서 처음 시작할 때 신중해야 한다고 하였다. 숙화는 찬차할 때 하필이면 경락의 이름을 차용하여 변증의 의안을 세웠을까? 변증의 의안은 깊은 생각에서 나왔지만 육경이란 이름을 선택한 것은 천려일실과 같다. 찬차한 의도는 옛것을 계승하고 후세를 계도하려 함이었지만, 도리어 중경의 본의를 어둡게 했고 후세 사람에게 잘못된 인식을 남겼으니 우리 한의학 역사상 이보다 상서롭지 못한 것은 없다.

抑六經之名이 假託古經하야 一但定立于千載之上하야

確乎其不可拔이어늘 孰能知其非하야 以拔其名于千載之下리오

察其實 而攷其來하면 仲景自仲景이오 岐黃自岐黃이라

彌近於素靈하면 彌遠於仲景하니 志仲景者는 可不警戒아

然而 撰次以後에 乃不以素靈으로 解仲景者가 鮮矣니

是誰之過오 一名之倚일세라

叔和 但借經絡之名하야 而立六經之案하나

後人은 不翅取經絡之說이오 而乃取素靈之說하니

不善繼其志하고 不善述其事14)나

然虛辭文字 所以蔓衍者 盍來于一名가

夫六經者는 辨證大綱之名也며 而託小包大之意也라

萬若 後人이 太着於其名하야 以索其實하면

非唯反仲景之實이오 而遠叔和之意하리니 其無乃不可乎잇가

雖然 亂仲景之罪 不在後人하고 而在叔和者는 以其先唱也일세라

---

14) 不善繼其志 善述人之事 :『中庸』. 효자는 조상의 뜻을 잘 계승하고, 사업을 잘 발전시킨다. 그러나 육경이란 이름을 경락의 이름에서 빌렸는데 숙화 이후로 후인들은 경락의 이름만 빌리지 않고 내경학설을 빌려왔기 때문에 不善繼 不善述이라고 한 것이다.

그러나 저 육경의 명분이 古經을 가탁하여 수천 년 전에 일단 정립되어 굳게 뿌리 내려 뽑아낼 수 없는데 수천 년 뒤에 그 잘못된 것을 누가 알아 그 명분을 제거할 수 있겠는가? 중경과 내경의 그 실체를 살피고 유래를 고찰하면 중경은 중경이고 岐黃은 기황으로 엄연히 달라서, 소령의 학술에 가까워지면 질수록 중경의 학술과는 더욱 멀어지니 중경의 의술에 뜻을 둔 사람은 경계해야 하지 않겠는가?

그러나 찬차 이후로 소령의 학술로 중경서의 조문을 해석하지 않는 사람이 거의 없게 되었으니 이것은 누구의 과오인가? 이름 하나가 온전치 못했기 때문이다.

숙화는 다만 경락의 이름만을 차용해 육경의 안을 정립했는데, 후세 사람은 경락 학설을 인용할 뿐 아니라 소문과 영추학설 전체를 인용하였으니, 후인이 숙화의 뜻을 잘 계승하지 못하였고 잘 발전시키지 못하였지만, 虛辭 문자가 중경서에 만연하게 된 이유가 어찌 이름 하나에서 시작된 것이 아니겠는가?

육경의 의안은 辨證大綱의 이름이며, 託小包大의 뜻이 있다. 만약 후세 사람이 그 이름에 지나치게 의미를 부여하여 그 실체를 억지로 색출한다면 중경의 실증에 위배될 뿐 아니라 숙화의 의도와도 멀어지니 잘못이 아니겠는가? 그러나 중경을 어지럽힌 잘못이 후세 사람들에게 있지 않고 모두 숙화에게 돌아가는 것은 숙화가 먼저 육경(소령의 문자)으로 주도했기 때문이다.

六經之名이 不來於素靈하면 則虛辭之蔓衍이 不若今之甚矣며
仲景之方이 不囿於六經하면 則經方之活用이 不若今之狹矣라
仲景書 不出刊於仲景하고 而撰次於叔和하며
撰次書 不出刊於叔和하고 而校定於林億하며
校定本 校刻於趙開美하야 而實著于世하니
傳受千載間에 兵燹幾經하고 傳寫幾番가
註解, 勘注, 傍書의 後人之文이 誤入正文하야 以訛仲景이나
然亂仲景者는 莫若六經之名者也니라

叔和 撰次之始에 仲景書 已非仲景書하고
林億 校定之始에 叔和書 已非叔和書하니
庸詎知吾所謂仲景作之가 非叔和作耶며
庸詎知吾所謂叔和作之가 非門弟作耶리오
彼六經之案者가 雖未知夫何人手筆이나
與其謫立案之人으론 而寧謫六經之名하고
與其謫六經之名으론 而寧謫六經之來이라
其名之來가 非素靈何오 素靈之來가 故亂仲景이라
若不來素靈이라면 何大亂之爲리오
無窮之法과 無窮之惑이 盡在仲景書하니 擇在吾人이라

만약 육경이란 이름이 소령에서 유래하지 않았다면 虛辭의 만연이 지금처럼 심하지는 않았을 것이며, 중경의 처방이 육경의 굴레(名分)에 묶이지 않았다면 經方 활용이 지금처럼 협소해지지는 않았을 것이다. 중경서는 중경에 의해 출간되지 않았고 숙화에 의해서 찬차되었으며, 찬차서는 晉의 숙화에 의해서 출간되지 않고 宋의 임억에 의해서 교정 출판되었으며, 저 교정본은 다시 明代 趙開美가 校刻하여 실로 세상에 나온 것이다. 전수되는 천여 년 간 兵火의 재난은 몇 번이었으며 傳寫는 몇 번이었을까? 註解, 勘注, 傍書 등 후인의 글이 正文에 잘못 들어와 일부를 와전시킨 것은 작은 허물이지만 중경의 본의를 문란케 한 것은 큰 잘못이니 육경의 이름보다 심한 것이 없다.

숙화가 찬차할 당시에 중경서는 이미 중경 본서가 아니었으며, 임억이 교정할 당시에 숙화서는 이미 찬차 당시의 숙화서가 아니었다. 우리가 말하는 중경의 글이 어쩌면 숙화의 글인지 아닌지 어찌 알 것이며, 우리가 말하는 숙화의 글이 어쩌면 제자들의 글인지 아닌지 어찌 알 것인가? 저 육경 의안이 비록 누구의 손에서 나왔는지 알 수 없지만 입안한 사람을 꾸짖기보다는 차라리 저 육경이란 이름을 문제 삼고, 저 육경이란 이름을 꾸짖기보다는 차라리 저 육경이란 이름이 유래한 것을 문제 삼는 것이 낫다. 저 이름이 『內經』에서 유래한 것이 아니면 무엇인가? 『소문』과 『영추』에서 왔기 때문에 중경서가 혼란해진 것이다. 만약 『소문』과 『영추』에서 유래하지 않았다면 어찌 큰 혼란이 일어났겠는가? 무궁한 법도 무궁한 혼란도 모두 중경서 중에 있으니 선택은 각자의 몫이다.

2) 六經之解

六經提綱에 多岐之解가 伏焉하야 而讀法之亂이 不息이어늘
至于今히 論者 鮮矣라
'太陽之爲病 脈浮頭項强痛 而惡寒'
此所謂太陽病提綱者를 若要直解인댄
太陽者가 爲病하면 則脈浮 頭項强痛而惡寒이 出之라
夫然則 太陽也者는 宜屬臟器라 若非臟器면 奈何嬰病乎아
然而太陽之爲臟器를 攷以提綱하고 揆以條文이나 無徵焉하니
太陽也者는 果然何物고

中醫 傷寒家는 不徵於仲景하고 而索於素靈하야
或以太陽爲腠理榮衛하고 或以太陽爲膀胱經絡하니
然則 其所謂太陽之爲病者는
膀胱經絡之爲病也…며 腠理榮衛之爲病也…며
太陽表位之爲病也…며 太陽經位之爲病也…라
日本 古方家는 徵於提綱條文하니
吉益南涯曰 "太者는 大甚也니 陽氣 盛於表位를 謂之太陽"이라하고
又大塚敬節曰 "太陽病者는 陽病之始也"라하니
二賢 所謂太陽病者는 其提綱症狀也라

六經病 제강에 여러 종류의 해석이 숨어 있기 때문에 중경서 독법의 혼란이 오늘날까지 불식되지 않았는데 이 문제를 거론하는 사람이 없었다. '太陽이라는 병이 되면 脈浮, 頭項强痛, 惡寒의 증상이 발생한다.' 소위 太陽病 제강을 직해하면 태양이 병들면 맥부, 두항강통하면서 오한이 발생한다는 뜻이다. 만약 이와 같다면 태양은 마땅히 실재하는 臟器의 일부라야 된다. 장기가 아니라면 어떻게 병이 들겠는가? 그런데 태양이 장기라는 사실을 제강에서 고찰하고, 조문에서 규명해도 그것이 장기라는 사실을 입증할 수 없다. 그렇다면 태양이란 과연 어떤 물건인가?

중국의 傷寒家 중에는 중경서에서 그 증거를 찾지 않고 『소문』과 『영추』에서 증거를 찾아 '太陽'을 腠理榮衛로 해석하거나, 태양을 膀胱經絡으로 해석하기도 하였다. 그렇게 그들의 주장은 태양이 병증에 걸린다는 것은 방광경락이 병들면 …, 주리영위가 병들면 …, 또는 태양표위에 병들면 …, 태양경위에 병들면 …, 이와 같은 해석이 주류를 이루었다.

반면 일본 古方家는 대개 제강 조문에서 그 증거를 찾았으니 南涯는, "太는 매우 심하다는 뜻이니 陽氣가 표위에서 왕성한 것을 태양이라 한다"고 하였다. 또한 大塚敬節은 "태양병은 陽病의 시작이다"라고 하였으니, 이 두 사람이 말하는 태양병은 제강의 증상을 가리킨다.

此外에 太陽之說을 不遑枚擧나

傷寒家以之爲器하고 古方家以之爲狀하니

彼善於此者 則有之矣나 皆惑於太陽하야 而解之니

其擇乎인댄 與其膀胱經絡之病으론 不若發熱初期之狀이라

夫太陽之名은 古之所謂指物15)之指며

今之所謂記號, 象徵, 假名16)이니

太陽之所指者는 在提綱之狀이오 而不在素靈之意라

然則 解仲景호대 而借素靈者는 實不知文法者也라

---

15) 指物 : 公孫龍, 「指物論」. 공손룡의 「白馬非馬論」, 「指物論」, 「堅白論」은 전국시대 『孟子』, 『莊子』에서도 논쟁을 불러온 안건이다. 공손룡의 논변은 옳고 그름을 떠나 중국 철학사에서 논리학의 시작이라고 한다. 사람은 보통 이름이나 개념을 통하여 사물(대상)을 파악하고 이해한다. 그러나 그 지시하는 이름과 대상의 사물이 附合할 수도 있고, 부합하지 않을 수도 있다. 즉 太陽病이 지시하는 것이 제강의 증상을 가리키는 것인지 아니라면 무엇을 가리키는지 생각해 보아야 한다.

16) 假名 : 길익동동은 假名으로 정의하였다. 즉 태양은 실체가 아닌 임시로 빌려온 명칭으로 보았다. 육경의 명칭이 假名이라고 단안을 내린 길익동동의 판단이 옳다고 생각한다. 가명의 의미는 오늘날 기호, 부호, 상징과 같은 의미로 보면 된다. 記號學은 모호성의 이름(개념)으로 다른 대상을 포괄하는 학문이다. 즉 기호의 이름이 모호(象徵性, 符號化)하지 않으면 다른 대상을 지시하거나, 포용할 수 없다. 실재적 사물의 이름은 가명, 기호, 상징, 부호가 될 수 없다. 중경서에서 육경의 이름이 기호라고 하면 그 기호가 지시하는 대상은 무엇인가? 중국 상한가들은 그 지시의 대상을 제강의 증상에서 찾지 않고 『내경』에서 찾았다. 그 이유는 육경의 이름이 經絡의 이름에서 유래한 이유 때문이다. 더 나아가 육경을 실재적 개념의 이름으로 파악했기 때문에 중경서의 혼란은 여기서 시작되었다.

이밖에 '태양'에 관한 설을 일일이 나열할 수 없으나 중국의 상한가들은 대개 태양을 臟器(實物)로 파악했고, 일본의 고방가들은 태양을 현상으로 보았다. 누가 누구보다 좋다는 점은 있지만 모두 태양에 현혹되어 해석을 하였다. 하나를 택하라면 태양병을 膀胱經絡의 병으로 해석하기보다는 발열 초기 증상으로 보는 것이 낫다.

제강에서 언급한 태양이란 이름은 옛 사람의 관점에서 보면 사물을 가리키는 손가락을 뜻하는 것이며, 현대의 관점에서 보면 기호, 상징, 가명과 같다. 그러므로 태양이 가리키는 것은 제강의 증상에 있고 『내경』의 학설에 있지 않다. 중경서를 해석하면서 內經說을 차용하는 것은 기본적인 문법을 알지 못하는 사람이다.

抑傷寒家 猶曰 太陽主表 陽明主實 太陰主利[17]라하니

果然太陽之爲何物이완대 主表乎며 陽明主實 太陰主利乎아

條文中 若是之案을 未嘗得見이어늘 奈何以主張乎아

知其六經所來면 則其所主者가 不亦當乎아

本仲景書는 不待假名하고 不要曲節이어늘

彼六經之案者는 適足以亂仲景本意니 是以 不取此解라

且夫古方家 或云 "陽病之始"라하고 或云 "陽氣盛於表位"라하니

條文何處에 陽病, 陽氣를 可見乎아

彼所謂陽氣者는 生氣之陽乎아 病氣之陽乎아

陽氣所以不可者는 不類實證故也니

與其 '陽病之始'론 不若熱病之始라

皆太着於太陽之名하야 而强解之니 是以 不取此解라

---

17) 陽明主實 太陰主利 : 柯琴『傷寒來蘇集』卷三. 胃司納 故以陽明主實 脾司輸 故以太陰主利(위는 들어오는 것을 주관하므로 양명주실, 비는 나가는 것을 주관하므로 태음주리라는 개념이다).

그러나 상한가들은 오히려 내경학설을 인용하여 태양은 主表하고, 양명은 主實, 태음은 主利한다고 주장했다. 그런데 도대체 태양이 어떤 물건이기에 주표하며 양명은 주실하고, 태음은 주리한다고 하는가? 조문 중에 이와 같은 의안은 어디에도 보이지 않거늘 어떤 근거로 이와 같이 주장하는가? 육경이 유래한 곳을 알면 저 주장하는 바가 또한 당연하지 않는가?(육경의 명칭이 경락에서 유래하였기 때문에 내경의 설을 인용하여 태양은 주표, 양명은 주실, 태음은 주리라고 주장하는 저들의 입장에서는 당연한 것이다.) 본래 중경서는 가탁의 이름도 필요치 않으며 곡절의 글도 요구하지 않았는데 한낱 저 육경 의안은 중경의 본의를 어지럽힐 뿐이다. 이런 이유로 이런 해석을 취하지 않는다.

또한 고방가 중에는 "陽病의 시작"이라고도 하였고, "陽氣가 表位에서 왕성한 것"으로 표현하기도 했다. 그러나 조문 어느 곳에서 양병, 양기라는 문자가 보이는가? 저 사람들이 말한 양기는 生氣의 陽인가? 病氣의 양인가? 양기가 옳지 않은 것은 실증문자(實辭)와 맞지 않기 때문이다. 그러므로 '양병의 시작'이라는 표현보다는 熱病의 시작이라는 표현이 좋다. 그러나 모두 태양의 이름에 지나치게 빠져 억지로 해석하였기에 이런 해석도 취하지 않는다.

怪哉라 太陽一名에 多辯之由가 豈唯在人가 假名之故일세라
或因其所來 而主者는 以之爲器하고
或因其所在 而解者는 以之爲狀하니
于其主解也에 奚以是하고 奚以非리오
迷惑假名 而强解之하얀 均之未可라
仲景大義는 盡在證方하고 而不在名分하니
志仲景者 一於證方하고 而不二於名分하면
則千古微意를 雖不知나 不遠矣라

'陽明之爲病 胃家實是也'라하니
他提綱은 列之以症狀이어늘 惟獨陽明病에 斷曰 胃家實하니
辨證之案이 不過六經이어늘 提綱之文은 何以不類[18]아
夫胃家實者는 非症似症이며 非因似因也라
擬諸凡例하야 而更文曰
陽明之爲病 譫語, 潮熱, 大便難, 腹滿而喘이어늘
奈何略曰 胃家實乎아 其着於胃司納[19]이 必矣니
作陽明提綱者 撰用素問을 不言可知라

---

18) 不類 : 不類는 不善, 不當, 不似, 不及의 의미가 있으나, 여기서는 서로 같지 않은 不似로 해석하였다.
19) 胃司納 : 『內經』의 胃司納을 근거로 '胃家實'이라는 전대미문의 신조어를 만들었다고 본다. 胃家實이라는 용어는 실증주의에 어긋나며 이것을 근거로 육경제강도 후인의 글로 볼 여지를 남겼다.

괴이하다! 태양은 하나의 이름인데 다양한 변론이 생기는 이유가 어찌 그 사람들에게 있겠는가? 그것은 가명 때문에 벌어진 사단이다. 所來에 근거해 주장하는 사람은 태양을 臟器로 인식하였고, 所在에 근거해 해석한 사람은 태양을 現狀으로 보았다. 이 주장과 해석들에 대해서 무엇이 옳고 무엇이 그르다고 하겠는가? 가명에 미혹되어 억지로 해석했다는 점에서 보면 모두 옳지 못하다. 중경의 대의는 모두 증상과 처방에 있으며 육경이란 명분에 있지 않다. 그러므로 중경학술에 뜻을 둔 사람이라면 오직 증상과 처방을 기준으로 하고 육경이란 명분으로 나누지 않는다면 천고의 깊은 뜻을 설령 정확하게 알지는 못하더라도 그리 멀리 벗어나지 않을 것이다.

'陽明이라는 병은 胃家實이다.' 다른 제강은 모두 증상을 나열하였는데 유독 양명병 제강에서만 단언하여 위가실이라고 했다. 변증의 의안은 육경에 불과한데 제강의 글들은 어찌 같지 않은가? 위가실은 병증이 아닌 것 같으면서도 병증 같고, 병인이 아닌 것 같으면서도 병인 같다. 범례에 따라 제강을 바꾼다면 양명이라는 병은 譫語, 潮熱, 大便難, 腹滿而喘… 이와 같이 표기해야 하는데 무슨 근거로 간략하게 위가실이라고 표기했는가? 그것은 『내경』의 胃司納에서 착안한 것으로 양명병제강을 지은 사람은 소문을 찬용했음을 말하지 않아도 알 수 있다.

‘太陰之爲病 腹滿而吐, 食不下, 自利益甚, 時腹自痛’이라하니
擬諸陽明病提綱 而略曰 太陰之爲病 脾家虛라
察其症而論之하면 與其脾家虛론 寧胃家虛나
然陽明之名이 出於足陽明胃經하고
而太陰之名이 出於足太陰脾經하니
是以 太陰病提綱을 不可謂之胃家虛라
仲景實證이 終囿於名分을 於是乎 見焉이라

‘少陰之爲病 脈微細, 但欲寐’라하니
若是情況은 少陰病兆朕이나 揆條文而備症狀하면
則 ‘下利腹痛 手足厥冷 脈微欲絶 身體疼痛’이라

‘厥陰之爲病 消渴, 氣上撞心, 心中疼熱, 飢欲食,
食則吐蚘, 下利不止’라하니
若是症狀 後世所謂 ‘陰極似陽’이나 考其症而揆其方컨대
厥陰病이 果出於藏厥, 蛔蚘乎아
烏梅丸이 果適於上熱下寒, 蚘蟲之症乎아
藏厥, 蛔蚘의 若是之因은 是非仲景正文이며
蚘蟲病이 始見于金匱要略, 諸病源候論하니
於是乎 厥陰病 症方은 後人之筆을 可斟焉이라

'太陰이라는 병은 腹滿而吐, 食不下, 自利益甚, 時腹自痛이다.' 만약 陽明病 제강에 빗대어 요약하면 太陰之爲病 脾家虛가 될 것이다. 증상을 살펴서 논한다면 비가 허 보다는 胃家虛로 보는 것이 합당하다. 그러나 양명의 이름이 족양명위경에서 나왔고 太陰의 이름은 족태음비경에서 나왔기에 太陰病 제강의 증상을 위가허라고 할 수 없으니 중경의 실증주의가 마침내 명분에 얽매인 것을 여기서 볼 수 있다.

'少陰이라는 병은 脈微細, 但欲寐이다.' 이와 같은 정황은 비록 소음병의 조짐이지만 조문을 살펴 증상을 구비하면 '下利腹痛 手足厥冷 脈微欲絕 身體疼痛'으로 볼 수 있다.

'厥陰이라는 병은 消渴, 氣上撞心, 心中疼熱, 飢欲食, 食則吐蚘, 下利不止이다.' 이와 같은 증상은 후세의 '陰極似陽'으로 보이지만 살펴보고 증상과 처방을 규명해 보면 궐음병은 정말 藏厥, 회충의 요동으로 발생한 것인가? 烏梅丸이 과연 上熱下寒, 蚘蟲의 증상에 합당한가? 藏厥, 회충과 같은 病因문자는 중경의 정문이 아니다. 회충병은 『금궤요략』과 『제병원후론』에서 비로소 나타나니 궐음병의 조문은 후인의 글로 의심된다.

所謂陽病은 數變하고 陰病은 難變이나
然陽病之證方은 可分이로대 而陰病之證方은 實難分이라
有三陽病이면 則必有三陰病 云云者는 陰陽家所主者也니
彼三陰病分類는 牽强附會로대 厥陰病提綱은 尤甚焉이라
自古 以六經論으로 而爲仲景手筆이나 吾不信其說이온 而況提綱乎아
不幸 六經辨證論이 樹立以後에 仲景方이 多困焉이라
桂枝湯은 但適於太陽病하고 而不適於太陰病하며
麻黃湯은 但適於太陽病하고 而不適於少陰病하며
承氣湯은 但適於陽明病하고 而不適於太陽, 太陰病하니
察其條文 而攷其方藥하면 是非仲景本意나
主六經論者 聞此說하고 乃不以爲誤治逆治者 鮮矣라

或曰 桂枝湯은 是適於表陽虛證하고 麻黃湯은 是適於表陽實證하며
桂枝加附子湯은 是適於表陰虛證하고
麻黃細辛附子湯은 是適於表陰實證이라하니
果然仲景方 固於六經 而不可易乎며 分於虛實 而不可混乎아
丁寧六經之位는 確乎不可易하며
而寒熱虛實之性은 固乎不可混이라면
則太陽病 陽明病 及少陰病의 其病位는 不可易하고
桂枝, 麻黃, 附子, 大黃의 其虛實도 亦不可混이라

소위 陽病은 자주 변하고, 陰病은 잘 변하지 않지만 三陽病의 증상과 처방은 분류할 수 있는 반면 三陰病의 증상과 처방은 실제로는 분류하기가 어렵다.

삼양병이 있으면 반드시 삼음병이 존재한다는 것은 陰陽家들의 주장을 따라 나온 발상으로 삼음병의 분류는 견강부회에 가깝지만 궐음병제강의 경우 더욱 심하다. 예로부터 육경론을 중경의 수필이라고 하지만 나는 그런 말을 믿지 않는데 하물며 그 제강에 있어서야!

불행하게도 육경변증론이 고착된 이후로 중경 처방의 활용이 매우 제한되었다. 桂枝湯은 太陽病에만 적용되고 太陰病에는 적용할 수 없게 되었으며, 마황탕은 태양병에만 적용되고 少陰病에는 적용할 수 없게 되었으며, 승기탕은 陽明病에만 적용되고 태양병과 태음병에는 적용되지 못하게 되었는데, 조문을 살피고 방약을 고찰하면 이와 같은 논리는 중경의 본의가 아니다. 그러나 육경변증론에 근거해 중경의 의술을 이해한 사람이 이런 설을 듣는다면 誤治나 逆治로 여기지 않을 사람이 드물 것이다.

어떤 사람은 桂枝湯은 表陽虛證에 적용되고, 麻黄湯은 表陽實證에 적용되며, 桂枝加附子湯은 表陰虛證에 적용되고, 麻黄細辛附子湯은 表陰實證에 적용된다고 주장하는데, 그렇다면 중경의 방약이 육경의 의안에 고정되어 바뀔 수 없으며, 허실로 나뉘어져 서로 간에 섞일 수 없는가?

진정으로 육경의 病位가 확실히 바뀔 수 없고 한열허실의 성질이 섞일 수 없다면 태양병과 양명병과 소음병의 병위가 바뀌는 것은 불가하며, 桂枝・麻黄・附子・大黄과 같은 약물의 허실을 혼합하는 것은 불가할 것이다.

若夫然則 桂枝, 麻黃은 但適於太陽病하고
大黃은 但適於陽明病하며 附子는 但適於少陰病이어늘
仲景은 奈可易而可混何오

謂予不信커든 請看經方하라
桂枝附子湯, 桂枝加芍藥大黃湯, 麻黃細辛附子湯,
大黃附子瀉心湯은 是非可易可混而何오
仲景方藥은 本不制於六經하고 而不囿於八綱이어늘
萬若 每用方藥을 要適於六經, 表裏, 陰陽, 虛實하면
則其適否를 雖未可知나 未免多雜이라

"道不欲雜하니 雜則多하고 多則擾하며 擾則憂[20]"라하니
仲景術 豈不如此리오 與其雜으론 寧簡이니
本仲景書 不待多名하고 不要細分이어늘
猶後醫는 待其多名하고 要其多分하니 於是乎 仲景書讀法이 益難焉이라

---

20) 道不欲雜… 擾則憂 : 『莊子・人間世』. 도는 번잡하면 안 된다. 번잡해지면 마음이 분열되고, 분열되면 요동하게 되고, 요동하면 근심이 생긴다.

만약 그렇다면 계지・마황은 태양병에만 적용되고, 대황은 오직 양명병에만 적용되고, 부자는 오직 소음병에만 적용되어야 하는데 중경은 왜 병위를 바꾸고 약성을 혼합했는가?

내 말이 미덥지 못하다면 경방의 활용을 보라! 桂枝附子湯, 桂枝加芍藥大黃湯, 麻黃細辛附子湯, 大黃附子瀉心湯을 보면 이것이 병위가 바뀌고, 약성이 혼합된 것이 아니면 무엇인가? 중경 方藥의 활용은 본래 육경에 제한되지 않았고, 팔강에도 얽매이지 않았다. 만약 매번 중경의 방약을 활용할 때 육경, 표리, 음양, 허실을 적용한다면 그 옳고 그름은 알 수 없지만 번잡함을 면할 수 없다.

"道는 번잡하면 안 된다. 번잡해지면 마음이 분열되고, 분열되면 요동하게 되고, 요동하면 근심이 생긴다"고 하였는데, 중경의 의술도 어찌 이와 같지 않겠는가? 잡다하기보다는 쉽고 간결한 것이 좋다. 본래 중경서는 많은 명분(표양실증, 표음허증 등)이 필요하지 않고, 지나친 분석(표리, 허실)을 요구하지 않았는데, 오히려 후세 사람들이 많은 이름과 명분을 만들어 내고 지나친 분석을 요구하였다. 이로 해서 중경서 독법이 더욱 어려워졌다.

夫人之所好者는 名也니 多泥於所好하야 而困焉하니

是以 其可所畏者도 亦名也라

六經也者도 名也며 表裏, 陰陽, 虛實也者도 名也며

傷寒, 雜病也者도 名也며 病因, 病名也者도 名也니

名以指物은 嘗聞之나 名以知物은 未嘗聞之라

夫六經八綱이 定立以後에 仲景方이 益困焉하니

萬若桂枝湯을 更名曰 溫中解肌湯이라하고

麻黃湯을 變名曰 解表定喘湯이라하면

不制於太陽病, 傷寒病하고 而不囿於表虛症, 表實症이 必矣라

사람들이 좋아하는 것이 이름과 개념이니, 대부분 좋아하는 것에 빠져 곤궁에 처하기 때문에 두려운 것 또한 이름이다. 육경도 이름이며, 表裏와 陰陽과 虛實 역시 이름이며, 傷寒이나 잡병도 이름이며, 病因과 病名도 이름이다. 이름이 사물을 가리킨다는 말은 들었지만 이름으로 사물을 이해한다는 말은 일찍이 들어보지 못했다. 六經辨證, 八綱辨證이 정립된 이후로 중경의 처방은 제한되었다. 만약 桂枝湯의 이름을 溫中解肌湯이라고 개명하고, 麻黃湯의 이름을 解表定喘湯이라고 개명하였더라면 후세 사람들이 太陽病과 傷寒病에 구애받지 않았을 것이며, 表虛症이나 表實症과 같은 이름이나 명분에 얽매이지 않았을 것이다.

3) 提綱之解

觀金匱要略컨대 "風之爲病 勞之爲病 水之爲病
陰毒之爲病 陽毒之爲病 轉筋之爲病
蚘蟨之爲病 黃汗之爲病 穀疸之爲病"이라하니
'…之爲病' 若是之文이 多見焉하니
一例 "風, 水之爲病"을 攷其文意而解之하면
則 '因風, 水 而爲病者也'니
若夫風水, 陰毒, 轉筋, 黃汗…者는 病因也며 病症也라

風水之爲病과 及太陽之爲病의
其文法이 雖相似나 其文意는 不相似하니
擬諸要略하야 以比較之하면
則太陽之爲病因, 病症者를 難以揆明이라
自古 太陽之說이 不爲不多하니
或以之爲經絡之氣하고 或以之爲膀胱之器하며
或以之爲陽病之始하고 或以之爲提綱之證하니
六經提綱之文이 不成하야 而甲論乙駁之說이 不息이어늘
千載之間에 踏襲其案이라가 遂至東洞하야 提其假名이라

『금궤요략』을 보면 "風之爲病, 勞之爲病, 水之爲病 陰毒之爲病, 陽毒之爲病, 轉筋之爲病, 蚘蟨之爲病, 黃汗之爲病, 穀疸之爲病"이 나온다. 즉 '…之爲病'이라는 예문이 많이 보인다. 한 예로 "風, 水之爲病"의 문의를 고찰해서 해석해 보면 '風水로 인하여 병이 되면 …' 이런 뜻이다. 風水, 陰毒, 轉筋, 黃汗과 같은 것은 병인이 되기도 하며, 병증의 용도로 쓰였다.

風水之爲病과 太陽之爲病의 문법 구조는 비록 같지만 문의는 서로 같지 않다. 『요략』에 빗대어 비교하면 太陽을 일컬어 병증과 병인임을 규명하기 어렵다. 예로부터 태양에 대한 설들이 많았으니 어떤 사람은 태양을 經絡의 氣라 하거나 膀胱의 기라 하고, 어떤 사람은 태양을 陽病의 시작이라 하거나 提綱의 증상이라 하였다. 육경제강의 문법이 성립하지 않아 갑론을박의 논쟁이 그치지 않았다. 오랜 세월 동안 이 의안을 답습하다가 마침내 길익동동에 이르러 그것을 가명이라고 제기했다.

吾亦追從東洞者는 非他라

六經之名은 假託經絡일세 故假名也라

名也者는 指物之指也니

無其物이면 則欲其所指나 未可得矣일세 未嘗不囿於一物이라

彼假名者는 今之所謂記號, 符號, 象徵으로 實非一物之名이니

雖未免于模糊之嫌이나 然其亦名일세 故必待指物하니

若要其所指인댄 須求之於提綱之症하고 勿索之於經絡之屬이라

是作文之法이며 而提綱之意어늘

古今諸醫 解提綱호대 其文意所以痞塞者는 不在他오 但在之字[21]라

莫之善察하면 誤讀之弊가 不知所至하니 可不愼乎아

提綱之解는 不過二意라 太陽所指者는 因之字如何 而異矣라

或以之字로 爲冠形格助詞하고 爲主格助詞하니

其文法 差之毫釐나 其趣旨는 判之可否라

是以 觀其解[22]하면 則其人所主者를 可知也니

一有臟器之嫌이면 則提綱之意가 其歪曲乎인저

---

21) 之字 : 太陽'之'爲病… 之 字를 가리킴

22) 觀其解 : 관형격조사의 예 ① 채인식(一默) – 태양의 병이라고 하는 것은 …,
② 권순종 – 태양의 병이란 …,
주격조사의 예 ③ 태양이 병이 들면 …,
④ 태양의 表, 氣가 병이 들면 …,
⑤ 태양의 經, 府가 병이 들면 …과 같은 예로 종결된다.

동동의 의견을 따르는 것은 다른 이유가 아니다. 육경의 명칭은 경락의 이름에서 빌려왔기 때문이니 제강에서 육경은 가명이다. 이름이라는 것은 사물을 가리키는 손가락과 같다. 그 사물이 없다면 가리키려 해도 그렇게 할 수 없기 때문에 일찍이 하나의 사물에 묶여 있지 않을 수 없는 것이다. 저 假名은 오늘날 말하는 기호, 부호, 상징과 같은 것으로 한 가지 사물의 이름이 아니므로 비록 모호한 혐의를 피할 수 없지만 가명 또한 이름이기 때문에 반드시 사물을 가리킬 수밖에 없다.

만약 그 가명이 가리키는 것을 요구한다면 반드시 제강의 증상에서 찾아야 하고 경락의 배속관계에서 모색하면 안 된다. 이것이 글 쓰는 방식이며 제강의 뜻이지만, 예로부터 지금까지 제강을 해석하는데 그 문의가 막히게 된 연유는 다른 데 있지 않고 단지 '之'라는 글자에 있다. 잘 살피지 않으면 그 잘못된 해석의 폐단이 어떤 결과에 이르는지 알지 못하니 신중해야 하지 않겠는가?

제강의 해석은 두 가지 뜻에 지나지 않는다. 태양이 가리키는 것은 之라는 문자를 어떻게 해석하는가에 따라 달라지는데 혹자는 之자를 관형격조사로 보거나, 주격조사로 보고 해석한다. 그 문법의 차이는 작을 수 있지만 그 취지는 옳고 그름으로 판결된다. 그러므로 그 해석을 보면 그 사람이 태양이라는 이름을 어떻게 인식하고 있는지 알 수 있다. 조금이라도 태양을 인체의 장기로 인식한 혐의가 있다면 제강의 뜻이 왜곡되고 만다.

"太陽之爲病 脈浮 頭項强痛 而惡寒"을

逆解하면 曰 '脈浮, 頭項强痛 而惡寒之謂太陽病'이오

順解하면 曰 '太陽病之謂脈浮, 頭項强痛 而惡寒'이라

逆解之主는 證候也오 順解之主는 太陽也라

然則 太陽之所指者는 提綱之症狀也라

彼提綱解例中에 乃以太陽으로 爲指示之名은 可也나

而爲實物之名은 不可라

抑 '一默' 諺解에 不取經絡之說하고 而取提綱之狀이나

然其指示者는 取經絡而配臟腑하야

乃主張 曰 "手少陰屬心하고 足少陰屬腎하니

故少陰病者는 心腎機能之衰弱"이라하니 當今 吾醫之師로

繼承仲景호대 執泥名分하고 不脫舊殼하니 矧玆後進따녀

惑於其名하야 以徵其實호대 不求於條文之症하고 乃索於內經之說하야

終以厥陰病으로 爲肝陽虛症, 肝相火症이어도 不摘其非하고 踏襲其誤하니

若是之解를 不革於內하면 所制於外가 將無日矣라

"太陽之爲病 脈浮 頭項强痛 而惡寒"이라는 태양병 제강의 조문을 바꾸어 해석하면 '脈浮 頭項强痛 惡寒하는 이런 증상이 태양병이다'가 되며, 순서대로 해석하면 '태양병은 맥부 두항강통 오한하는 이런 증상을 가리킨다'가 된다. 逆解의 주체는 證候이며, 順解의 주체는 太陽이다. 그러므로 태양이 가리키는 것은 제강의 증상이다.

저 제강을 해석한 것 가운데 태양이 실체가 되는 것을 꺼려 지시의 이름으로 해석한 것(주석 21번의 ①, ②)은 옳지만 실체의 이름으로 인식하는 것(주석 21번의 ③, ④, ⑤)은 옳지 않다.

그런데 일묵 채인식이 제강을 해석한 諺解에서는 經絡과 臟腑의 학설을 취하지 않고 제강의 증상을 취하였지만 실제로 육경의 이름이 가리키는 것은 경락을 취하고 장부에 배속하여 주장하기를, "手少陰은 心에 속하고, 足少陰은 腎에 속하므로 少陰病은 心腎기능이 쇠약한 것이다"라고 했다. 채인식은 오늘날 우리 의학의 스승으로 중경학술을 계승하면서 애석하게도 명분에 얽매여 옛 해석을 버리지 못하였는데 하물며 후학들은 어떠하겠는가? 그 이름에 미혹되어 그 사실을 증거할 때 조문의 실증에서 찾지 않고 내경의 가설을 모색하여 마침내 厥陰病을 肝陽虛症이나 肝相火症으로 주장해도 그 잘못을 지적하지 못하고 오히려 그 오류들을 답습하니 이와 같은 해석들을 내부에서 정리하지 못하면 외부에 의해서 제재 받을 날이 조만간 올 것이다.

4) 類聚之案

古今에 論仲景書者 多矣나 讀其遺文컨대 未有若東洞者也라

吾初讀藥徵, 類聚方, 方極하고

而乃知東洞의 復古之意와 與古醫之所以疾醫라

類聚方自序云 "醫之學也 方焉耳"라하니

東洞平生志가 盡在此一句라

其所謂方者는 疾醫之方이오 而非長生之術也라

類聚方凡例 云曰

"方之所貴也에 不在古今하고 期于治疾하며

論之所貴也에 不在新故하고 期于有事…"라하니라

抑東洞은 專取之仲景方하고 而不取於後世方하니

何則고 非他라 後世證方은 據諸臆測하고 得諸任意일세

雖欲對照하야 而求其徵이나 非唯不得이오 而未免揑造로대

仲景證方은 據諸實證하고 得諸本源하야

一症一方도 相對而備하고 相照而應하니

設令 證候未備라도 所以不憂者는 證候之意가 不離方藥일세니

是以 證方對照하면 則可以知斯方으로 治斯證也라

예로부터 지금까지 중경서를 논한 사람은 많았지만 그들이 남긴 글을 보면 東洞과 같은 사람이 없다. 처음 『藥徵』, 『類聚方』, 『方極』을 읽고 나서 비로소 동동이 언급한 복고의 뜻과 옛 의사들이 疾醫를 추구한 이유를 알았다.

『類聚方・自序』를 보면, "의사의 배움은 처방이다"라고 했다. 동동이 평생 지향하던 뜻은 모두 이 한마디에 있다. 동동이 말한 方은 질의의 방안이지 장생의 의술이 아니다. 『유취방・凡例』에서 말하기를 "방에서 귀하게 여길 것은 古方이나 後世方에 있는 것이 아니라 얼마나 질병을 잘 치료하는가에 달려 있으며, 의론에서 중요한 것은 새로운 학설이냐 오래된 학설이냐가 중요하지 않고 그 사실이 성사되는가에 있다. …"고 하였다.

그러나 동동이 오로지 중경의 古方을 취하고 後世方을 취하지 않은 이유는 무엇인가? 이유는 다름이 아니다. 후세의 증상과 처방은 억측한 이론에 근거하여 임의로 조제하였기 때문에 증상과 처방을 대조하여 그 증거를 찾으려 해도 찾을 수 없을 뿐만 아니라 날조의 혐의도 있기 때문이다. 중경의 증상과 처방은 실증이라는 사실에서 근거하고 병증의 본원에서 얻었기 때문에 하나의 증상과 하나의 약물도 서로 대조되어 갖추어지고 서로 비추어져 응하게 되어 있다. 그러므로 조문 중에 증후가 미비한 경우가 있더라도 문제가 되지 않는 것은 證候의 뜻이 方藥에서 벗어나지 않기 때문에 증상과 처방을 대조하면 이 처방으로 이 증상을 치료하는 것을 알 수 있다.

東洞 着眼於此하야 諸方或無其證이어나 證或無其方이라도
則據傍例하야 擵摭之라 於是乎 三篇作焉하니
藥能은 明之於藥徵하고
方意는 詳之於類聚方하며
方用은 精之於方極이라
此案也에 其門人云 "不苟用私說"이라하다

東洞이 雖以仲景證方으로 補仲景闕處가 提撕入門에
卓越諸賢이나 實非仲景이면 未知微意니 豈云無私說가
此案也에 是非毁譽가 至于今히 世論不同일세
是以 出入東洞에 入者是之하고 出者非之하야
或譽以仲景雪冤하고 或貶以矯枉過直이나
然皆其淺之爲知東洞者也라

吾所以右東洞者는 不特以疾醫之繼오 實以虛辭之斷이라
夫疾醫之師가 何代無之오마는 正名之守는 其惟東洞이라
其拔之大者는 六經之案이오 其剔之小者는 虛辭之跡이라

동동은 이 점에 착안해 처방 중에 간혹 그 증상이 없거나, 증상 중에 그 방약이 없으면 傍例에 의거해 습득하였다(攈摭). 여기에 바탕을 두고 비로소 이 3편을 저술하였다. 약의 효능은 『약징』에서 밝히고, 처방의 목표는 『유취방』에서 상세히 표기했으며, 처방의 활용은 『방극』에서 자세히 다뤘다. 이 의안에 대해서 그 제자들은 "동동은 진실로 私說을 쓰지 않았다"고 말했다.

동동이 비록 중경의 증상과 방약으로 중경서 조문 중에 빠진 부분을 보완한 것이 입문하는 후학들을 이끌어 주고 훈계(提撕)한 방법으로 누구보다 탁월한 견해지만, 중경이 아니면 그 깊은 뜻을 알 수 없기에 어찌 私說이 없다고 하겠는가? 이런 의안에 대해서 옳다 그르다 하여 폄하하거나 칭송하는 의견이 지금도 분분하지만, 동동 학설에 출입하면서 그 학설을 따르는 사람은 동동을 옳다고 여기고, 따르지 않는 사람들은 동동의 방법을 비난했다. 어떤 부류는 중경의 억울한 면을 해소했다고 칭송했고, 어떤 부류는 잘못을 바로잡으려다가 오히려 더 큰 잘못을 저질렀다고 폄하했다. 그러나 이 모두는 동동을 잘 알지 못함이다.

내가 동동을 지지하는 것은 疾醫의 법을 계승한 것도 있지만 虛辭를 단절했기 때문이다. 어느 시대인들 질의가 없었겠는가? 그러나 正名을 지킨 사람은 동동뿐이다. 그가 기존의 중경서에서 삭제한 것 중 큰 것은 육경의 의안이며, 깎아낸 것 중 작은 것은 허사의 흔적들이다.

嗚呼라 彼六經之案과 素靈之跡은

吾醫千載間에 不易之定論이며 不拔之醫案이어늘

東洞眼目 其何如哉완대 彼千古之案을 一朝에 刪焉가

博覽古書하야 拔萃乎疾醫之緖하고

立志春秋하야 透徹乎實證之事일세

其知足以辨淑慝하고 其勇足以斷假託하며 其仁足以啓來學이라

東洞生平 志于疾醫하야 祖述憲章[23)]이 一於仲景하고 而不二於岐黃이라

一有空言臆說이면 則汲汲痛削之하야

能斷六經之名하고 能繼疾醫之法하야

可疑而疑焉이어든 疑之하고 可刪而刪焉이어든 刪之하며

可存而存焉이어든 存之하고 可加而加焉이어든 加之하야

於是乎 類聚方 作焉하니 是亦從孔子之志[24)]라

類聚方이 是雖出於仲景書나 不軌於仲景書하니

知東洞者도 在此며 不知東洞者도 在此라

---

23) 祖述憲章 :『中庸』. 仲尼 祖述堯舜 憲章文武…(공자는 요순 두 임금을 祖宗으로 삼아 전술하고, 문왕과 무왕을 본받아 지켰다. …). 즉 길익동동은 학문의 근거를 오직 중경을 중심으로 학술을 전개했다는 뜻으로 인용하였다.

24) 孔子之志 :『史記・孔子世家』. 孔子 刪詩書 定禮樂 贊周易 修春秋(공자는 詩書의 중복된 것을 刪削하였고, 禮樂을 정립하였으며,『周易』을 찬술하였고,『春秋』를 편찬하였다). 司馬遷의『史記』를 근거로 예전부터 전해온 설로서 朱子는 정론처럼 말했다. 예전부터 이 사실에 대해서 많은 학자들이 의심해왔지만, 孔子가『春秋』를 보수한 것은 孟子가 언급한 것으로 보아 사실로 보인다.

아! 저 육경의 의안과 소령의 흔적들은 우리 의학 수천 년 역사에서 바꿀 수 없는 정론이며, 뽑을 수 없는 의안이어늘 동동의 안목은 과연 어떠하였기에 저 천고의 의안을 하루아침에 깎아냈는가? 동동은 고서들을 열람하여 疾醫의 단서를 발췌하였고, 『춘추』에 뜻을 두어 실증의 사건에 투철하여 그 지식은 진실과 거짓을 구별하였고, 그 용기는 가탁한 설을 잘라내고 그 어짊은 후학들을 계몽한 것이다.

동동은 평생 疾醫에 뜻을 두어 본받고 따른 것은 오로지 중경을 배워 계승하였을 뿐 岐黃에 눈을 돌리지 않았다. 조금의 헛소리나 억측이 있으면 맹렬히 삭제하여 능히 육경의 이름을 깎아 내고 옛 질의의 치법을 계승하여 의심이 들면 결국 의심하였고, 깎을 것은 주저하지 않고 깎고, 남겨야 할 것은 남겼으며, 보강해야 할 것은 과감하게 보강하여 유취방을 저술한 것이니, 이것은 공자의 뜻을 따른 것이다.

『유취방』은 비록 중경서에서 나왔지만 기존의 중경서와 軌를 같이 하지 않는다. 동동을 이해하는 부분도 여기에 있고, 동동을 이해하지 못하는 부분도 여기에 있다.

世之所謂仲景書와 與類聚方이

豈徒止于其刪不刪之間과 而辨證分類之差哉리오

東洞所以疑刪素靈者는 以其遠於疾醫之治나

然吾所以不肯內經者는 以其近於浮誇之說이라

不幸 至于今히 從事仲景者가 卽欲不囿於假名이나 不可得矣니

假名之害가 但止一名이면 六經之案이 何害之有리오

終乃 大亂仲景者가 盡在六經之案이나

數千載間에 未有不由此假名하야 而能入於仲景者也니

於是乎 仲景本意가 歪曲焉이라

無窮之功[25]이 傳於天下나 無窮之惑[26]도 亦傳於後世로대

類聚方 何處也에 彼六經表裏와 陰陽虛實을 可見乎아

獨夫東洞 一喝曰 "萬病一毒 一毒萬方"이라하니

吾初讀東洞書 以來로 至于今히 錚錚然盈耳哉인저

其小節[27]은 或出入이나 然其大節[28]은 不踰閑[29]하니

類聚方이 賢於撰次本 遠矣라

---

25) 無窮之功 : 중경의 증상과 처방이 후세에 전해진 사실은 무궁한 공이다.

26) 無窮之惑 : 중경의 증상과 처방을 육경의 의안에 묶은 것은 무궁한 의혹을 남기게 되었다.

27) 小節 : 하나의 작은 증상.

28) 大節 : 증후의 큰 증상군.

29) 不踰閑 : 『論語・子張』. 子夏曰 大德不踰閑 小德出入可也(子夏가 말하기를 큰 덕이 한계를 넘지 않으면 작은 덕은 출입해도 괜찮다). 부분적인 곳에 임의로 보수했지만 證候本意(大節)를 왜곡하지 않았다.

중경서와 『유취방』이 어찌 다만 깎아낸 것과 깎지 않은 차이이며, 변증과 분류의 차이뿐이겠는가? 동동이 『소문』과 『영추』의 문자를 의심하고 삭제한 것은 疾醫와 거리가 멀었기 때문이었지만, 내가 소령을 좋아하지 않는 이유는 『내경』의 문자를 사용하면 사실보다 과장되기 때문이다.

불행하게도 지금까지 중경서를 배우는 사람들은 가명의 굴레를 벗어나지 못했다. 가명의 폐해가 단지 하나의 이름으로 끝난다면 육경의 의안이 무슨 폐해가 있겠는가? 마침내 중경학술을 혼란케 한 것은 모두 육경 의안에 있다. 그러나 오랜 기간 이 假名을 경유하지 않고 중경학술에 입문한 사람은 없다. 이로 해서 중경의 본의는 왜곡되었다. 무궁한 功이 세상에 전해졌지만 무궁한 의혹 또한 세상과 후세에 전해졌다. 『유취방』 어느 곳에 저 六經表裏와 陰陽虛實같은 문자를 볼 수 있는가? 동동은 一喝하기를, "萬病一毒 一毒萬方"이라고 하였는데, 처음 동동의 글을 읽은 이후 지금까지 귓가에 울린다. 그 小節은 중경의 본의와 맞기도 하고 다를 수도 있지만 그 大節은 중경의 본의를 벗어난 것이 아니기 때문에 『유취방』이 찬차본(육경변증론)보다 낫다고 본다.

吾聞之하니 古人著書에 紹述師說이어든 率襲舊題하야 不改名其書[30]어늘

東洞 紹述仲景호대 舊題不襲하고 奚必改名가

竊謂東洞 與其率襲舊題으론 寧繼承本意일세 是以 題類聚方이라

繫辭傳云 "方以類聚[31]하고 物以群分"이라하니

類聚出此라 槪略曰 千病萬證이 各從其類라

於是乎 聚其類而辨之면 不過區區니 疾醫之於萬病에 何惑之有리오

叔和는 依託六經하야 以辨證之하고 東洞은 首擧君方하야 以類聚之하니

大網在綱 有條不紊[32]은 二賢同心이나

然醫案之趣는 差之天壤하니 不可同列而論也라

六經之案은 私也오 類聚之案은 公也니 何則고 非他라

夫以斯方으로 治斯證者는 仲景證候之意也로대

麻黃湯은 屬之太陽病하고 承氣湯은 屬之陽明病者는

作爲之事也니 焉可以私意로 而按配於證候乎아

東洞醫案에 是之非之와 附之汚之가 人人不同이나

知其假名之弊者는 仲景以後 東洞一人也라

---

30) 不改名其書 : 安井衡,「管子纂詁序」. 古人著書 紹述師說 率襲舊題 不改名其書(고인들은 저서에 스승의 뜻을 기록하면서 옛 책의 제명을 답습하고 그 책의 이름을 바꾸지 않았다). 古書가 전수되는 과정 중에 문인과 후인들이 전해 내려온 책 이름을 바꾸지 않았다.

31) 方以類聚 :『周易・繫辭』. 동동이 중경서의 책 이름을 '『유취방』'으로 명명한 것은『주역・계사』에서 나온 의미를 빌려 정한 것으로 깊은 의미가 있다.

32) 大網在綱 有條不紊 :『尙書・盤庚上』. 若網在綱 有條而不紊(마치 그물에 벼리가 있어야 조리가 있어 엉클어지지 않는 것과 같다). 즉 숙화의 육경과 동동의『유취방』으로 변증하여 조리 있게 모든 병증을 분류한 것을 비유한 것이다.

나는 들었다! 옛 사람이 글을 쓸 때 선생의 학설에 이어 표기할 때는 옛 책 이름(『傷寒論』)을 그대로 따랐지 바꾸지 않았다고 한다. 그런데 동동은 어떤 이유로 중경을 추종하면서 옛 책명을 답습하지 않고 『유취방』으로 개명했을까? 내 생각에 동동의 뜻은 옛 책명을 답습하기보다는 오히려 중경의 본의를 계승하겠다는 생각에서 『유취방』이라고 명명한 것 같다. 『周易・繫辭傳』에 "세상의 만사는 끼리끼리 모이고, 만물은 무리로 나눠진다"고 하였다. '類聚'란 이름은 여기서 나왔다. 대략 말하자면 모든 병증도 유유상종한다는 의미이다. 그러므로 그 비슷한 것을 취하여 구분하면 수많은 만물과 병증도 얼마 되지 않으니 疾醫들이 무수한 병증을 대함에 어찌 현혹됨이 있겠는가?

숙화가 六經이란 이름을 빌려 병증을 분류했다면 동동은 처방 중심으로 君方을 앞에 세워 비슷한 證候들을 모았다. 대강에 따라 조리가 질서정연해져 그 조목들이 문란하지 않게 하려 한 것은 두 사람의 마음이 같지만, 그 의안은 천양지차이기 때문에 같이 취급하여 논할 수 없다. 육경 의안은 私案이며 『유취』의 의안은 公案이다. 왜 그런가? 다른 뜻이 아니다. 이 처방으로 이 병증을 고치는 것은 중경의 증후에 대한 뜻이 담겨 있지만, 麻黃湯은 太陽病에 속하고 承氣湯은 陽明病에 속한다고 하는 것은 인위적으로 분리한 것이니 어찌 사견으로 證候의 현상을 안배할 수 있겠는가? 동동의 의안에 대해 시시비비를 따져 따르거나 배척함이 사람마다 다르지만, 저 가명의 폐해를 이해한 사람은 중경 이후 길익동동 한 사람뿐이다.

開無窮之惑者도 始于六經之名하고

狹古方之適者도 始于六經之名하며

亂仲景之意者도 始于六經之名이어늘

至東洞하야 一朝에 其假名이 遂拔하고 而經方이 活用이라

若夫東洞者는 不顧人之是非하고 而適於義者[33]也니

其所義者는 唯以證方이오 其外何說도 蔑以加玆라

東洞文體 磨礪古經하야 無所回護하고 而剛正極嚴이라

其術은 欲法仲景하고 其筆은 欲法春秋하야

數百歲後라도 讀東洞書하면 其凜乎若秋霜之氣를 可知也라

古醫之書가 到仲景 而一變焉하고 仲景之書가 到叔和 而再變焉하며

撰次之本이 到林億 而三變焉하고 校正之本이 到東洞 而大變焉이라

雖然 一變하고 又一變하며 而大變之中에 其未變者는 證方也니

自證方 而觀之하면 則仲景書는 一已矣라

非叔和撰次면 則仲景書 泯絶이 久矣니 誰毁誰譽리오

古人名物호대 丁寧告戒는 在道하고 不在名하니

但其所憂者는 囿於其名하야 以不知其道也라

---

33) 適於義者 : 韓愈, 「伯夷頌」. 士之特立獨行 適於義 不顧人之是非 皆豪傑之士 信道篤 而自知明者也 (선비 중에 우뚝 서서 홀로 행하여 義에 나아가 사람들의 是非를 돌아보지 않은 것은 모두 호걸스러운 선비로서 道를 돈독하게 믿고 자신을 앎이 분병한 사람이다). 길익동동의 기개가 이와 같다.

무궁한 의혹을 연 것도 육경이란 이름에서 시작되었고, 古方의 활용을 협소하게 한 것도 육경이란 이름에서 시작되었으며, 중경의 뜻을 혼란케 한 것도 육경이란 이름에서 시작되었다. 동동에 이르러 하루아침에 가명이 뽑혀 나가고 중경방이 활성화 되었다.

동동과 같은 사람은 소위 세상의 평판에 휘둘리지 않고 올바름을 추구한 사람이다. 동동이 의롭게 여긴 것은 오직 증상과 처방일 뿐 이밖에 어떤 해설도 증상과 처방에다가 부연하지 않았다. 동동의 문체는 古經을 힘써 배워 돌려 말하지 않고 강직하면서 엄격했다(유취방 방례에서 문인들이 동동의 글을 평가한 말). 그 방술은 중경을 배우려 했고 그 필법은 『春秋』를 따랐다. 후세 사람이 동동서를 읽는다면 그 추상같은 늠름한 기상을 알 것이다.

옛 사람의 글이 중경에 이르러 한 번 변했고, 중경의 글이 숙화에 이르러 두 번 변했으며, 撰次의 本이 임억에 이르러 세 번 변했고, 교정본이 동동의 『유취방』에 이르러 크게 변했다.

그러나 전수과정 중에 한 번 변하고, 두 번 변하고, 크게 변한 가운데 변하지 않은 것은 증상과 처방이다. 그 증상과 처방의 관점에서 보면 중경서는 하나일 뿐이다.

숙화가 찬차하지 않았다면 중경서는 이미 오래전에 사라졌을 것이다. 누구를 폄훼하고 누구를 칭송하겠는가? 옛 사람이 사물에 이름을 지을 때 진정으로 알리고 싶었던 것은 실체에 있고 이름에 있지 않았다. 다만 우려한 것은 그 이름에 얽매여 그 실체를 파악하지 못할까 경계하였다.

4. 證候論

1) 證候之意

仲景術을 一言以蔽之하면 曰 證候學이라

何謂證候오 症狀之群이라 何以症群오 有以其因이라

古語에 "有諸中하면 必形諸外[1]"라하니 卽此之謂也라

其有者는 病因이오 其形者는 症狀이라

症之候病이 如影之像形하고 響之應聲하니 此自然之象이니

證候也者는 病因之表狀也며 證據也라

自中而表之면 則有是病因이면 必有是證候하고

自外而攷之면 則有是證候면 必有是病因이니

此古今不變之理者也며 亦仲景證候之義者也라

夫證候論이 明且盡하야 不待論辨이라도 而皆知理義어늘

奈後人所以難仲景術何오 非他라

---

1) 有諸中 必形諸外 : 『孟子・告子』, 『黃帝內經』. 有諸內 必形諸外.
『淮南子・俶眞訓』. 有病於內者 必有色於外矣.(인체 내부에 만약 질병이 있으면 일정의 신체 외표에 그 반응이 나타난다.)
단순한 말이지만 의미는 깊다. 즉 症之候病(증상은 병인의 기미(현상))이라는 말로서 증후론을 의미한다.

중경의 학술을 한마디로 정의한다면 證候學이다. 무엇을 증후라고 말하는가? 症狀들의 집단이다. 증상은 왜 집단을 형성하는가? 病因이 있기 때문이다. 옛날 말에 이르기를 "중심에 무엇인가 있으면 반드시 밖으로 모습이 드러난다"고 했는데 곧 이 것을 일컬음이다. 내부에 있는 것이 곧 병인이라면 외부로 나타난 모습이 증상이다.

症이 병의 表徵인 것은 마치 그림자가 형체를 따르고 음향이 소리의 반응인 것처럼 이것은 자연의 현상이다.

증후는 병인의 表狀이며, 증거이다. 내부의 병인을 근거로 표현하면 이런 병인이 있을 때는 반드시 이런 증후가 나타나고, 외부의 증상을 살펴서 표현하면 이와 같은 증후가 나타나는 것은 이와 같은 병인이 있기 때문이다. 이런 현상은 예나 지금이나 바뀌지 않는 이치이며, 또한 중경 증후의 뜻이다.

증후론이 분명하고 다하여 더 이상의 논변을 하지 않아도 누구나 그 의미를 알 수 있는데, 후세 사람들이 중경의 의술을 어렵게 여기는 이유는 무엇인가? 다른 이유가 아니다.

其症狀은 可見이나 而其病因은 未嘗見焉일세라

一例 頭痛發熱 汗出惡風者는 桂枝湯主之라하니

唯證方是述하고 而不述病因者 是仲景之筆也라

症之與因이 相同乎인댄 症則因이오 因則症이니

人人이 但見其症하고 而知其因하며

知其因하고 而立其方하니 後人之於證候에 何難之有리오

然而症, 因之不同이 若影形之間하고 響聲之際니

不拔其因하고 而欲治其證者는 卽如不拔其形 而欲除其影者也라

抑千古不可知事者는 述其證方하고 而不述病因者也니

仲景 果然知其因乎아 否乎아

不知인댄 奈何以立方乎며 可知인댄 奈何以不述乎아

自古于今히 不知病因하고 而能治病症者 未之有也온

何況天縱之疾醫乎아 雖未知其微意나

然其證候 所以爲其證候者는 卽以其病因也어늘

不然則 奈直述病症하고 而不述病因何오

夫病因은 只在病症하니 是乃所謂證候之意어늘

一有摸索於病症之外하면 則是非仲景書讀法이라

조문 중에 증상은 보이지만 그 병인은 일찍이 보이지 않기 때문이다. 일례로 頭痛發熱에 汗出惡風의 증상이 나타나면 桂枝湯으로 치료하라고 하였다. 오직 증후와 처방만 표기하고 그 병인을 표기하지 않은 것이 바로 중경의 필법이다.

만약 증상과 병인이 같다면, 증상이 곧 병인이고 병인이 곧 증상이니 누구나 그 증상을 보면 그 병인을 알고, 그 병인을 알면 그 처방을 구성할 수 있으므로 후세 사람들이 증후에 대해서 어떤 어려움이 있겠는가? 그러나 그 증상과 병인이 같지 않은 것은 마치 影과 形의 간격이며, 響과 聲의 차이와 같다. 그러므로 그 병인을 치료하지 않고 그 증상을 치료하려는 것은 그 형체를 뽑지 않고 그 그림자를 제거하는 것과 같다.

그런데 천고의 불가사의한 일은 중경이 증상과 처방을 기술하면서 그 병인을 기술하지 않았다는 점이다. 중경은 과연 병인을 알고 있었을까? 몰랐을까? 몰랐다면 무슨 근거로 처방을 제시했을까? 알았다면 어떤 이유로 표기하지 않았을까? 예로부터 지금까지 병인을 모르고 병증을 치료할 수는 없다. 하물며 하늘이 내놓은 疾醫인 중경이 어찌 병인을 모르고 처방을 세웠겠는가? 중경이 병인을 기술하지 않은 깊은 뜻은 알 수 없지만 어떤 증후가 그 증후가 된 연유는 바로 그 병인 때문이다. 그렇지 않다면 왜 병증을 기술하면서 병인을 기술하지 않았는가? 병인은 단지 병증에 있으니 이것을 증후의 뜻이라고 한다. 만약 조금이라도 병증 밖에서 모색한다면 이것은 중경서 독법이 아니다.

大凡病症은 人人이 可見而得이나 然病因은 未可見而得이라

其可見之症者는 天下古今之公案이니

故仲景之症은 卽今人之症이오

亦今人之症은 卽仲景之症이니

是以 症也者는 古今 不蘄同而自同이나

然未見之因者는 仲景一人之斷案이니

故仲景之因은 未必後人之因이며

亦後人之因은 未必仲景之因이라

是以 因也者는 賢庸 不蘄異而自異라

夫病因之症이 自輕至重히 不爲不多일세 人孰不見가마는

不取彼 而取此는 自非仲景眼目이면 莫能與於此니

故仲景之症을 雖可見이나 仲景之方은 未可同得이라

대개 症狀은 누구나 보고 경험할 수 있지만, 병인은 누구나 보고 알 수 있는 것이 아니다. 누구나 인지할 수 있는 증상은 시간과 장소에 구애받지 않는 公案과 같기 때문에 중경이 본 증상은 곧 우리도 볼 수 있는 증상이며, 우리가 경험한 증상은 곧 중경도 경험할 수 있는 증상이다. 그러므로 증상이라는 것은 예나 지금이나 같기를 바라지 않아도 같지만, 누구나 인지할 수 없는 그 병인은 중경 한 사람의 斷案(私案)이기에 중경이 생각했던 병인이 반드시 후인이 생각하는 병인과 똑같다고 볼 수 없으며 후세 사람이 인식한 병인을 반드시 중경이 말했던 병인이라고 볼 수 없다. 그러므로 병인은 개인의 능력(賢庸)에 따라 다르기를 바라지 않아도 다를 수밖에 없다. 대체로 병인의 증상은 輕症에서부터 重症까지 다양하게 나타나므로 누구나 저 증상을 경험할 수 없는 것은 아니지만, 저 증상을 취하지 않고 이 증상을 취한 것은 중경의 안목이 아니면 그 이유를 알 수 없다. 그렇기 때문에 중경의 증상을 보고도 중경의 처방과 같이 구사하지 못하는 것이 그 이유이다.

觀其條文하면 則區區症狀이 無味之列하고 而平鋪放著[2])하나

然仲景取症엔 必有以也니

善吟味之면 無一症無歸宿하고 無一列無輕重이라

主症客症과 雜症壞症이 無非其病因之緖하니

或以症爲病位之狀하고 或以症爲病性之狀하며

或以症爲病毒之狀하고 或以症爲病情之狀하며

或以症爲病勢之狀하고 或以症爲病機之狀하니

其一症一藥을 無故 而記述之어나 而加減者가 無之라

夫症者는 不過病因之狀者也나

仲景所謂病因은 病症之源也오 後醫所謂病因은 病源之所來也니

病症之源은 大凡 病位, 病性, 病毒이오

病源之所來는 內傷七情, 起居飮食, 外感六氣, 體質稟賦…니

非徒其因不數오 未免臆測所來일세 雖今醫難濟온 而況仲景當時乎아

然而 其湯熨之所宜는 實在其病源이오 而不在其名分이니

是以 仲景之筆은 必待證候하고 而不待病因하니

故記述之際에 憂證候不備하고 不憂病因不述이어늘

---

2) 平鋪放著 : 『朱書百選・答張敬夫』. 주자가 『論語』를 평하면서 "말을 그냥 툭 던져놓은 것 같다"(평탄하게 펼쳐지고 그대로 놓여 있지만 …)고 하였다. 성인의 말은 그냥 생각 없이 던져 놓은 것 같지만 깊은 뜻이 담겨 있다. 즉 중경서도 일견 단순해 보이는 증상들의 나열이지만 여기에 깊은 뜻이 담겨 있다는 말과 같이 볼 수 있다.

條文을 보면 자질구레한 증상이 의미 없이 나열되어 그냥 툭 던져놓은 것 같지만 중경이 그런 증상을 취한 것에는 반드시 이유가 있다. 잘 음미해 보면 하나의 증상도 귀착되지 않음이 없고, 일렬 중에 경중이 없지 않다. 主症과 客症, 雜症과 壞症 모두가 병인의 단서가 된다.

어떤 症은 病位의 狀이 되고, 어떤 증은 病性의 상이 되며, 어떤 증은 病毒의 상이 되고, 어떤 증은 病情의 상이 되며, 어떤 증은 病勢의 상이 되고, 어떤 증은 病機의 상이 된다. 하나의 증상과 하나의 약물을 아무런 이유도 없이 기술하거나 가감하는 경우는 없다.

대개 증상은 병인의 표징에 불과하나 중경이 생각한 病因은 저 病源(병의 뿌리)이고 후의들이 주장하는 병인은 병원을 형성하게 한 원인을 말한다. 병원은 대개 병위, 병성, 병독이고 병인은 병원을 유발한 內傷七情, 起居飮食, 外感六氣, 體質稟賦 등 그 병인의 종류를 헤아릴 수 없을 뿐만 아니라 어디에서 왔는지 억측을 피할 수 없기 때문에 비록 현대의 의사들도 해결하기 어려운 문제인데 하물며 중경 당시는 어떠하였겠는가? 그러나 방약과 침이나 뜸의 치료 대상은 실제로 병원(병근)에 있고 그것이 유래한 명분(병명, 병인)에 있는 것이 아니다. 그러므로 중경의 필법은 반드시 證候를 필요로 하고 병인을 필요로 하지 않았으므로 표기할 때 증후가 갖추지 못한 것을 걱정하고 병인을 표기하지 않는 것을 걱정하지 않았다.

後人이 未達證候하야 於是乎 多岐之案을 謀焉하니

是以 各以所見所長으로 而誇張之하고 包藏之하야

此也엔 以其經絡臟腑로 而註之하고

彼也엔 以其陰陽虛實로 而解之하니

于其證候也엔 若飽食而充腹하나 此所謂饜足之道[3]니

與其雜而不貫으론 一於實證而從事之不若者也라

夫仲景之筆은 非他라

可見之症者를 直書之하고 未見之因者를 不書之나

其可見之中에 其未可見者가 在也일세

仲景 雖不書病因이나 然知者는 乃以爲未始不書焉하니

此所謂微之顯[4]이며 亦體用一源 顯微無間[5]이라

可見之症과 與其未見之因을 不歪曲 而傳者는 其唯仲景書也라

---

3) 饜足之道 : 『孟子・離婁』. 齊나라의 어떤 사람이 나라 안을 돌아다니며 무덤에서 제사지내는 데에 가서 그 남은 음식을 구걸하여 먹고, 족하지 않으면 또 다른 곳에 가서 구걸하여 배불리 먹고는 집에 돌아와 처첩에게는 부귀한 사람과 같이 식사를 함께했다고 자랑한 고사를 인용함. 즉 중경서를 이해하는 데 이 사람의 註解 저 사람의 註解를 끌어다 해석하는 따위를 풍자하였다.

4) 微之顯 : 『中庸』. 夫微之顯 誠之不可掩如此夫(隱微한 것이 잘 드러난 것이니 진실한 誠을 가릴 수 없음이 이와 같구나!). 은미한 것보다 잘 드러나는 것이 없다는 의미도 됨.

5) 顯微無間 : 程子, 『伊川易傳』. 至微者理也 至著者象也 體用一源 顯微無間.
體는 본원 곧 본체를 말하며, 用은 顯現, 작용을 말한다. 즉 정자의 말에 따르면 隱微한 이치와 顯著한 現象 이 두 가지는 統一된 것으로서 이 사이에 간극이 없다는 뜻이다. 즉 무형의 理는 마땅히 物象에 그 뜻이 표시되며, 유형의 物은 무형의 理에 근원한다는 뜻이다. 程伊川은 북송 시대의 성리학자로 그의 학설을 朱子가 계승했다.

그러나 후세 사람들이 증후를 이해하지 못하여 여러 가지 방법들을 도모했다. 후의들이 註解를 쓸 때 각자의 견해와 장점으로 과장 포장하여 이 조문에서는 經絡臟腑의 가설을 끌어다 해석하고, 저 조문에서는 陰陽虛實의 이론을 끌어다 해설하여 증후의 뜻을 이해하였는데, 마치 飽食하여 배를 채웠지만 이것은 饜足之道로서 배울 것이 못된다. 번잡하여 일관되지 못한 것을 배우기보다는 한결 實證을 추구해 공부하는 것이 낫다.

중경의 필법은 다른 것이 아니다. 나타난 증상을 바로 표기하고, 보이지 않는 병인은 표기하지 않았지만 그 나타난 증상 가운데 그 보이지 않는 병인이 있기 때문에 비록 그 병인을 표기하지 않았으나 중경을 이해하는 사람은 표기했다고 생각한다. 『中庸』에서 은미한 것이 드러난 것이라 하였고, 또한 伊川은 『易傳·序』에서 본체와 현상은 일원의 관계이며, 보이는 현상과 은미한 원리 사이에는 간격이 없다고 말한 것이 바로 중경서의 증후에 관한 것과 일맥상통한다. 누구든지 볼 수 있는 증상과 보이지 않는 병인을 왜곡하지 않고 전한 것이 바로 중경서이다.

條文之訓은 非他라

某證候가 見焉이어든 某方藥으로 主之니

所謂外感內傷과 體質稟賦를 雖不知其來하고 莫能其分이라도

其一切病因[6]은 終乃莫能逃於見症이라

仲景書醫案은 盡在見病知源이니

果能得此一句하면 何畏乎病因不知와 何患乎稟賦不分가

然則 將學仲景者는 一於仲景症狀하야 而求之니

望之以仲景之症하고 聞之以仲景之症하며

問之以仲景之症하고 切之以仲景之症한

然後 察其證候하야 料其病源하면 可幾乎仲景本意[7]哉인저

---

6) 一切病因 : 후세에서 말하는 일체의 병인과 체질의 구분을 말함.

7) 仲景本意 : 중경의 본의를 알 수 없지만 선택한 증상을 병위・병성・병독으로 이해하고 있음을 중경서 조문 중에 그 단서가 보임.

조문의 교훈은 별다른 것이 아니다. 그 증후가 나타나면 그 처방으로 치료하라! 外感內傷과 體質稟賦 등 그 병인이 어디서 유래했는지를 모르고, 체질을 구별하지 못하더라도 내외의 일체 병인은 드러난 증상에서 벗어날 수 없다.

중경서의 의안은 전적으로 見病知源에 있으니 自序에서 언급한 이 一句의 의미를 이해하면 후세에서 말한 병인이 무엇인지 알지 못해도 어찌 두려울 것이며, 타고난 稟賦(體質)의 四象을 구별하지 못해도 어찌 문제가 되겠는가? 앞으로 중경을 배우려는 사람은 오로지 중경의 증상에서 구해야 한다. 중경이 언급한 증상을 살펴보고(望), 듣고(聞), 묻고(問), 복진(切)한 연후에 병증이 의미하는 病源을 헤아리면 중경의 본의를 어느 정도 이해할 수 있다.

2) 隨證之治

若要仲景法인댄 須揆之於仲景書오

一有求之於其外하면 則不唯未得其法이오 而猶亂其法이라

不幸 今之仲景書는 變形[8] 而增益之[9]일세

其可者는 取之하고 其未可者는 不取면 何亂之有리오

時宜之從[10]은 古君子之道니 吾亦從之호라

自序의 “見病知源”과 及條文의 “隨證治之”

此二句가 雖未知夫出於何人手筆이나

遡其緖 而探其本하면 則微意著하고 而治法得하니

入仲景書也에 其訓莫大焉이라 其立言之意을 可信乎인댄

未有不由其症하고 而知其源者也며

未有不隨其症하고 而立其治者也라

此二句가 實非仲景正文이나 甚得於仲景本意니

若要仲景術인댄 須從此二句入이라

---

8) 變形 : 숙화가 찬차하면서 이미 중경의 유서는 변형되었다.

9) 增益之 : 숙화 이후 전수 과정 중에 후인들의 의안이 정문에 삽입되었다.

10) 時宜之從 : 『中庸』, 朱子 『中庸章句』. 君子之所以爲中庸者, 以其有君子之德, 而又能隨時以處中也(군자(지식인)가 중용을 실천하는 이유는 군자의 덕을 갖추고 있으며, 또한 능히 상황에 따라 중용(올바름)에 처하기 때문이다).

만약 중경의 법을 찾으려 한다면 반드시 중경서에서 살펴서 찾아야 한다. 조금이라도 중경서 밖에서 중경의 법을 찾는다면 그 법을 얻지 못할 뿐 아니라 오히려 그 법이 어지러워진다. 불행하게도 오늘날 우리들이 보고 있는 중경서는 변형본이며 증익본이다. 중경의 의술에 뜻을 둔 사람으로서 옳은 것은 취하고 옳지 못한 것은 취하지 않는다면 어찌 혼란스런 일이 생기겠는가? 상황에 맞게 올바른 것을 따르는 것은 옛 군자(지식인)들의 방법이니 우리 또한 이 방법을 따르면 된다.

「自序」의 “見病知源”과 조문의 “隨證治之” 이 두 句가 누구의 수필에서 나왔는지 알 수 없지만 수천 세 후라도 그 실마리를 따라 거슬러 올라가 그 근본을 탐색하면 중경의 깊은 뜻이 드러나고 치법을 얻을 수 있으니 중경서 입문에 이 교훈보다 큰 것이 없다.

저 교훈의 뜻을 믿을 수 있다면 病症을 통하지 않고 病源을 아는 사람은 없으며, 또한 병증에 근거하지 않고 治法(處方)을 구성할 수 있는 사람은 없다. 이 두 句는 비록 중경의 정문은 아니지만 중경의 본의를 깊이 체득한 말이다. 만약 중경의 의술을 찾는다면 반드시 이 두 구를 따라 들어가야 한다.

尤 "隨證治之" 此一句는

其言意가 隱而彰하고 其敎誨가 簡而盡이라

隨證而治者는 爲後人之着手處며

隨證而述者는 爲先生之作述法이라

述之之法과 治之之法이 本於隨證하야 而入門不異하니

自得處가 卽爲人處며 爲人處가 卽自得處니

是非仲景文法之公正而何오

但隨其症호대 而不攷其證候之症하면

則不以隨證으로 爲對症者 未之有也라

病症이 雖相似하나 然病源이 或有不同하니

若囿於字句하야 而解之하면 是非條文之訓이라

夫證候之症者는 無非其病源之緖者也니

雖云曰 隨證治之나 然其微意는

卽隨證之病位, 病性, 病毒하야 而治之之意라

더욱 "隨證治之" 이 한 구는 그 말뜻이 은미하면서 드러나고, 그 가르침은 간략하면서도 의미는 넓다. 증상을 따라 치료하라는 것은 후세 사람들이 병증을 치료하기 위한 방법이라면 증상을 따라 표기한 것은 중경이 병증을 표기한 作述法이다. 표기하는 법과 치료하는 법이 隨證에 근거하므로 입문하는 길이 서로 다르지 않다. 중경이 자득한 것이 바로 다른 사람을 위한 것이며 다른 사람을 위한 것이 바로 자득한 곳이다. 이것이 바로 중경문법의 공정성이 아니면 무엇인가?

다만 그 증상만을 따라 치료하고 그 증상이 어떤 증후에서 발생한 이유를 고려하지 않으면 隨證을 대증요법으로 여기지 않을 사람은 없다. 증상이 비슷하더라도 그 병원은 같지 않은 경우가 있으니 만약 글자에 구애받아 해석하게 되면 이것은 조문의 교훈이 아니다.

증후 가운데 나타난 증상은 병원의 단서가 아님이 없기 때문에 비록 隨證治之라고 언급했지만, 그 깊은 뜻은 그 병증의 病位·病性·病毒을 고려해서 치료하라는 뜻이다.

吾聞之하니 "隨證治之"에 有二義라

隨證治之는 隨其證候之變하야 而治之니

於是乎 方意方名이 亦變焉하니 卽廣義之解也오

隨證而治之는 隨其症狀之變하야 而治之니

方意方名이 未變이나 而一二藥物이 出入加減焉하니 卽狹義之解也라

此一句 雖見於太陽病誤治條文이나

然其立言之意가 豈但適於桂枝湯壞病哉리오

能適於小하고 而亦適於大한 然後 仲景治法을 可得焉이라

夫仲景方이 雖得於根源이나

疾醫之法이 無窮하고 而疾醫之師가 不絶하니

枝葉之症에 其方藥이 或有未備어든

擇之後世方藥이라도 何未可之有리오

先立根源하면 雖出入枝葉이라도 可也라

比喩컨대 仲景方은 或未備라도 若如骨格하고

後世方은 雖具備라도 若如筋肉하니 非骨不立하고 非肉不形하니

與其富肉之不立으론 寧不形之可立이니

是以 主仲景方호대 無輕後世方이라야 庶乎可也라

나는 들었다! "隨證治之"에 두 가지의 뜻이 있다. 수증치지는 證候의 변화에 따라 치료하라는 것으로 이 경우 그 처방의 의도와 처방의 이름이 또한 변하니 즉 광의의 해석이라면 隨證而治之는 증후는 변하지 않은 상태에서 증상의 변화에 따라 치료하라는 것이다. 이 경우 처방의 의도와 처방의 이름은 변하지 않고 한두 개의 약물이 가감되는 경우를 말하는 것으로 즉 협의의 해석이다. 이 일구가 비록 태양병 誤治 조문에 나오는 말이지만 그 교훈의 뜻이 어찌 桂枝湯의 壞病에만 국한되겠는가? 소절(협의)에도 적용하고 대절(광의)에도 적용한 연후에라야 중경의 치법을 얻을 수 있다.

중경의 처방이 비록 병증의 근원에서 얻었다고 하지만 疾醫의 法은 무궁하고 질의의 師도 대대로 이어져 왔으니 그 지엽적인 증상 중에 간혹 方藥을 갖추지 못한 경우에는 후세의 방약을 선택하더라도 어찌 잘못된 것이라 하겠는가? 큰 근원을 먼저 세웠다면 비록 지엽적인 것은 활용해도 무방하다. (반드시 중경의 방약만을 고집할 필요는 없다.) 비유하면 중경의 古方이 혹 미비하더라도 골격과 같고 後世方은 비록 잘 갖추었다 해도 육질과 같다. 골격이 아니면 몸을 세울 수 없고 근육이 없으면 형체를 갖추기 어렵다. 살만 찌고 서기 어려운 것 보다는 다소 형체를 갖추지 못하였어도 그래도 설 수 있는 것이 좋다. 그러므로 병증을 치료하는데 중경의 처방을 위주하면서도 후세방을 가볍게 여기지 않아야 옳다고 할 수 있다.

萬若不攷病症하고 是其古方而非其後世方하면 其亦尙古之弊니

苟當其症하면 後世方이라도 取之하고

不當其症하면 仲景方이라도 未取니

其可者는 取之하고 未可者는 不取가 是合乎君子中庸之道오

其古者는 取之하고 其後者는 不取가 是反乎隨時處宜之道니

立其方也에 苟察乎時宜之可否하고 莫論乎方藥之古後니

況所謂仲景方이 未必皆出於仲景이따녀

何以知其然가하면 方名不類일세라

或名之以君藥하고 或名之以四神하며 或名之以方意하니

君藥之名者는 桂枝湯, 麻黃湯, 葛根湯, 柴胡湯也오

四神之名者는 白虎湯, 青龍湯, 玄武湯, 朱雀湯也오

方意之名者는 瀉心湯, 陷胸湯, 承氣湯, 回逆湯也라

萬若 一人之作인댄 盍同類其名가

만약 병증을 고려하지 않고 무조건 고방은 좋고 후세방은 잘못된 것이라고 하면 이것 또한 옛것만 숭상(尙古主義)하는 폐단이다. 그 증상에 맞으면 후세방이라도 취하고, 증상에 맞지 않으면 중경의 처방이라도 취할 필요는 없다. 그 옳은 것은 취하고, 옳지 않은 것은 취하지 않는 것이 中庸의 道에 합당하지만 고방은 취하고 후세방은 취하지 않는 것은 상황에 따라 옳음에 처신하는 중용의 隨時處宜에 위반한 것이다. 그러므로 처방을 정할 때 상황의 可否를 살피고 방약의 고방과 후세방을 논해서는 안 된다. 하물며 중경의 처방이 모두 중경에게서 나온 것이 아님에야 어찌할 것인가?

그런 연유를 어떻게 알 수 있는가 하면 처방의 이름이 일정하지 않기 때문이다. 어떤 경우는 君藥, 四神, 方意로 처방의 이름을 작명했기 때문이다. 君藥으로 작명한 것은 계지탕, 마황탕, 갈근탕, 시호탕 종류이며, 四神으로 작명한 것은 백호탕, 청룡탕, 현무탕(진무탕), 주작탕(십조탕) 종류이며, 方意로 작명한 것은 사심탕, 함흉탕, 승기탕, 사역탕(회역탕) 종류이다. 만약 한 사람이 만들었다면 어찌 그 이름을 일관되게 작명하지 않았겠는가?

四神之名이 出於戰國이나 四神湯類가 果然古醫之作乎아
方意之名이 後代之法이나 承氣湯類가 果然後醫之作乎아
麻黃湯, 柴胡湯의 其方名이 同類나
然半表半裏方이 後於表裏方하니 其非一時之作이며
柴胡湯, 瀉心湯의 其方名 不類나
然其方意가 皆適於半表半裏之位하니 其一時之作이라
麻黃湯, 承氣湯의 其方名이 不類하고 其方意 不同이나
自汗吐下併行之法 而觀之하면 則仲景以前 古醫之作을 可知也라

今之仲景書는 自撰次로 至校正히
其千載間에 變而增之온 而況其方藥乎아
或其方이 作於古나 而其名이 得於後[11)]며
或其方이 作於後나 而其名이 假於古[12)]니
庸詎知吾所謂仲景作之가 非後醫作耶며
庸詎知吾所謂後醫作之가 非古醫作耶아
是雖不可考나 仲景證方 非一人一時之作이 宜夫져
方名之作에 設有古後나 時宜之適이어든 何古後之有리오
吾嘗感于 '隨證治之'에 而得者가 不少일세 乃敢拙見을 出焉호라

---

11) 作於古 而其名 得於後 : 承氣湯이란 이름은 후세에 만들어진 것으로 추정되나, 방약은 중경 이전부터 사용된 처방으로 보인다.(「한토하론」 참고)

12) 作於後 而其名 假於古 : 柴胡湯은 君藥의 이름으로 처방명을 정한 것으로 고의들의 方名을 따랐지만, 소시호탕은 한・토・하법이 적용되지 않는 병위를 치료하기 위해 만들어진 처방으로 마황탕이나 승기탕보다 후에 만들어진 것으로 볼 수 있다.

四神의 이름은 전국시대에 나온 설이니 四神湯類가 과연 古醫들의 작품인가? 方意로 작명한 것은 후대의 법이니 承氣湯類가 과연 後醫들의 작품인가? 麻黃湯, 柴胡湯의 처방 이름은 같은 부류이나, 半表半裏의 처방은 표리의 처방보다 후세에 만들어진 것으로 같은 시기의 작품이 아니다. 시호탕과 瀉心湯은 그 처방의 이름은 같은 종류가 아니지만 그 처방의 의도는 모두 반표반리의 病位에 적용되는 것으로 보아 같은 시기의 작품으로 생각된다. 마황탕과 승기탕은 그 처방의 이름도 그 방의도 같지 않지만 古法의 치료 방법인 汗・吐・下법을 병행하던 고법의 관점에서 보면 중경 이전 고의들의 작품임을 알 수 있다.

오늘날의 중경서는 찬차본(晉)에서부터 교정본(宋)에 이르기까지 오랜 세월(약 1,000년) 동안 변형되고 증익되었는데 하물며 그 처방은 어떻겠는가? 어떤 처방은 오래전의 작품인데 그 이름은 훗날 얻은 것도 있고, 어떤 처방은 후대의 작품인데 그 이름은 옛 시대의 이름을 가탁한 것도 있다. 우리들이 말하는 중경의 작품이 후세 사람들의 작품이 아닌지 어떻게 알 것이며, 우리들이 말하는 후세 사람의 작품이 옛 의사들의 작품이 아닌지 어떻게 알 것인가? 이것은 더 이상 고증할 수 없지만 중경의 처방이 한 시대 한 사람의 작품이 아님은 분명하다. 처방의 이름이 설령 옛날과 후세로 나누어지더라도 상황에 맞는다면 어찌 고방과 후세방을 구별할 필요가 있겠는가? 일찍이 '隨證治之'에 감동하여 얻은 것이 적지 않아 감히 부족한 의견을 밝힌다.

3) 胸腹之狀

自表病으로 至裏病히 劇病雜症이 不可勝數나 不徵而書之하고

猶 '發熱惡寒, 不惡寒, 惡熱, 頭痛, 脈浮微緊, 便利不利,

汗有無, 渴不渴, 嘔不嘔, 咳不咳, 口苦, 咽痛, 動悸,

心下痞鞕, 胸腹滿, 譫語, 煩躁, 欲臥, 身疼痛, 手足冷'

此區區之症을 徵而特書之하니

仲景 述症之際에 不取彼하고 而取此者는 卽以其要症也니

夫要症也者는 境界之症也며 而亦汗吐下適否之症也라

立方之由가 不在劇症하고 只在要症하니

與其迷劇症而索秘方으론 寧察要症而立經方이라

尤其要症之中에 異彩者는 胸腹之狀이니

卽 '痞, 鞕, 支, 結, 動, 悸, 脹, 滿'이라

仲景의 精義集中이 多在胸腹하니 何則고 非他라

夫胸腹은 臟腑所處며 亦病毒所歸니 故生之本이며 而病之根이라

胸腹之狀을 不察하고 而能得乎病毒之因者 未之有也며

病毒之因을 不料하고 而能得乎經方之意者 未之有也라

表病부터 裏病에 이르기까지 극심한 병증과 잡증이 헤아릴 수 없지만 하나하나 증거로 택하여 표기하지 않고 오히려 發熱惡寒, 不惡寒, 惡熱, 頭痛, 脈浮微緊, 便利不利, 汗有無, 渴不渴, 嘔不嘔, 咳不咳, 口苦, 咽痛, 動悸, 心下痞鞕, 胸腹滿, 譫語, 煩躁, 欲臥, 身疼痛, 手足冷과 같은 사소한 증상을 증거로 특별히 취하여 표기하였다.

중경이 증상을 표기할 때 저 劇病을 취하지 않고 이런 사소한 증상을 취한 이유는 다름이 아니라 그것이 중요한 증상이기 때문이다. 要症이라는 것은 경계를 구분하는 증상이며, 또한 한・토・하법으로 치료되는 증상과 치료되지 않는 증상을 의미한다. 중경이 처방을 정하는 기준은 극증에 있지 않고 다만 이 요증에 있기 때문에 극증에 미혹되어 비방을 찾기보다는 요체의 증을 살펴서 경방을 선택하는 것이 좋다.

더욱 그 要症 가운데 이채로운 증상은 胸腹에 나타나는 증상으로 즉 '痞, 鞕, 支, 結, 動, 悸, 脹, 滿'과 같은 것이다. 중경의 정신이 집중된 곳은 대부분 흉복에 있다. 왜냐하면 다른 이유가 아니다. 흉복은 臟腑가 모여 있는 곳이며, 또한 病毒이 모이는 곳으로 생명의 근본이며 병증의 뿌리이기 때문이다. 그러므로 흉복의 증상을 살피지 않고 병독의 요소를 파악할 수 없으며, 병독의 요소 요인에 근거하지 않고 경방을 선택할 수 없다.

攷仲景方하면 則痞鞕, 支結, 動悸, 脹滿之因者는

寒, 熱, 水 , 痰, 屎, 血(氣血水變調) 不過如此라 何以知其然가하면

其結胸之狀이 出焉커든 於是에 仲景이 陷胸湯類로 主之하니

吾知其爲水熱二毒也며

其痞鞕之狀이 出焉커든 於是에 仲景이 瀉心湯類로 主之하니

吾知其爲痰飮寒熱也며

其苦滿之狀이 出焉커든 於是에 仲景이 柴胡湯類로 主之하니

吾知其爲熱鬱痰飮氣塞也며

其動悸之狀이 出焉커든 於是에 仲景이 苓桂朮甘湯類로 主之하니

吾知其爲水氣上衝也며

其脹滿之狀이 出焉커든 於是에 仲景이 承氣湯類로 主之하니

吾知其爲潮熱燥屎瘀血也라

중경의 처방을 고찰해 보면 痞鞕, 支結, 動悸, 脹滿의 병독 요소는 寒, 熱, 水, 痰, 屎, 血로서 즉 대다수 병증의 병독은 불과 이 정도이다.

어떻게 그 사실을 알 수 있는가 하면,

結胸의 증상이 나타났을 때 중경이 陷胸湯類로 치료한 것을 보고 후세 사람은 중경이 생각한 원인이 水와 熱이라는 사실을 짐작하였고,

心下痞鞕의 증상이 나타났을 때 중경이 瀉心湯類로 치료하니 후세 사람은 그 원인이 痰飮과 寒熱이 협잡한 것임을 알게 되었으며,

胸脇苦滿의 증상이 나타났을 때 중경이 柴胡湯類를 위주로 치료하니 후세 사람은 그 원인이 熱鬱, 痰飮, 氣塞임을 알게 되었고,

臍下動悸의 증상이 나타났을 때 중경이 苓桂朮甘湯類를 위주로 치료하니 후세 사람은 그 원인이 水氣上衝임을 알게 되었고,

腹脹滿의 증상이 나타났을 때 중경이 承氣湯類를 위주로 치료하니 후세 사람은 그 원인이 燥屎瘀血(潮熱)임을 알게 되었다.

仲景諸方이 其治雖殊나 無非胸腹之治하니 其例 概擧焉하면

'麻黃湯類-喘而胸滿 桂枝湯類-悸而腹痛,

柴胡湯類-胸脇苦滿, 瀉心湯類-心下痞鞕,

陷胸湯類-胸痞石鞕, 承氣湯類-腹滿而喘'이니

夫胸腹은 三位之根柢며 三位는 胸腹之淺深을 於是乎 知焉이라

大凡胸腹之狀은 非必以一位之病이며 而其亦非必以一感之故니

無有內外之因[13]히 諸病之毒이 遂積胸腹이어늘

後人之於病毒에 其拔之所以不早拔者는

悉由不知腹症之意하야 其辯之不早辯故[14]也라

萬若 病毒積久하면 峻劑劇藥으로도 一朝難治니

不如早拔하야 無使滋蔓[15]이라

若不然則 非但胸腹脹滿이오 而項背亦强하야 終乃體形變焉하니

是非一朝一夕之故라 其所由來者 漸矣라

---

13) 無有內外之因 : 稟賦, 起居, 飮食, 習慣, 環境, 風寒, 六氣 등 일체의 병인에 관계없이 병독이 흉복에 축적된다.

14) 辯之不早辯故 : 『周易・坤卦・文言』. 臣弑其君 子弑其父 非一朝一夕之故 其所由来者 漸矣 由辯之不早辯故也(신하가 임금을 죽이고 자식이 부모를 죽이는 것은 어느 날 하루아침에 발생하는 것이 아니다. 그 원인은 점차적으로 나쁜 감정이 형성된 것이지만 살핌을 일찍이 분변하지 못한 연고 때문이다).

15) 無使滋蔓 : 『春秋左傳・隱公~桓公』. 不如早爲之所 無使滋蔓 蔓難圖也(빨리 서둘러 조치를 취하는 것만 같지 못하다 풀이 무성하게 내버려두면 안 되니 풀이 무성하면 모조리 없애버릴 수 없다). 발본색원의 의미로 해석한다.

중경의 모든 처방은 그 치료 목적이 다르지만 胸腹의 병증을 치료하지 않는 것이 없다. 그 증거를 들어보면 마황탕류의 喘而胸滿, 계지탕류의 悸而腹痛, 시호탕류의 胸脇苦滿, 사심탕류의 心下痞鞕, 함흉탕류의 胸痞石鞕, 승기탕류의 腹滿而喘이 좋은 예이다. 이것을 근거로 보면 흉복은 삼위(病位, 表・裏・半表半裏)의 뿌리이며, 삼위는 흉복의 천심이라는 사실을 알 수 있다.

대체로 흉복의 증상은 어느 한 병위만의 병증이 아니며, 또한 상한(外感)만의 병증도 아니다. 즉 일체의 內傷과 외감에 관계없이 모든 병독은 흉복에 축적된다. 後醫들이 그 병독을 제거하는데 미리 제거하지 못한 이유는 모두 腹症의 뜻을 이해하지 못하여 그 분별해야 함을 일찍이 분별하여 치료하지 않았기 때문이다.

만약 병독이 오래 쌓이면 峻劑와 劇藥으로도 한 번에 치료가 어렵기 때문에 미리 제거하여 병독이 널리 퍼지고 고착되는 것을 막아야 한다. 그렇게 하지 않으면 비단 흉복이 脹滿할 뿐만 아니라 項背 또한 긴장되고 굳어져 마침내 체형이 변형된다. 이것은 어느 날 갑자기 생기는 것이 아니라 점차적으로 형성된 것이다.

仲景이 雖據傷寒하야 而述病症이나

潛伏之毒이 當感傷寒하야 因益發動하야 而暴露焉하니

萬病雜症이 實在見症이어늘

惟以仲景方으로 但適於外感者는 未之審察也라

仲景이 果能得乎內外一元者는 據胸腹之狀하야 以立其方故也라

'心下痞鞕, 胸脇苦滿, 臍動悸, 胸痞結, 腹脹滿,

小腹急結, 小腹苦滿' 此胸腹之狀者는

望診而未得하고 聞診而未得하며 問診而未得하고 脈診而未得하니

雖仲景이라도 須觸壓之診한 然後에 可得也온 而況後人乎아

然則 觸壓之診을 不行하고 而論其胸腹之狀者는 不可니

必求之於胸腹之實하고 勿求之於症狀之名이라

不幸 仲景以後에 脈診誇하고 而腹診晦라

夫脈狀은 時時可變 故小徵이나 然腹狀은 一朝難變 故大徵이어늘

于其立方也에 舍其大而取其小하면 是非仲景之訓이라

成註以後 後醫之於胸腹에 果然何如오

腹診之當爲를 一切莫論하고 而乃 辯之以巧說하고 解之以空言하니

其註解文字가 陽也尊仲景이나 陰也亂仲景이라

譬諸視其影하고 而乃以爲執其實者也라

중경이 비록 傷寒을 근거로 병증을 표기했지만 잠복한 병독이 상한에 感冒될 때 이로 인해서 더욱 발동하여 증상이 나타난다. 모든 잡병이 실제로 현재의 증상에 있는데 중경의 처방을 오직 상한에만 적용하는 것은 見症의 의미를 잘 살피지 못함이다. 중경서가 內傷과 外感의 一元 관계를 파악한 것은 흉복의 증상을 근거로 처방을 세웠기 때문이다.

'心下痞鞕, 胸脇苦滿, 臍動悸, 胸痞結, 腹脹滿, 小腹急結, 小腹苦滿'과 같은 흉복의 증상은 望診·聞診·問診·脈診으로 얻을 수 없다. 비록 중경이라도 반드시 觸診과 壓診을 한 연후에 얻을 수 있었는데 하물며 우리들이야 말할 필요가 없다. 촉진과 압진의 腹診을 하지 않고 흉복의 증상을 거론한다는 것은 옳지 못하다. 반드시 흉복의 實狀에서 찾아야 하며 증상의 이름에서 구하면 안 된다.

불행하게도 중경 이후 脈診은 과장되고 복진의 뜻은 어두워졌다. 脈狀은 시시각각 변하기 때문에 작은 증거이지만 腹狀은 잘 변하지 않기에 큰 증거라고 볼 수 있다. 만약 처방을 정할 때 큰 증거를 버리고 작은 증거를 취하면 이것은 중경의 교훈이 아니다.

成無己의 註解 이후 중국의 의사들은 흉복의 증상에 어떠했는가? 腹診의 당위성은 일절 거론하지 않고 巧說과 空言으로 흉복의 증상을 해명한 정도였다. 그 주해는 겉으로 중경을 존중한 것 같으나 속으로는 중경을 혼란케 하였다. 마치 그림자를 보고 실체를 잡았다고 여기는 것과 같다.

學仲景術호대 求之以非其道하면

其所謂仲景術者는 果然實乎아 影乎아

胸腹不診하고 而論其痞鞕, 支結, 動悸, 脹滿之狀者는

非但其實未得이오 而亦其影未見이라

其實者는 病毒之因也오 其影者는 胸腹之狀也니

其狀不得하고 奈何以料其因하며

其因不料하고 奈何以立其方가

仲景 所以歷述其痞鞕, 支結, 動悸, 脹滿之狀者는 卽以此也니

得仲景도 在腹診이오 失仲景도 亦在腹診이라

今所謂病因病名과 及體質稟賦를 雖不知不分이라도

察其胸腹之狀하야 以料其病毒之因하면

則仲景方을 固可得而定矣라

自唐宋 至明淸히 論仲景者 多로대 而論腹診者 稀矣라

吾嘗感於腹症記覽하야 而得者가 不無라

所謂禮失而求諸野16)라하니 吾於此也에 觀焉호라

腹診之意을 略述하나 腹診之術을 何堪當乎리오

---

16) 禮失而求諸野 : 『漢書・藝文志・仲尼有言』. 나라가 혼란해지면 예가 있어야 할 곳에는 정작 산실되고 오히려 민간의 鄙野한 사람에게서 그 예의 흔적이 남아 있기 때문에 서울에서 구하지 못하고 시골에서 구한다. 중경서가 중국의 서적이나 중의의 상한론가보다는 일본 고방가들에 의해서 규명된 학설이 많고 더욱 복진에 관한 연구는 일본 고방가들이 많이 앞서 있다.

중경의 의술을 배우면서 중경과 같은 방법을 따르지 않는다면 그 사람이 말하는 중경의 의술은 과연 실상인가 허상인가? 흉복에 觸診과 壓診을 하지 않고 저 흉복의 상(痞鞕, 支結, 動悸, 脹滿)을 거론하는 것은 비단 그 실체를 얻지 못할 뿐 아니라 그 그림자도 볼 수 없다. 그 실체는 병독의 요소이며 그 그림자는 흉복의 증상이다. 그 증상을 얻지 못하면서 어떻게 그 원인을 헤아리며, 그 원인을 헤아리지 못하면서 어떻게 처방을 정할 수 있겠는가?

중경이 痞鞕, 支結, 動悸, 脹滿의 상을 낱낱이 표기한 이유는 이 때문이다. 중경의 의술을 얻는 것도 腹診에 있고 얻지 못하는 것도 복진에 있다.

오늘날 말하는 病因과 病名을 비록 알지 못하고, 체질의 품부를 구분하지 않는다 해도 흉복의 증상을 살펴서 병독의 요인을 헤아리면 중경의 처방을 진실로 정할 수 있다.

唐·宋부터 明·淸 시대에 이르기까지 중경을 논한 사람은 많지만 복진을 거론한 사람은 드물다. 일찍이 『腹症記覽』을 읽고 감동하여 느낌 점이 많았다. 소위 예법을 잃고서 초야에서 찾는다는 말이 있는데, 이런 경우를 복진에서 보았다. 복진의 대의를 대략 기술했지만 복진의 기술을 어찌 감당하겠는가?

5. 症狀論

1) 亡陽之鑒

證也者는 徵也니 徵之爲言은 證據也라

"無徵不信[1)]"하니 證據不足하면 則不足以資證明이라

自古 文獻傳受에 不憂不信하고 但憂無徵이라

千古仲景書가 至于今 而推服者는

自麻黃湯으로 歷小柴胡湯 而至于承氣湯條文히 以其有徵이라

雖然 可徵之中에 或有其未可徵者 存焉하니

徵否之事를 莫之能攷하고 盡信其文하면 厥害不少라

據柴胡桂枝湯條文 而觀之하면

"發汗多 亡陽 譫語者 不可下

與柴胡桂枝湯 和其榮衛[2)] 以通津液 後自愈[3)]"라하니

---

1) 無徵不信 : 『中庸』. "증거가 없으면 믿지 않는다." 고서에 이와 같은 말을 자주 언급했다. 이런 글들을 통해 고대사회의 가치관이 實證主義라는 사실을 확인해야 한다. 漢代 이후 위진시대를 거치면서 한의학에서 사용하는 용어는 實證과는 거리가 먼 僭濫된 용어가 아직도 주류를 이루고 있다.

2) 和其榮衛 : 榮行脈中 衛行脈外를 의미하는 내경의 문자로 和其榮衛라는 개념에는 내경의 영향을 받았다는 증거가 된다.

3) 通津液 後自愈 : 漢代에 津液(수분)을 생리 병리의 중요한 요소로 여겼음을 알 수 있게 하는 중요한 단서라면 다른 조문의 陰陽自和 則必自愈에서 보이는 陰陽은 진액이라는 구체적 사실보다 막연한 개념으로 해석하고 있으니 시대의 변화에 따른 인식의 변화에 주목해야 한다.

證이라 함은 징(徵 : 成, 明, 證)이다. 징이라는 말은 증거라는 뜻이다. 『中庸』에 "증거가 없으면 신뢰하지 않는다"는 말이 있는데, 즉 증거가 부족하면 증명하는데 도움이 안 된다는 말이다. 예로부터 문헌을 전수할 때 신뢰받지 못할 것은 근심하지 않았고, 증거가 없는 것을 근심했다.

중경서를 지금까지 사람들이 존중하고 따르는 것은 麻黃湯서부터 小柴胡湯을 거쳐 承氣湯 조문에 이르기까지 증거가 있기 때문이다. 그러나 증거가 되는 가운데도 간혹 증거로 보기 어려운 것이 있다. 그러므로 증거로 볼 수 있는 것과 증거로 볼 수 없는 것을 고찰하지 않고 무조건 조문의 말을 다 믿으면 그 폐해가 적지 않다.

일례로 柴胡桂枝湯 조문을 근거로 보면 "發汗을 지나치게 하여 亡陽과 譫語증상이 나타나면 瀉下해서는 안 되니, 시호계지탕을 주어 榮衛가 조화되어 津液이 통하게 한 후에는 저절로 낫는다"고 했다.

此條文中에 可徵之事는 惟其 ‘發汗多’ ‘譫語’也오
解說之辭는 ‘亡陽, 不可下, 和其榮衛, 以通津液, 後自愈’也라
夫證據之事는 天下公器나 解說之辭는 一人私器라

彼 ‘亡陽’一句가 設令仲景文字라도
知者는 猶以爲非온 矧是註解아
然而 後世의 註解家 發汗過多後 壞病百出을
或以亡陽으로 而爲口實者는 實由於此條文也라

“發汗多 亡陽 譫語…”와
及 “發汗多 若重發汗者 亡其陽 譫語…”의
兩條文 所謂亡陽은 症乎아 否乎아 雖未知其症否나
自文勢而論之하면 則亡陽之所來는 實因發汗過多라
然則 發汗過多後 津液之奪者를 遂謂之亡陽乎인댄
條文冒頭에 ‘發汗過多’ 云云하면 則亡陽文字가 雖不見이라도
亡陽之兆朕을 可知也며 而亦其之爲誤治를 可知也라

이 조문 중에 증거가 될 만한 것은 오직 '發汗多'와 '섬어'이며, 증거가 아닌 해설의 글은 '亡陽, 不可下, 和其榮衛, 以通津液, 後自愈' 이 구절이다.

증거의 실체가 세상 누구에게나 통용되는 것이라면, 해설에 가까운 말은 개인적인 의견일 뿐이다.

'망양' 일구가 설령 仲景 문자라 해도 실증이 무엇인지 아는 사람은 오히려 잘못된 표현이라고 지적하는데, 하물며 이것이 후세 사람의 註解文字라면 지나치게 믿을 필요가 있겠는가? 그러나 후세 註解家들이 發汗過多 후에 다양한 壞病이 발생하면 주해에 간혹 망양으로 구실을 삼는 것은 이 시호계지탕 조문에서 유래한 것이다.

"發汗多, 亡陽, 譫語…" 조문과 "發汗多, 若重發汗者, 亡其陽, 譫語…"(양명병 조문) 이 두 조문에서 말하는 망양은 증상인가? 아닌가? 비록 증상인지 아닌지 모르더라도 글의 흐름으로 논한다면 망양이 발생한 연유는 발한과다로 인한 결과이다. 그렇다면 발한과다 후에 津液이 탈진한 것을 망양이라고 규정한다면 조문 앞에 '발한과다'라고 운운하면 망양의 문자가 비록 보이지 않더라도 망양의 조짐이 됨을 알 수 있고, 또한 발한과다가 오치라는 사실도 알 수 있다.

以此攷之컨대

桂枝甘草湯("發汗過多…心下悸")

桂枝加附子湯("發汗 遂漏不止…")

兩條文에 亡陽之字 不見이나 而亡陽之意 未嘗不在其中하니

是以 後醫之於此條文에

發汗亡陽을 併記之解는 皆據柴胡桂枝湯條文이라

萬若 亡陽也者가 因發汗過多而出之면

桂枝甘草湯證, 桂枝加附子湯證도 可以謂之亡陽也오

柴胡加桂枝湯證, 白虎加人蔘湯證도 可以謂之亡陽也오

甚至 調胃承氣湯證도 可以謂之亡陽也라

抑發汗過多의 誤治雖同하나 彼壞病方은 不類하니

彼也엔 發汗過多 冒頭後에 亡陽譫語를 併述之하고

此也엔 發汗過多 冒頭後에 亡陽譫語를 不述하고

而或心下悸 或四肢微急을 述之나

然亡陽之意는 此也엔 猶可나 彼也엔 未可라

이것으로 고찰해 보면 桂枝甘草湯 조문의 "發汗過多…心下悸"와 桂枝加附子湯 조문의 "發汗 遂漏不止…" 이 두 조문에 망양이라는 글자는 보이지 않지만 망양의 뜻은 이 가운데 있다. 이런 이유로 후의들이 이 조문에 발한과 망양을 병기하여 해석한 것은 모두 柴胡桂枝湯의 조문을 근거로 하였다.

만약 망양이 발한과다로 인하여 발생한 것이라면 桂枝甘草湯證과 桂枝加附子湯證의 증상을 망양이라고 일컬을 수 있으며, 柴胡加桂枝湯證과 白虎加人蔘湯證의 증상도 망양이라고 일컬을 수 있으며, 심지어 調胃承氣湯證도 망양이라고 일컬을 수 있을 것이다.

發汗過多라는 이 誤治는 같으나 저 壞病의 처방은 같지 않다. 저 조문에서는 발한과다 머리글 뒤에 망양과 섬어를 나란히 표기하고, 이 조문에서는 발한과다 머리글 뒤에 망양과 譫語를 표기하지 않고 다만 그 증거로 표기한 것은 혹 心下悸, 혹 四肢微急이다. 그러나 망양의 뜻은 여기(桂枝加附子湯)에서는 맞지만 저기(柴胡桂枝湯)에서는 맞지 않는다.

凡譫語는 因其發汗過多하야 而出乎아

否則亡其陽하야 而出乎아

發汗過多 以後에 未必歸屬于譫語一症이나

然發汗多 則譫語는 嘗聞之나 亡陽 則譫語는 未嘗聞之라

發汗多 若吐若下後에 察其壞病하면 或奪之陽하고 或奪之陰하니

所謂亡陽은 可適於桂枝加附子湯이나 而未適於柴胡桂枝湯也라

夫柴胡桂枝湯도 未適이온 而況白虎湯, 承氣湯類乎아

自陰陽家 而論之하면 則有陽이면 必有陰이니

故果有亡陽이면 必有亡陰이라 然則 發汗過多後에

何無端倪이 而云云亡陽은 其無乃一偏乎잇가

"大汗出後 大煩渴에 白虎加人蔘湯 主之"는

此所謂 '亡陰'이나 然條文中에 亡陰一句 不見은 奈何오

'亡陽'文字 是非正文故也일세라

대개 섬어는 발한과다로 인하여 발생하는가? 아니면 陽氣가 亡하여 생한 것인가? 발한과다 이후에 반드시 섬어의 증상으로 귀속하지는 않으나 발한과다하면 섬어가 발생한다는 것은 일찍이 들었지만 망양이 되면 섬어가 발생한다는 것은 듣지 못했다.

발한과다, 혹 吐, 혹 瀉下한 후에 壞病의 증상을 살펴보면 어떤 경우는 陽氣가 탈진하고 어떤 경우는 陰氣가 탈진한다. 소위 亡陽은 桂枝加附子湯에는 해당되지만 柴胡桂枝湯에는 해당되지 않는다. 시호계지탕에도 적합하지 않는데 하물며 白虎湯이나 承氣湯類에 적합하겠는가?

음양가의 입장에서 논하면 陽이 있으면 반드시 陰도 있으니 亡陽이 있다면 반드시 亡陰도 있기 마련이다. 그렇다면 발한과다 후에 어떤 단서도 없이 바로 망양이라 일컫는 것은 한쪽만 고집한 것이 아닌가?

"大汗出後 大煩渴 白虎加人蔘湯 主之" 이 조문의 증상을 '亡陰'이라고 할 수 있지만, 중경서 조문에는 망음이라는 일구가 어디에서도 보이지 않는데 그 이유는 무엇인가? '亡陽'이라는 문자가 중경의 필법이 아니기 때문이다.

仲景 述症之際에 一於實症하고 而不二於假名하야

亡陽之症을 嘗述之나 亡陽之字는 未嘗用之일세

故吾摘亡陽文字之誤用이오 而非摘亡陽證候之有無라

後醫 但知仲景之遺書하고 而不知其僞文之誤入일세

故發汗過多 亡陽 譫語之解也에

柯琴云曰 "心液之脫 而發譫語"라하고

金鑑云曰 "氣液之大亡 而發譫語"라하니

夫氣液之大亡은 猶可나 心液之脫은 不可라

雖然 金鑑 亦云曰 "乃津枯致燥之譫語오

非熱甚內實之譫語[4]니 故不可下也"라하니

大凡譫語는 可下之症이나 金鑑所以强分譫語者는

以其條文之不可下니 多見其不知量也라

---

4) 內實之譫語 : 陽明病의 胃家實을 의미하는 뜻으로 해석하여 다분히 해석을 위한 해석으로 보인다.

중경은 증상을 기술할 때 오직 실증에 근거하였고, 가명으로 혼란을 초래하지 않았기 때문에 조문 중에 망양의 증상은 일찍이 표기했지만, 망양이라는 문자는 일찍이 사용하지 않았다. 그러므로 망양이란 문자의 잘못된 사용을 지적함이지 망양의 증후가 있고 없고를 지적함이 아니다.

후세 註解家들은 단지 중경의 유서로만 알고 위문이 잘못 기입된 것을 알지 못하였다.

그러므로 發汗過多, 亡陽, 譫語를 해석하면서 柯琴은 "心液이 손상되면서 섬어가 발생했다"고 하였고, 『金鑑』에서는 "氣液이 크게 탈진되어 섬어의 증상이 발생하였다"고 하였는데, 기액이 크게 망한 것이라는 해설은 오히려 그런대로 옳지만 심액이 손상된 것이라는 해석은 옳지 않다. 그러나 『금감』에서 또 말하기를 "이것은 진액이 마르고 燥熱로 인한 섬어로 보아야 하고, 熱이 심한 內實의 섬어가 아니기 때문에 瀉下해서는 안 된다"고 하였는데, 대체로 섬어는 사하할 수 있는 증상인데 『금감』에서 억지로 섬어의 원인을 津枯致燥와 熱甚內實로 구분한 것은 조문 중에 不可下라는 경고 때문이니 이것은 실제 상황을 잘 살피지 못한 것이다.

凡病에 下之 又下之 數下者 多見이온 而況譫語乎아

彼條文中 不可下者는 以其亡陽이오 不以其譫語也어늘

金鑑 所以不可下者는 在譫語하니 未可也로대

柯琴 所以不可下者는 在亡陽하니 雖可나

陽明病條文 "發汗多 若重發汗者 亡其陽 譫語…"에

乃解曰 "亡陽은 卽津液越出之互辭오 心之液은 爲陽之汗"이라하니

萬若 有心液하면 則必有肝液, 肺液, 脾液, 腎液하니

奈何之根據로 知其非肝液 而爲心液乎아

彼五液之說은 卻不可盡攷하니 竟以爲未當이라

若夫柯琴者는 篤信古書者也니 善則善이나 惑於亡陽文字하야

於是乎 未曾有新語를 揑造焉하니 其僞文也에 奈何오

甚至 桂枝加附子湯 條文中에 亡陽一句 不見이로대

其解也에 汗多亡陽云云하니

其亡陽者는 豈不以其發汗過多乎며

其心液者는 豈不以其方中桂枝乎아

凡譫語는 所謂胃家實之候며 而屬陽明熱實이니 故可下之證이리

일체의 병증에 瀉下하고, 또 下하고, 자주 下하는 예가 많이 보이는데 하물며 譫語에 어찌 사하할 수 없겠는가? 조문 중에 亡陽과 섬어에 瀉下하면 안 되는 이유는 망양 때문이지 섬어 때문이 아니다. 그러나 『금감』에서는 不可下의 근거를 섬어에 있다고 하였는데, 이 해설은 옳지 않다. 반면 가금은 불하가의 원인을 망양 때문이라고 한 이 해설이 비록 옳지만 가금이 陽明病 조문 중의 "發汗多 若重發汗者 亡其陽 譫語…"를 해석하기를 "망양은 곧 진액이 밖으로 빠져나가는 것과 같은 의미로 心의 진액이 陽의 땀이다"라고 했다. 만약 심액이 있다면 반드시 肝液·肺液·脾液·腎液도 있기 마련인데, 무슨 근거로 그것이 간액이 아니라 심액인지 아는가? 저 五液에 관한 설은 도리어 모두 그 사실을 살필 수 없으니 마침내 합당하다고 볼 수 없다.

가금 같은 사람은 고서를 독실하게 믿은 사람으로서 좋다면 좋을 수 있지만 망양의 문자에 현혹되어 미증유의 새 용어를 날조하였다. 그러나 망양이 본래 위문이었다면 어찌할 것인가? 심지어 桂枝加附子湯 조문 중에 亡陽 일구가 보이지 않지만 그 조문을 해석하면서 汗多亡陽 운운하니 그가 말하는 망양은 발한과다 때문이 아닌가? 또한 그가 말하는 心液은 처방 중에 桂枝 때문이 아닌가? 대개 譫語는 胃家實의 증후이며, 陽明熱實에 속하기 때문에 瀉下할 수 있는 증상이다.

條文所謂不可下는 本警戒乎瀉下濫用[5)]이나
然承氣湯方意는 解潮熱而下燥屎니
解潮熱 則不蘄生津液이라도 而津液自生이어늘
若惑于不可下戒告면 則不以承氣湯으로 而爲亡津液者 鮮矣라
夫譫語之因이 隨潮熱所在하야 而津枯致燥와 熱甚內實로 分矣일세
故白虎, 柴胡湯은 可適於津枯하고 承氣湯은 可適於內實이나
斷以承氣湯으로 而爲亡津液者는 一偏之見也니
下燥屎 而解潮熱은 猶可나 下燥屎 而亡津液은 未可라

此條文 本是未備일세 纔有 "發汗多 譫語 …與柴胡桂枝湯"이라
雖譫語가 可下之證이나 考其柴胡桂枝湯方意하면
則其可下之中에 外症未解하니 下之爲逆일세
故後人이 乃妄以亡陽二字로 彌縫闕文하야 而爲不可下口實이라
若有外症僅備하면 則條文末尾에
不待乎不可下警告라도 而知其不可下라
惜哉라 條文未備에 不得已 補闕之인댄
與其亡陽으론 不若 '外症未解'며
與其 '表症未解'론 不若 '發熱惡寒'이니
此所謂擇焉而不精하고 語焉而不詳[6)]者也라

---

5) 瀉下濫用 : (「한토하론」 1-凡字之解 참고) 일체의 병증에 汗・吐・下법을 사용하거나 사하를 남용하던 고법을 경계한 단서로 보인다.

조문에서 말한 不可下는 본래 사하제의 남용을 경계할 목적으로 언급한 것이나, 승기탕의 방의는 潮熱을 치료하고 燥屎를 배출하는 작용을 한다. 해조열하면 津液이 生하기를 기약하지 않아도 저절로 진액이 생성되므로 만약 조문의 不可下라는 경고에 미혹되면 승기탕으로 진액을 손상한다고 여기지 않을 사람이 적다.

섬어의 원인이 조열의 所在에 따라 진액이 말라 번조로 인한 것과 조열이 심한 胃家實로 구분되기 때문에 백호, 시호탕은 津液이 부족한 경우에 활용하고 승기탕은 조열이 심한 內實에 적용되지만 그렇다고 승기탕을 亡津液(下潮屎)하는 처방으로 단정하는 것은 한쪽으로 치우친 견해이다. 燥屎가 배출되면서 潮熱이 해소되는 것은 옳지만 燥屎가 배출되면서 津液을 손상시킨다는 것은 옳지 않다.

그런데 이 조문은 본래 미비하여 겨우 "發汗多 譫語에 柴胡桂枝湯을 쓴다"는 사실만 남아 있어 비록 섬어가 瀉下할 수 있는 증상이나, 柴胡桂枝湯의 방의를 고려해 보면 사하할 수 있는 가운데 外症未解한 상태에서 사하하면 역치가 되므로 후인이 망령되게 亡陽 문자를 미비한 조문에 임시방편으로 삽입하여 不可下의 구실로 삼았다.

만약 外症의 증거가 조금이라도 구비되었다면 조문 말미에 불가하라는 경고의 말을 기다리지 않아도 사하하면 안 된다는 사실을 알고 있다. 애석하게도 조문이 미비하여 부득이 보충하려면 망양이라는 문자를 선택하기보다는 차라리 '外症未解'라는 문자가 좋고, '表症未解'라고 말하기보다는 차라리 '發熱惡寒'같은 증상으로 말하는 것이 좋았을 것이다. 이것을 가리켜 잘 선택했지만 정밀하지 못했고, 잘 말했지만 상세하지 못했다는 경우이다.

6) 擇焉而不精 語焉而不詳 : 韓愈, 「原道」. … 荀子는 잘 선택하였지만 정밀하지 못했고, 楊子는 말했지만 상세하지 못했다. 즉 조문 중에 不可下에 대한 근거로 亡陽이라는 용어는 적절하지 못한 표현이라는 뜻이다.

2) 亡陽之分

夫亡陽之名이 雖見於柴胡桂枝湯條文이나

然亡陽之症은 猶合於桂枝加附子湯條文

"太陽病發汗 遂漏不止 其人惡風 小便難 四肢微急 難以屈伸…"이라

是以 此條文解[7]也에 柯琴 乃曰

"汗多亡陽 …陽氣者는 精則養神하고 柔則養筋…이라

四肢微急 難以屈伸者는 此離中陽虛[8]하야 不能攝水니

當用桂枝하야 以補心陽하면 陽密 則漏汗自止矣"라하고

"小便難者는 此坎中陽虛[9]하야 不能行水니

必加附子하야 以回腎陽하면 陽歸 則小便自利矣"라하니

陽爲陰存하고 陰爲陽存이어늘 柯琴 以陽爲主하야

據內經 按周易하야 而張皇幽眇[10]나 吾不知其可也케라

---

7) 此條文解 : 가금의『傷寒來蘇集・桂枝加附子湯』解說.

8) 離中陽虛 : 離卦(☲). 初爻와 三爻의 陽이 虛한 경우 心陽이 虛한 것이니 桂枝를 사용한다.(가금 설)

9) 坎中陽虛 : 坎卦(☵) 二爻의 陽이 虛한 경우 腎陽이 虛한 것이니 附子를 사용한다.(가금 설)

10) 張皇幽眇 : 韓愈, 「進學解」. 오묘한 이치를 확대하여 밝혔다는 뜻이나, 이 글에서는 억지로 확대 해석한 뜻으로 인용함.

망양의 이름이 비록 柴胡桂枝湯 조문에 보이나, 망양의 증상은 오히려 桂枝加附子湯 조문인 "太陽病, 發汗, 遂漏不止, 其人惡風, 小便難, 四肢微急, 難以屈伸, …"에 합당하다. 이런 이유로 이 조문을 가금은 註解에서 말하기를, "발한과다한 후에 망양(汗多亡陽)이라고 하면서 … 陽氣는 精微하면 養神하고, 부드러우면 養筋한다. … (내경 설)

四肢微急, 難以屈伸은 離卦 가운데 陽이 虛하여 水을 잡아주지 못하여 발생한 증상이니 마땅히 桂枝를 써서 心陽을 보호하여 양이 密하면 누출되는 땀이 저절로 멈춘다"고 하였고, 또한 "小便難은 坎卦 가운데 陽이 虛하여 行水하지 못한 것이니 반드시 附子를 가하여 腎陽이 회복되면 소변은 저절로 편하게 배출된다"고 하였다. 陽은 陰을 위해 존재하고 음은 양을 위해 존재하는데, 가금이 양을 위주로 삼은 주해의 해설은 『內經』에 근거하고 『周易』에 의거해 밝히기 어려운 것을 분명하게 밝힌 것 같지만 그것이 옳다고 여기지 않는다.

果然仲景이 用桂枝하야 以補心陽하고 加附子하야 以回腎陽乎아

其所謂心陽은 君火乎아 否乎아

其所謂腎陽은 相火乎아 否乎아

夫桂枝 本爲解肌는 嘗聞之나 補心陽은 未嘗聞之라

知者는 解肌도 猶以爲未安이온 而況補心陽乎아

附子 能治沈寒痼冷은 猶可也나 回復腎陽은 未可也라

柯琴之言은 非他라

腎陽回復하면 則沈寒痼冷의 諸病症者를 不蘄治 而自治也라

一見據本源 而明理나 實則據空理하야 而臆測者也라

怪哉라 彼所謂心陽은 何며 又腎陽은 何오

心陽之虛者 果然離中陽虛乎며

腎陽之虛者 果然坎中陽虛乎아

心陽虛也에 主之以桂枝하고 腎陽虛也에 主之以附子는

實由於桂枝加附子湯條文하야

於是乎 以其亡陽으로 心腎陽虛로 二分焉하니 其穿鑿甚矣라

과연 중경이 桂枝를 사용하여 心陽을 보하고, 附子를 더해 腎陽을 회복했는가? 그가 말한 心陽은 君火인가? 아닌가? 그가 말한 腎陽은 相火인가? 아닌가? 계지는 본래 解肌하는 효과가 있다는 말은 들었지만 심양을 보한다는 말은 듣지 못했다. 중경을 이해하는 사람은 오히려 해기도 적절치 못한 표현이라고 생각하는데 하물며 심양을 補한다는 말은 어떠하겠는가? 부자가 沈寒痼冷에 효과가 있다는 말은 옳지만 신양을 회복한다는 이런 표현은 옳지 못하다.

가금의 말은 다름이 아니다. 腎陽이 회복되면 沈寒痼冷으로 인한 모든 병증은 치료를 기대하지 않아도 저절로 치료된다는 뜻으로 근원에 근거한 이치를 밝힌 것 같지만 실제로는 空理에 근거한 억측이다. 괴이하다! 가금이 말한 心陽은 무엇이며 또한 신양은 무엇인가? 심양의 虛가 離卦 중의 陽虛인가? 신양의 허가 坎卦 중의 양허인가? 心陽虛에 桂枝를 사용하고 腎陽虛에 附子를 쓴다는 것은 桂枝加附子湯 조문에서 유추하여 마침내 亡陽을 心陽虛와 腎陽虛로 양분하니 그 억지로 끼워 맞추려 한 것이 심하다.

柯琴自序 云云曰 "胸中에 有萬卷書하고 筆底無半點塵[11]…"이라하니

安有其自負若此하고 而肯言此等乎아

執泥乎亡陽文字하고 妄增乎心陽腎陽하니 主張過度者也라

夫亡陽은 不可下之症이나 譫語는 可下之症이니

邪氣轉變之際에 可下之症과 不可下之症이

種種併發하나 亡陽, 譫語를 併記之하면

則不可下는 非唯不必於條文이오 而不宜於證候어늘

不可下症을 補備호대 奚必亡陽之擇乎며

亡陽譫語를 併述호대 奚必不可下云云乎아

其擇之不精과 語之不詳에 非徒本意晦盲이오 而實證歪曲이라

但其特書者는 警戒乎疾瀉之古法也니

是仲景書 多出於後人할세 故前後牴牾[12]가 甚矣라

---

11) 筆底無半點塵 : 柯琴, 『傷寒來蘇集·自序』. 흉중에 만권서가 있고 붓에 반 점의 먼지가 없어야 비로소 저작할 수 있고, 흉중에 반 점의 먼지가 없어야 겨우 고서의 註疎를 지을 수 있다. * 이런 말에 주눅 들어서는 안 된다. 현대교육을 받았어도 상식과 실증적인 가치에서 고서를 판단할 수 있고, 얼마든지 자신만의 글을 쓸 수 있다.

12) 前後牴牾 : 前은 망양과 섬어를 말하며, 後는 不可下를 가리킴. 즉 不可下라는 말은 망양에 적용할 수 있지만, 섬어의 증상에는 맞지 않기 때문에 망양과 섬어를 동시에 기술할 때는 불가하라는 말은 부적절한 표현이며, 승기탕의 방의에 사하의 개념도 있지만 潮熱을 해결할 때도 사용하기 때문이다.

柯琴은 『傷寒來蘇集 · 自序』에서 말하기를, "흉중에 만권서가 있고 글에 반점의 속됨이 없어야 … 註解를 쓸 수 있다"고 하였는데, 어찌 자부심이 이와 같으면서 心陽, 腎陽과 같은 근거 없는 말을 즐겨했는가? 亡陽이란 문자에 집착하여 망령되게 심양, 신양을 덧붙였으니 주장이 과도한 사람이다.

亡陽은 사하할 수 없는 증상이나, 譫語는 사하할 수 있는 증상이니 邪氣가 전변하는 동안 비록 사하할 수 있는 증상과 사하할 수 없는 증상이 간혹 동시에 발생하지만 망양과 섬어를 병행하여 표기하면 不可下라는 方意는 조문에서 필요 없을 뿐 아니라 증후에도 부당한 말이다. 그러나 그 不可下의 증거를 보완하면서 하필 亡陽을 선택했으며, 또한 망양과 譫語를 병기하면서 하필 불가하라고 말했는가? 그 선택이 정밀하지 못하고 말이 상세하지 못하여 중경의 본의가 어두워졌을 뿐만 아니라 실증주의가 왜곡된 것이다. 단지 불가하라고 특히 기술한 것은 일체의 병증에 빨리 사하하던 고법의 폐단을 경계한 것으로 이것은 중경서가 대부분 후인들에 의해서 나온 관계로 조문의 앞뒤가 서로 충돌을 일으킨 심한 경우다.

夫發汗過多에 津液越出하야 亡其陽也에

或云 "脫其心液"이라하고 或云"大亡氣液"이라하니

於是乎 亡陽之爲非症者를 可知也라

雖從事仲景호대 未知夫亡陽之所來하면

或有茫然 而未卽其狀하거나 或有臆測 而固執其狀하나니

設令 知其所來하야 而徵於壞病이라도

甲云 惡寒厥冷하고 乙云 小便難, 四肢微急하며

丙云 叉手自冒心, 心下悸하고 丁云 骨節疼痛, 失精下利하니

亡陽一名에 症狀不類하니 其宜非實證之筆也라

頭痛, 項强, 發熱, 惡寒, 惡熱, 腹痛, 譫語,

惡心, 咽乾, 口渴, 大小便不利

若是之症은 人人 不待思量이라도 而知其狀者也니

一症一名하고 一名一症이니 名卽症이오 症卽名이라

頭痛自頭痛이오 譫語自譫語오

頭痛非譫語며 譫語非頭痛이니

是以 聞其名 而知其狀하고 得其狀 而同其名이로대

若夫亡陽者는 人孰知其狀哉리오

발한과다로 津液이 탈진되어 亡陽에 이른 것에 대해 가금은 "心液을 탈진했다" 하고, 『금감』에서는 "氣液을 크게 손상했다"고 했다. 여기서 보면 망양이 증상이 아님을 알 수 있다. 비록 중경서를 배워도 망양이 나온 연유를 모르면 어떤 사람들은 망연자실하여 그 象을 연상하지 못하거나, 어떤 사람은 억측하여 그 상을 고집한다. 설령 망양이라는 말이 나온 연유를 알더라도 壞病에서 그 증거를 찾으면 甲은 惡寒厥冷이라 하고, 乙은 小便難 四肢微急이라 하고, 丙은 叉手自冒心 心下悸라 하고, 丁은 骨節疼痛 失精下利라고 말하니, 망양이라는 하나의 이름에 증상이 모두 같지 않은데 이것은 마땅히 실증의 필법이 아님을 알아야 한다.

頭痛, 項强, 發熱, 惡寒, 惡熱, 腹痛, 譫語, 惡心, 咽乾, 口渴, 大小便不利 등의 증상은 누구나 생각하지 않아도 그 狀을 이해한다. 하나의 증상은 하나의 이름을 가지며 하나의 이름은 하나의 증상을 가리키니, 이름이 곧 증상이며 증상이 곧 이름이다. 두통은 두통이고 섬어는 섬어일 뿐이다. 즉 두통은 섬어가 아니고 섬어는 두통이 아니다. 그러므로 그 이름을 들으면 그 증상을 알고 그 증상을 만나면 그 이름을 같이 한다.

그러나 망양이라는 말에 누가 그 상을 알겠는가?

發熱惡寒 遂漏不止도 可以謂之亡陽이오
四肢微急 難以屈伸도 可以謂之亡陽이오
小便不利 失精下利도 可以謂之亡陽이라
彼柴胡桂枝湯 條文中에 亡陽者는 果然何指오
雖欲同得其狀이나 人人不同者는 以其虛辭之名일세
似症而非症이오 非症而似症이며
似因而非因이오 非因而似因이나
然亡陽之名이 終歸乎模糊之象하니
不必執泥其名하고 不必臆測其象이라

有亡陽하면 必有亡陰하니 自後 陽虛 陰虛作焉이라
心陽虛, 腎陽虛, 肝陰虛, 腎陰虛 等等의
虛辭之擴을 莫之能閼하니 假託之象을 奚可能別이리오
心陽虛也엔 桂枝主之하고 腎陽虛也엔 附子主之하면
則肝陰虛也엔 當歸主之乎며
腎陰虛也엔 熟地黃 主之乎아
不幸 吾醫從事者 是之不疑하고 乃以肯信하니 怪莫甚焉이라
發汗過多에 津液越出하야 不意壞病이 百出倂作이나
然人人不類일세 或奪之陽하고 或奪之陰하야 雖不無亡陽亡陰之症이나
仲景은 亡陽亡陰之症을 直述之하고 亡陽亡陰之名을 不述焉하니라

發熱惡寒과 遂漏不止를 망양이라 할 수 있고, 四肢微急과 難以屈伸을 망양이라 할 수 있으며, 小便不利와 失精下利도 망향이라고 할 수 있다.

저 柴胡桂枝湯 조문 중에 亡陽은 과연 무엇을 가리키는가? 비록 그 증상을 누구나 같이 공감하고 싶어도 사람마다 같지 않은 것은 虛辭의 이름이기 때문이다. 망양은 증상 같으면서 증상이 아니고, 증상이 아니면서 증상 같고, 病因 같으면서 병인이 아니고, 병인이 아니면서 병인 같기도 하지만 망양의 이름은 마침내 模糊한 象으로 귀결되니 반드시 저 이름에 집착할 필요가 없으며, 또한 저 상을 억측할 필요도 없다.

망양이 있으면 반드시 亡陰도 있으니 이후로 陽虛 陰虛라는 말이 생겼다. 心陽虛, 腎陽虛, 肝陰虛, 腎陰虛 等과 같은 이런 허사의 확장을 막을 수 없는데 그 허사로 인한 假託의 상을 어찌 능히 구별하겠는가? 만약 心陽虛에 桂枝를 사용하고 腎陽虛에 附子를 사용하면 肝陰虛에 當歸가 적합하고, 腎陰虛에 熟地黃이 적합한가?

불행하게도 우리 의학을 공부하는 사람들이 이것을 의심하지 않고 맹목적으로 믿어 왔으니 괴이함이 이보다 심한 것이 없다. 발한 과다하여 津液이 소모되어 예측하지 못한 壞病이 무수히 발생하지만 사람마다 같지 않아 혹 陽氣를 빼앗거나, 혹 陰液을 소진하여 亡陽 亡陰의 증상이 없는 것은 아니지만 중경은 망양 망음으로 인한 증상을 바로 표기하고 망양 망음의 이름으로 표기하지는 않았다.

學仲景者 確立乎證候하고 透徹乎實證하면

虛辭文字가 種種可見이나 本意不掩하니 何害之有리오

“太陽病三日 發汗不解 蒸蒸發熱者 屬胃也…”

此條文未備나 唯以其蒸蒸發熱로 而爲可下之證據나

然蒸蒸發熱之狀者는 或難分乎翕翕發熱之狀이라

於是乎 屬胃一句을 妄增하야 而可下之證으로 揑造하니

夫條文中 亡陽, 屬胃, 胃家實, 胃中不和, 胃氣不和의

其意가 若一網打盡者는 是非正文也며 而亦非症狀也라

중경을 배우는 사람으로서 證候를 확립하고 실증에 투철하면 조문 중에 虛辭 문자가 종종 보인들 본의가 가려지지 않으니 무슨 해가 있겠는가?

"太陽病으로 삼일이 경과하여 發汗不解하고 蒸蒸發熱한 것은 屬胃이니 …", 이 조문도 증후의 뜻을 구비하지 못했지만 오직 증증발열이 瀉下할 수 있는 증거나 증증발열의 증상이 간혹 翕翕發熱의 증상과 구분하기 어렵기 때문에 이에 속위라는 일구를 망령되게 더하여 사하할 수 있는 증거로 날조하여 귀결시켰다. 亡陽, 屬胃, 胃家實, 胃中不和, 胃氣不和 등 이런 하나의 용어가 많은 개념을 포괄하는 것은 정문이 아니며, 증상 또한 아니다.

3) 脈道之亡

觀辨脈法, 平脈法篇하면 則脈法之所以亂者를 可知也라
條文中 脈狀者는 浮, 滑, 緊, 弦, 沈, 微, 遲, 數이니
其脈狀之所以爲脈狀者는 須在前後症狀하니
是以 察前後症狀 然後에 始可以知夫脈狀之意라
夫脈狀者는 證候之一症也니
或以之爲病位, 病勢, 病情, 病性之兆朕이니 不過如此나
一有出於證候하야 而獨取其脈象하면
則失其脈狀之意니 其未可夫인저

夫脈狀者는 未必盡信之徵者也며 未必所須之要者也라
何以知其然가하면 六經病 提綱中에 脈狀具備者는
'太陽病脈浮와 及少陰病脈細也'며
其外陽明病, 少陽病, 太陰病, 厥陰病提綱에는 脈狀不備하고
亦條文中에 脈狀未備者는 不爲不多하니
觀其提綱하면 未必所須之要者를 可知也며
觀其條文하면 未必盡信之徵者를 可知也라
萬若 脈狀不備하야 而經方不立하면
則叔和 撰次之際에 須備脈狀이어늘 奈何不備리오

「辨脈法」과 「平脈法」편을 보면 맥법이 혼란해진 이유를 알 수 있다. 조문 중 맥상은 浮, 滑, 緊, 弦, 沈, 微, 遲, 數 등이다. 그러나 어떤 맥상이 그 맥상이 된 이유는 반드시 전후의 증상에 있으므로 전후의 증상을 살핀 연후에 비로소 맥상이 가지는 의의를 알 수 있다. 맥상은 證候 가운데 하나의 증상일 뿐이다. 증후에서 맥상의 뜻은 病位, 病勢, 病情, 病性의 조짐에 불과하다. 조금이라도 증후를 벗어나 단독으로 맥상을 취하면 마침내 그 맥상의 의미를 잃기 때문에 옳지 못하게 된다.

또한 맥상은 전적으로 믿을 수 있는 증거가 아니며, 필수불가결의 요건도 아니다. 어떻게 그 이유를 아는가 하면 六經病 제강 중에 맥상을 구비한 경우는 '太陽病脈浮, 少陰病脈細'뿐이며 이밖의 陽明病, 少陽病, 太陰病, 厥陰病의 제강 조문에서는 맥상이 구비되지 않았고, 또한 조문 중에 맥상이 빠진 경우가 매우 많다. 제강을 보면 반드시 필요한 요건이 아님을 알 수 있고, 조문을 보면 반드시 전적으로 믿을 수 있는 증거도 아니다. 만약 맥상을 갖추지 않은 상태에서 經方을 정립할 수 없었다면 叔和가 撰次할 당시에 반드시 맥상을 구비했을 터인데 어찌 갖추지 않았겠는가?

夫證候中에 脈狀之備가 善乎未備나 然脈狀是主하야 而判之면

或負於方意하니 其具備가 何益之有리오

設令不備라도 據前後症狀하야 而判之면

猶不遠於方意하니 其不備나 何損之有리오

立其方也에 證候는 大節也오 脈狀은 小節也니

捨其大而取其小하고 乃能立乎經方者 未之有也니라

脈狀所以未必盡信者를 一一不擧나 槪略擧之하면

太陽病脈狀이 非唯不均이오 而麻黃湯證의 脈狀不一이라

萬若 但取其脈狀하야 而判之하면

脈浮而緊者는 屬之麻黃湯證乎아 屬之承氣湯證乎아

其脈狀이 雖相似나 其方意는 不相似라

夫陽明病의 脈浮而緊과 浮而數者는 其若宜於胃家實症이나

然承氣湯中에 脈弱 脈遲과 其若類於虛症이니

與其少陰病의 脈細欲絶者와 奚可以分別乎哉리오

丁寧 脈狀相似하면 則方意도 其亦相似인댄

但取其脈狀하야 而立其經方이라도 何難之有리오

증후 중에 맥상을 구비한 것이 미비한 것보다는 좋지만 오직 맥상만을 주장하여 판단한다면 어떤 경우에는 중경의 처방 의도와 어긋나니 맥상이 구비된들 무슨 도움이 되겠는가? 설령 구비되지 않더라도 전후의 증상에 근거해 판단하면 처방의 의도와 크게 멀어지지 않으니 구비되지 않더라도 무슨 문제가 되겠는가? 처방을 정할 때 증후는 큰 증거이며 맥상은 작은 증거이다. 큰 증거를 버리고 작은 증거를 취하여서는 仲景方을 잘 선택할 수 없다.

맥상을 무조건 믿을 수 없는 경우를 하나하나 제시할 수 없지만, 대략 그 예를 들어보면 太陽病이라고 언급한 조문 가운데서도 맥상이 균등하지 않고, 심지어 麻黃湯證의 여러 조문에서도 맥상이 같지 않다. 만약 단지 맥상만을 취하여 판단한다면 脈浮而緊은 태양병의 마황탕증에 속하는가? 아니면 陽明病의 承氣湯證에 속하는가? 그 맥상이 비록 비슷하지만 그 처방의 뜻은 서로 같지 않다.

양명병 胃家實의 맥상 중에 浮而緊이나 浮而數은 위가실의 熱實症에 마땅한 증거로 볼 수 있지만 承氣湯 중에 脈弱, 脈遲는 마치 虛症처럼 보이는 종류도 오히려 적지 않은데 少陰病의 脈細欲絕과 어떻게 구별하겠는가? 정녕 맥상이 비슷한 경우 처방도 또한 서로 비슷하다면 다만 맥상만을 취하여 經方을 정한다 해도 무슨 어려움이 있겠는가?

麻黃湯과 與承氣湯은 表裏(病位)之相對며

承氣湯과 與四逆湯은 虛實(病性)之相反이어늘

一於脈狀하야 而判之면 則大逆於仲景本意가 必矣니 何則고 非他라

麻黃湯證候에도 或有承氣湯之脈狀者가 存焉하고

承氣湯證候에도 似有四逆湯之脈狀者가 存焉하니

此際엔 雖仲景이라도 未免逆治어늘

奈脈狀是主하고 而立其經方何오

夫表裏之間이 雖遠이나 脈狀之差는 不遠이라

所謂陽明病에 宜主之以承氣湯이나

若惑之於脈遲하면 則不主之以四逆湯者 未之有也라

仲景脈狀은 一有出於證候하면 則脈意不成하니

故本不待乎辨, 平脈法篇이라

自古 以此諸篇으로 而爲叔和之所增益이나 康平本에 不偈此篇하니

是後醫之所增益者를 可知也라

雖然 亂脈法之罪가 不歸於後醫하고 而終歸於叔和는

兩篇之所主者가 非內經이면 則難經也니 盍來于脈經가

叔和 先唱以兩經하니 後醫 亦和應以兩經이라

叔和以後 不質於仲景證候하고 而索於內經難經하니

於是乎 脈法之亂이 作焉이라

麻黃湯과 承氣湯은 소위 表裏라는 병위에서는 相對的 관계이며, 승기탕과 四逆湯은 소위 虛實이라는 병성에서는 相反的 관계이나, 오로지 맥상만을 주장하여 판단한다면 그것은 분명히 중경의 본의에 크게 어긋난다. 왜 그런가? 다른 이유가 아니다. 麻黃湯證候 중에 혹간 승기탕의 脈狀도 있고, 承氣湯證候 중에 사역탕의 맥상과 비슷한 경우도 있기 때문이다. 이런 경우 중경도 역치를 면할 수 없는데, 어찌 맥상만을 고집하여 經方을 정할 수 있겠는가? 表裏의 병위는 비록 멀지만 맥상의 차이는 별로 멀지 않다. 소위 陽明病에는 승기탕을 위주로 하는데, 만약 陰脈처럼 보이는 脈遲에 현혹되면 사역탕으로 주장하지 않을 사람이 없다.

대체로 중경의 맥상은 조금이라도 증후에서 벗어나면 그 맥상의 의미가 성립되지 않기 때문에 본래「辨, 平脈法篇」이 별도로 필요하지 않다. 예로부터 어떤 사람들은 이 두 편을 숙화의 증익본으로 여겼지만, 강평본에 이 두 편이 게재되어 있지 않은 것을 보면 후세 사람들이 增益한 것임을 알 수 있다. 비록 그렇더라도 중경의 맥법을 혼란하게 한 잘못은 후세 사람들에게 돌아가지 않고, 숙화에게 돌아가는 것은 다른 이유가 아니다.「辨, 平脈法篇」이 두 편의 주된 관점은『內經』이 아니면『難經』이니 어찌 숙화의『脈經』에서 유래한 것이 아니겠는가? 숙화가『맥경』에서『내경』과『난경』으로 주도하였기 때문에 후세 사람들도 兩經으로 화답하였다. 이런 이유로 숙화 이후에 중경의 증후에서 바로잡지 않고『내경』과『난경』에서 모색하면서 맥법의 혼란이 발생하게 되었다.

條文中에 脈陰陽俱緊, 陽浮而陰弱과 及脈實者를

種種可見하니 此不宜於實證이나 而不害於大節이로대

彼辨脈法, 平脈法篇에 無徵之說이 其太半也夫인저

陽脈者는 大, 浮, 數, 動, 滑也며

陰脈者는 沈, 濇, 弱, 弦, 微也라하니

攷諸仲景書하야 而論浮脈, 遲脈은 則果然陽脈乎아 陰脈乎아

所謂陽脈, 陰脈者는 或適於方意하고 或否於方意하니

陽脈之中에 陰病之象者 不少하고

陰脈之中에 陽病之象者 不無하니 可不愼乎아

所謂陽脈結, 陰脈結, 脈陰陽俱緊,

陽脈浮, 陰脈弱, 趺陽脈, 少陰脈,

腎沈, 心洪, 肺浮, 肝弦 若是之例는

自始於陰脈陽脈과 及三部脈하야

而擴於三焦四時 五臟六腑와 及十二經脈하니

其脈狀之名을 不可勝數리니 其脈象之意를 奚可勝言가

白晝에 見鬼魅之象하야 而知魍魎之意者는 其誰人가

當今洋醫가 嘲笑吾醫曰 何謂哉오

其侮蔑之言을 可得而聞之나 忍而不能言이라

조문 중에 "脈陰陽俱緊", "陽浮而陰弱", "脈實"이 종종 보이는데 실증주의에 마땅한 용어는 아니나, 전체적인 증거를 방해하지는 않는다. 그러나 「辨,平脈法篇」의 내용은 황당무계한 설이 태반이다. 陽脈을 大·浮·數·動·滑로, 陰脈을 沈·濇·弱·弦·微라고 규정하니 중경서를 고증하여 浮脈과 遲脈을 논한다면 양맥인가? 음맥인가? 소위 양맥·음맥이 중경의 처방 뜻과 합당하기도 하고, 부당하기도 하다. 양맥 가운데 陰病의 象이 나타나는 경우가 적지 않고, 음맥 가운데 陽病의 상이 나타나는 경우도 없지 않으니 삼가지 않을 수 있겠는가?

소위 陽脈結, 陰脈結, 脈陰陽俱緊, 陽脈浮, 陰脈弱, 趺陽脈, 少陰脈, 腎沈, 心洪, 肺浮, 肝弦과 같은 예는 陰脈·陽脈과 寸·關·尺 三部脈에서 시작하여 三焦四時, 五臟六腑, 十二經의 脈으로 확대되었다. 그 脈象의 이름을 헤아릴 수 없는데 그 맥상이 의미하는 것을 어찌 다 말할 수 있겠는가? 백주에 도깨비의 상을 보고 그 도깨비의 뜻을 이해한다는 사람은 누구인가? 오늘날 양의들이 우리를 무엇이라 조롱하는가? 그 모욕적인 말을 들었지만 차마 입에 올릴 수 없다.

其脈象之意曰 有氣虛氣實하면 則亦有血虛血實하며
有衛氣衰하면 則亦有榮氣微하며
有脾氣不足하면 則必有肝氣, 心氣, 肺氣, 腎氣不足하며
有肺絶하면 則必有肝絶, 心絶, 脾絶, 腎絶하며
有少陰脈虛實하면 則必有十二經脈之虛實하니
卽以其陰陽虛實로 而錯綜乎衛氣榮血, 五臟六腑, 十二經脈하면
則脈象之意를 雖不待乎千變萬象이나 不可得矣라
天下古今 何人이 得其象而知其意乎아
雖質諸仲景하고 考諸叔和라도 無可奈何어늘 可徵今後아

若夫以趺陽之滑脈[13]으로 候胃氣實하고
以趺陽之緊脈으로 候脾氣强하며
以少陰之脈으로 候腎氣라하니 丁寧可驗之事인댄
奈何脈狀으로 候其臟腑三焦, 十二經氣乎아
夫寸關尺 三位中에 趺陽之脈은 何位며 少陰之脈은 何位오
自五臟六腑로 至十二經히 其脈何位며 其狀何意아
自古于今 驗其脈하야 而知其意者를 未嘗或聞也라
設有其人이나 若非其人이면 難以濟之니 奈何可得가
以此 金匱要略의 此類之脈을 其亦不取호라

---

13) 趺陽之滑脈 : 趺陽의 맥은 촌・관・척 삼위가 아니라 人迎脈이라고 한다. 이 글의 논지는 어느 부위의 맥상이 어떤 장기의 증후를 뜻하는 구체적인 표기가 현실에서 입증될 수 없는 가상적인 논리임을 지적한 것이다.

그 맥상의 뜻에 氣虛와 氣實이 있으면 血虛와 血實도 있고, 衛氣衰가 있으면 榮氣微도 있기 마련이며, 脾氣不足이 있으면 반드시 肝氣・心氣・肺氣・腎氣不足도 있다. 肺絕이 있다면 반드시 肝絕・心絕・脾絕・腎絕도 존재하야 하며, 少陰脈 虛實이 있다면 반드시 十二經脈의 허실도 있기 마련이다. 즉 陰陽과 허실의 문자로 衛氣榮血, 五臟六腑, 十二經脈의 문자를 뒤섞어 조합하면 저 脈象의 뜻이 천변만상을 기대하지 않아도 천변만상이 되고 만다. 세상 고금의 어떤 사람이 그 상을 얻어 그 뜻을 알겠는가? 비록 중경에게 바로잡아 보고 숙화에게 자문을 구한다 해도 그 상을 규명할 수 없는데 현재와 후대 사람들은 그 사실을 어떻게 확인할 수 있겠는가?

만약 趺陽의 滑脈으로 胃氣實을 파악하고 질양의 緊脈으로 脾氣强을 예후하며 少陰의 맥으로 腎氣를 예후한다고 하는데, 진실로 이와 같은 일을 누구나 경험할 수 있다면 도대체 어떤 脈狀으로 臟腑三焦와 十二經氣를 예후한다는 것인가? 寸・關・尺 세 부위 중에 질양의 맥은 어디이며, 少陰의 맥은 어디인가? 五臟六腑로부터 十二經에 이르기까지 그 맥은 어느 부위이며, 그 뜻은 무엇인가? 예로부터 지금까지 실제로 그 맥상을 경험하여 그 뜻을 아는 사람을 일찍이 들어보지 못했다. 설령 그런 사람이 있다 해도 그 사람이 아니면 해결하기 어려운 문제로서 누구나 경험할 수 없는데 어떻게 얻을 수 있겠는가? 이런 이유로『金匱要略』중에 이런 類의 맥상 역시 취하지 않는다.

仲景文字는 何下而實하고 後醫文字는 何高而玄가

據諸實證 而出之하면 則其文字는 不斬下而自下하고

憑諸假象 而表之하면 則其文字는 不斬高而自高라

下而實者는 人人 可知可驗일세 而未嘗誤人이나

高而玄者는 人人 未知未驗일세 而必然誤人이라

是以 陰陽虛實과 臟腑經絡의 此文字輩를 一有加諸脈狀하면

則其脈象之意는 各因其人의 所主所惑하야 而變焉하나니

其虛辭之象者를 難以索之하니 誰能驗之하며

其假託之名者를 難以規之하니 誰能知之리오

仲景脈狀은 '浮, 滑, 緊, 弦, 沈, 微, 遲, 數' 不過如此나

質於仲景도 可信이오 徵於今醫도 可驗이오 竢於後醫라도 可復이라

雖脈狀未備라도 然方意 多在證候하고 而未必在脈狀이니

是以 學仲景術者 不憂脈狀未備하고 但憂證候未備라

夫脈浮而弱者는 可也나 脈陽浮而陰弱者는 未可也온

而況趺陽脈 肝脈 少陰脈乎아

중경이 선택한 문자는 얼마나 낮으며 실제적인 용어인가? 반면 후세 사람은 그 선택한 문자가 얼마나 높고 현묘한가? 實證에 근거하여 표현하면 그 문자는 낮아지기를 기대하지 않아도 저절로 낮아지고, 가상에 의지해 표현하면 그 문자는 높아지기를 기약하지 않아도 저절로 높아진다. 낮으며 실증적인 것은 누구나 알 수 있고, 경험할 수 있기에 사람을 기망하지 않지만, 높고 현묘한 것은 누구나 알 수 없고, 경험할 수 없기에 반드시 사람을 기망한다.

그러므로 陰陽虛實, 臟腑經絡과 같은 이런 문자를 조금이라도 맥상과 결합하면 그 맥상의 뜻은 각자 그 사람의 주관과 현혹된 象에 따라 변하게 된다. 저 虛辭의 상은 모색하기 어려운데 누가 경험할 수 있으며, 저 假託의 이름을 규명하기 어려운데 누가 능히 알 수 있겠는가?

중경의 맥상은 浮, 滑, 緊, 弦, 沈, 微, 遲, 數 등 이 정도로서 중경에게 물어보아도 믿을 수 있고, 오늘날에도 증거로 경험되고, 후세 사람들도 재현할 수 있다. 조문 중에 맥상이 미비한 경우가 비일비재하지만 중경의 처방 의도는 대부분 證候에 있고 반드시 맥상에 있는 것은 아니다. 그러므로 중경술을 배우는 사람은 맥상이 미비한 것을 근심하지 말고 다만 증후가 미비한 것을 걱정해야 한다.

脈이 浮而弱함은 그래도 올바른 표현이나 맥이 陽浮而陰弱은 올바른 표기가 아닌데 하물며 趺陽脈, 肝脈, 少陰脈은 어떠한가?

惜哉 吾醫學術이 迷於虛辭之象하고 倚於假託之名하야
其弊習이 久且深하고 廣且大라
欲明脈法이나 猶亂脈法者가 豈獨叔和아

觀傷寒論翼의 平脈準繩篇하면 其所謂看脈法은
「對看法, 正看法, 反看法, 平看法, 側看法, 徹底看法」이오
其陰陽之象과 體用之理를 雖柯琴一人은 可知可驗이나
然人人 未可知其理하고 未可驗其象하니
柯琴 當代之師로 百家九流[14)]를 略涉源委[15)]로대
不謀於實事求是하고 乃沒於支離滅裂하니 其胸中萬卷書 不如無書라

14) 百家九流 : 司馬遷, 『史記』. 諸子百家를 "儒家・道家・墨家・名家・法家・陰陽家의 6家로 분류하였다. 『漢書・藝文志』에서는 雜家・農家・兵家・術數家・詩賦家・方技家・縱橫家・小說家의 8家를 추가하여 14家를 언급했다. 제자백가 중 대표적인 10개의 학파를 九流十家라고 한다.

15) 略涉源委 : 『禮記・學記』. 源委는 事情의 시작과 끝을 말하는 용어이다.
三王之祭川也 皆先河而后海 或源也 或委也 此之謂務本 '鄭玄'注 源泉所出也 委流所聚也(삼왕(고대의 성군을 지칭)이 내에서 제사를 지낼 때 모두 강에서 먼저 지낸 후에 바다에서 지냈다. 혹 源에서 혹 委에서 제사한 것이니 이것을 근본에 힘쓴 것이라 말한 것이다). 鄭玄의 해석에 따르면 源은 샘물의 근원이며, 委는 흐르던 물이 모이는 곳이라고 했다. 略涉源委는 앞의 백가구류의 본말을 섭렵했다는 뜻이다.

애석하게도 우리 의학이 허사의 象에 미혹되고 가탁의 이름에 의지한 폐습이 오래되고 깊으며, 광범위하고 크다. 맥법을 밝히려다 오히려 중경의 맥법을 곤란하게 한 사람이 어찌 숙화뿐이겠는가?

柯琴의 『傷寒論翼』 중 「平脈準繩篇」을 보면 그가 말하는 看脈法은 對看法, 正看法, 反看法, 平看法, 側看法, 徹底看法으로 그 陰陽이라는 변화의 像과 體用의 이치는 설령 가금 같은 한 사람은 이해하고 경험할 수 있겠으나 누구나 그 이치를 이해하고 그 象을 경험할 수는 없다. 가금은 당대의 이름 있는 스승으로 많은 서적을 두루 열람하고 고서들을 살폈지만, 實事求是를 도모하지 않고 반대로 지리멸렬한 문자에 埋沒되었다. 『傷寒論翼・自序』에서 “흉중에 무수한 서적이 있다”고 하였지만, 오히려 없는 것만 못하다.

6. 病源論

1) 病源之意

讀仲景書 以來로 每覽自序에 草草看過하고

未嘗注目이라가 一日 着眼一句에 而乃歎息曰

"吾不察矣"라 嘗以自序爲僞文하야

其魏晉譸張[1]之說을 無所入於吾心일세

故 '見病知源' 此一句를 視而不見하고 見而不察이라

旣以自咎曰 "否矣라 不知其意일세 故不着眼"이라

若知其意인댄 目之所擊에 意之自解하야 而不失此句어늘

此實未知夫一句之所來일세 故不知一句之意라가

吾乃今에 知後醫之苦心과 與此一句所以彌縫[2]호라

---

1) 魏晉譸張 : 위진시대에 들어서면서 사실에 근거하지 않고 欺謾하고 譸張하는 학설들이 난무하기 시작한 것은 당시 도가(도교)의 말류적 현상이 대두한 것과 연관이 있기 때문이다. 王叔和, 皇甫謐, 陶弘景 이 세 분의 학설이 당시 상황의 반영임을 알 수 있다.

2) 彌縫 : 『春秋左傳・桓公5年』. 빈 구석이나 잘못된 곳을 임시변통으로 보완하여 당장의 위험이나 어려움을 모면하는 방책. 고서 대부분이 전수 중 후인들의 彌縫策이 개입된 것은 보편적인 일이라고 한다.

중경의 글을 읽기 시작한 이후로 매번 「自序」를 열람할 때마다 대충대충 보아 넘기고 한 번도 깊이 주목하지 않다가 어느 날 일구에 집중되면서 나도 모르게 탄식하여 말했다. “내 불찰이다!” 예로부터 「자서」를 위문으로 여겨 위진시대에 주장하던 설이 마음에 와 닿지 않았기 때문에 ‘見病知源’ 이 일구에 눈이 가도 보지 않았고, 보고도 살피지 않았다.

그러다가 바로 자책하면서, ‘아니다! 생각 없이 읽어서 그런 것이 아니었구나’ 하고 반성하였다. 만약 그 의미를 알았다면 이 구절에 눈길이 닿을 때 그 뜻이 이해되고 이 구절을 놓치지 않았을 터인데 실제로 이 일구의 유래를 몰랐기에 그 뜻을 알지 못했다. 지금에서야 후의들의 고심과 이 한 구절이 후세 사람들의 미봉책임을 알았다.

仲景書入門에 千古微意가 不在千言萬語오 而但在一句니
'庶可以見病知源' 此一句는 一見平易之言하고 庶希之意나
然實發於其書所以難讀者니 仲景書讀法에
是之不疑하고 奈何可疑며 是之不解하고 奈何可解아
自序之訓 非他라
病源不知하고 而能盡愈諸病者 天下無之하니
是以欲愈諸病者는 急先務知其病源也라

抑自序所謂病源은 仲景之病源乎아 後醫之病源乎아
條文中에 病可見이나 而源不見하니
此一句는 不爲仲景之謀오 實爲後人之謀라
但見病症하고 而能知病源은 雖仲景難濟니 矧茲後醫따녀
此立言之意는 其若佛家所謂 '見性成佛'3)하니
一句所由가 必有根據로대 至于今 未知所諭하니 惑莫甚焉이라
但仲景書入門에 丁寧戒告가 不過如此하니
則千古之理가 豈有以加於此哉리오
自後 當此句하얀 未嘗不掩劵 而三致嘆焉호라

3) 見性成佛 : 直指人心 見性成佛. 선가에서 깨달음의 경지를 이르는 말. 마음 밖에 부처가 없고 자기 마음이 곧 부처임을 아는 것이다.

중경서 입문에 천고의 깊은 뜻이 수많은 말에 있지 않고 단지 이 한마디에 있다. '病症을 보고 病源을 알아야 한다'는 이 일구는 평이한 말 같으면서도 무엇인가 염원하는 뜻이나 실제로는 중경서가 읽기 어려운 이유를 단적으로 표현한 말이다. 중경서를 읽는데 이 점을 의심하지 않는다면 무엇을 의심할 것이며, 이 점을 이해하지 않으면 무엇을 이해할 것인가? 「自序」가 주는 교훈은 다름이 아니다. 병원을 알지 못하고 그 병증을 치료할 수 있는 사람은 세상에 없다. 그러므로 병증을 치료하는 사람은 먼저 급히 그 병원을 알아야 한다.

「자서」에서 말한 병원은 중경의 병원인가? 아니면 후세 사람의 병원인가? 조문 중에 병증은 보이지만 병원은 보이지 않으니, '見病知源' 이 일구는 중경을 위하여 도모한 것이 아니라 후인을 위하여 도모한 말이다. 그러나 병증을 보고 병원을 안다는 것은 중경도 어려운 일인데 하물며 후의들이야 어떠하겠는가?

후세에 남을 만한 이 일구의 교훈은 佛家에서 말하는 단도직입하여 '見性成佛'함과 유사하다. 저 일구가 유래한 것에는 반드시 근거가 있겠지만 오늘날까지 무엇을 깨우치게 하려는 것인지 알 수 없으니 이보다 심한 의혹은 없다. 다만 중경서 입문에 정녕코 중요한 가르침이 불과 이와 같다면 천고의 이치가 어찌 이 구절 위에 덧붙일 수 있겠는가? 이 후로 이 구절을 읽을 때마다 반드시 깊이 생각했다.

予讀仲景書 以來 至于今히 三變焉하니
初也 疑焉이라가 沖也 半信半疑焉하고 終也 信焉호라
其所以疑者는 但見病症하고 而不見病源也오
其所以半信半疑者는 欲求病源이로대 而反求諸病症外也오
其所以信者는 始知夫病源이 只在其病症이라
自序一句之訓은 非他라 使其後醫로 察病症하야 以謀病源하나니

是病症은 何在오
是以 要其病症之位하야
於是乎 表裏, 半表半裏之病位를 立焉하고
是病症은 何性고
是以 要其病症之性하야
於是乎 陰陽, 寒熱, 虛實之病性을 謀焉하며
是病症은 何因고
是以 要其病症之因하야
於是乎 氣血水, 便之病毒을 察焉일세
故嘗曰 乃以病症爲病位, 病性, 病毒, 病情, 病勢, 病機之案이라호라

중경서를 읽어 오면서 지금까지 생각이 세 번 변했다. 처음에는 의심했고, 다음에는 반신반의했고, 마침내는 믿게 되었다. 처음 의심했던 이유는 단지 病症만 보이고 病源이 보이지 않았기 때문이며, 점차 반신반의했던 이유는 병원을 생각하면서 오히려 병증 밖에서 찾으려 했기 때문이며, 결국 믿게 된 이유는 중경의 병원은 실로 병증에 있다는 것이다. 「自序」의 일구(見病知源) 교훈은 다른 뜻이 아니다. 후세 의사들에게 조문의 증상을 살펴서 병원을 도모하라는 것이다.

곧 이 병증이 어디에 있느냐는 이런 요구에 표・이・반표반리의 병위를 입안하였고, 또 병증의 성향은 무엇인가 하는 이런 요구에 陰陽・寒熱・虛實의 病性을 고안하였고, 또 이 병증의 病因은 무엇인가 하는 이런 요구에 기・혈・수의 변조와 대변으로 야기된 病毒을 살피게 된 것이기 때문에 일찍이 병증을 病位, 病性, 病毒, 病情, 病勢, 病機의 개념으로 보아야 한다고 한 것이다.

自序一句가 雖後人之謨나

條文中 若是之案者가 安有無徵而捏造乎哉리오

然則外病症하고 而求病源者는 斷其緖하고 而求其源者也라

若不然則 彼一句所來를 終乃不知하고

而一句所諭을 其亦不解하니 吾不知其可也케라

夫病症은 人人同見이나 然其病源은 各因其所見 而主之하니

仲景之源者는 仲景之獨得也오 而非門人之源也며

東洞之源者는 東洞之獨得也오 而非南涯之源也라

萬若 師弟父子之間에 同得病源乎인댄

至于今 何待乎大家之辨하며 何要乎方藥之解리오

師父도 不能以論弟子하고 弟子도 亦不能受之於師父[4]라

其獨得之源을 雖不可攷나 病源之緖가 可見于仲景書하니

所謂病位, 病性, 病毒之案者는

非特以病症闕落이오 而亦以病源未備也니

與其待仲景之闕하야 以難濟론 寧待後醫之備하야 以可濟니

彼千古未完之書가 於是乎 纔完焉하니

一人所傳을 千人圖謀하니 是乃所以爲今之仲景書라

---

4) 師父 不能以論弟子 弟子　亦不能受之於師父 : 길익동동과 길익남애는 부자간이지만『상한론』에 대한 견해는 같지 않았다. 즉 스승과 아버지는 제자와 자식에게 자신의 깨달음을 그대로 능히 전수하기 어렵고, 제자와 자식도 능히 그 깨달음을 전수받기 어렵다는 것을 알 수 있다.

저 자서 일구(견병지원)가 비록 후인들이 도모한 것이지만 이와 같은 의안들이 어찌 아무런 증거도 없이 날조한 것이겠는가? 그러므로 병증 外에서 병원을 구하는 것은 단서를 버리고 그 단서의 근원을 찾는 것과 같다. 만약 그렇지 않다면 自序의 一句가 어떤 연유로 나온 것인지 마침내 알 수 없게 되고 저 일구가 우리에게 깨우쳐주려 한 것을 이해할 수 없게 되니 나는 저 일구(見病知源)가 옳은 말인지 모르겠다.

病症은 누구나 같이 볼 수 있지만 病源은 각자의 소견에 따라 얼마든지 다르게 주장할 수 있다. 중경이 판단한 병원은 중경 자신만의 판단으로 제자들이 생각하는 병원이 아니며, 東洞이 생각한 병원은 동동 자신만의 병원으로 南涯(東洞의 아들)도 같은 병원을 얻는 것은 아니다.

만약 사제 사이와 부자간에 病源을 같이 얻을 수 있다면 지금까지 어찌 대가들의 의견을 참고하고 方藥의 풀이가 필요하겠는가? 선생도 그 제자를 똑같이 이해시킬 수 없고 제자도 그 선생에게서 온전히 받을 수 없다.

중경이 홀로 터득한 病源을 고찰할 수는 없지만 그 병원의 단서는 중경서에 보인다. 소위 病位・病性・病毒의 의안은 병증이 빠진 부분을 보완한 것뿐만 아니라 병원이 불비한 이유 때문에 보완한 것이니 병원을 기술하지 않은 중경서로 이해하기 어려운 고충보다는 차라리 후인들의 대안을 통하여 병원을 이해하는 것이 좋다. 저 천고의 미완서가 이런 과정을 겪고 나서야 비로소 겨우 완성되었다. 한 사람이 전한 것을 수많은 사람이 도모하여 엮은 책이 오늘날의 중경서가 만들어진 연유이다.

仲景之書는 證方也오 後醫之案은 病源也라
卽病位, 病性, 病毒의 此三案을 合曰病源이라
表裏內外가 非病位而何며
寒熱虛實이 非病性而何며
氣血水便이 非病毒而何오
夫病位, 病性, 病毒 三案을 具備 然後에 可以謂之病源이요
其中闕一하면 病源未備하니 學仲景方者는
太主於病位하야 而沒其病毒者도 未可也며
太着於病性하야 而沒其病位者도 未可也며
太固於病毒하야 而沒其病性者도 未可也라

夫醫之治病者는 譬諸戰之獲敵者也니
敵陣之何處와 敵兵之何器와 敵軍之何氣를
是之不探하고 而能獲敵者가 未之有也라
條文中에 表裏內外, 寒熱虛實, 氣血水便의
所謂病位, 病性, 病毒之案이 多見者는 以此也일세라
設令 此案이 古之善 而未必今之善이나
吾所以取者는 未有不由此案하고 而能入乎仲景書故也라

중경서에는 증상과 처방뿐이며 후세 사람이 보완한 의안이 곧 병원이다. 病位·病性·病毒 이 세 의안을 아울러 병원이라고 한다. 表裏 내외가 병위·병소가 아니면 무엇이고, 寒熱虛實이 병성·병정이 아니면 무엇이며, 氣血水便이 병인·병독이 아니면 무엇인가?

병위·병성·병독 이 세 가지 의안을 구비한 연후에라야 병원이라고 말할 수 있고 이 가운데 하나라도 빠지면 병원의 조건을 갖추지 못한다. 그러므로 중경의 처방을 배우는 사람은 병위만을 중요시하고 병독을 고려하지 않으면 병원을 갖추지 못한 것이며, 병성을 지나치게 위주로 하고 병위를 소홀히 하는 것도 옳지 않으며, 병독만을 고집하여 병성을 참고하지 않는 것도 옳지 않다.

의사가 질병 치료하는 것을 전쟁에서 적을 섬멸하는 것에 비유하면 적진이 어디에 있으며, 적병의 무기는 무엇이며, 적군의 사기는 어떤지를 먼저 탐색하지 않고 적을 섬멸할 수 있는 경우는 없다. 조문 중에 表裏內外, 寒熱虛實, 氣血水便 등 이와 같은 병위·병성·병독 등 病源의 단서가 자주 보이는 것은 진실로 이 때문이다. 당시의 상황에서 최선의 방안이었겠지만 오늘날에는 반드시 좋다고 할 수 없어도 이런 병원의 단서를 취하는 이유는 이 의안을 거치지 않고서는 중경서에 입문할 수 없기 때문이다.

彼病源之案이 雖出後人이나 其由來 久矣니 何以知其然가하면
仲景前後 去古未遠일세 必有心口之所傳受하고 耳目之所睹記[5)]라하니
古代醫案이 絡繹不絶하야 雖立於後醫나 然古醫所來니
是非一時偶然之得者也며 而亦非一人任意之案者也라

六經之案을 雖不取나 病源之案을 取之라
病症之所以爲病位, 病性, 病毒者를 可知 然後에
見病知源 此一句가 始立焉이라

或人曰 吾子所謂病源을 詳聞之하니 解惑焉하나
奚必不云病因하고 而乃云病源乎아 敢問所安호라
答曰 未詳孰是나 觀 '見病知源'一句와 及 '諸病源候論'書名하면
則本是病源이나 竊謂 佛家所謂因果論이 傳來以後로
終以病因으로 代其病源이라 不敢自信일세 吾亦待乎後人論評호라

---

5) 心口之所傳受 耳目之所睹記 : 『춘추좌전・頭註』(李鐘洛, 학민문화사, p. 209) 참고.

저 病源의 의안이 비록 후세의 의사들에 의해 입안되었더라도 그 유래는 오래되었다. 어떻게 그 연유를 아는가 하면 중경 전후의 시대는 고대로부터 멀리 떨어진 시기가 아니었으므로 반드시 전수할 때 마음과 입으로 전해졌고, 귀로 듣고 눈으로 본 것을 기록하였으니 고대 의안이 끊어지지 않고 전해왔다. 비록 후세의 의사들에 의해서 입안되었지만, 옛 의사들에 의해서 유래된 것이니 이것은 어느 날 우연히 얻은 것이 아니며 한 사람이 임의적으로 고안해서 만든 의안도 아니다.

육경(六經辨證論)의 의안은 비록 취하지 않지만 病源의 의안은 취한다. 病症이 病位・病性・病毒의 단서가 되는 이유를 이해한 연후에라야 「自序」의 뜻이 비로소 성립된다.

어떤 사람이 묻기를 선생이 말하는 病源의 개념을 잘 들어 의혹이 풀렸지만 하필이면 病因이라고 하지 않고 병원이라고 말했습니까? 선생의 의견을 듣고 싶습니다. 답하기를 무엇이 옳은지 자세히 알 수 없으나 개인적인 생각으로는 자서의 '見病知源' 一句와 소원방의 '諸病源候論' 書名을 보면 불교에서 말하는 因果論이 전래된 이후로 병인으로 병원을 대신해 부른 것으로 본다. 그러나 자신할 수 없어 나 또한 후세의 정론을 기다린다.

7. 氣 論

1) 氣字之來

夫氣者何오 實難言也라

何以難言고 以其無形이라

何以無形고 以其極微일세라

極微 故難見이오 難見 故難言이라

其形之定이 若如木, 金, 土면 則其見而言也에 何難之有리오

雖然 氣所以難見難言者는 非特以其極微之形也오

實以其形未定하고 而其用無窮也일세라

考之文獻컨대 氣字之意는 隨時而變하고 因人而異하니

外而周流於天象地形하고 內而貫通於五臟六腑라

或以之爲精神之運하고 或以之爲萬象之源이로대

至宋代하야 所謂氣一元論이 擡頭焉하니

'一氣之所以爲萬象이오 萬象之所以爲一氣'라

卽一氣가 分於萬象하고 萬象이 歸於一氣니

自物而觀之면 有是物이면 則有是氣니

一例로 有肝心脾肺腎之器면 必有肝心脾肺腎之氣며

‘氣’란 무엇인가? 참으로 말하기 어렵다. 말하기 어려운 이유는 무엇인가? 형체가 없기 때문이다. 어떤 이유로 형체가 없는가? 형체가 극미하기 때문이다. 형체가 극미하기 때문에 보기 어렵고, 보기 어렵기 때문에 말하기 어렵다. 그 형체를 갖춘 것이 나무, 금속, 흙과 같이 정형을 이루었다면 보고 말하는데 어찌 어려움이 있겠는가? 氣가 보기 어렵고 말하기 어려운 이유는 극미한 형체 때문만이 아니라, 그 형체가 극미하기 때문에 고정되지 않으며, 그 작용이 무궁하기 때문이다.

문헌을 고찰하면 氣자의 뜻은 시대에 따라 변해왔고, 사람마다 표현이 다르다. 기는 외부로는 천지의 형상 가운데로 周流하고 내부로는 인체의 오장육부를 관통한다. 사람에 따라 기를 정신의 작용으로 여기고, 만상의 근원으로 여긴다. 宋代에 이르러 소위 氣一元論이 대두하여 ‘一氣가 만상이 되는 근원이며, 만상은 일기의 작용’이라는 학설이 나왔다.

다시 말하자면 一氣가 만상으로 나눠지고, 만상은 일기로 돌아간다는 뜻이다. 사물의 관점에서 보면 어떤 사물이 있으면 반드시 그 사물의 氣가 있다. 일례로 肝·心·脾·肺·腎이라는 臟器가 있으면 반드시 五臟의 기가 있다.

自氣而論之면 有是氣면 則有是物이니

有肝心脾肺腎之氣면 必有肝心脾肺腎之器라

夫一元之氣가 分化하야 而爲肝心脾肺腎之器하니

是乃所謂一氣之所以爲萬象者也며

且夫肝心脾肺腎中에 一元之氣가 周流貫通하니

是乃所謂萬象之所以爲一氣者也라

夫然則 其物之所以爲其物者는 不以其物이오 卽以其氣也라

水, 血, 肝, 心 所以爲水, 血, 肝, 心者는

卽以其水, 血, 肝, 心之氣也니

是以 無是氣면 則天地生物은 終爲枯木死灰라

然而 天地間에 有是物하고 而無是氣者 未之有也니

雖枯木死灰[1)]라도 必有枯木死灰之氣나

然知者는 生物之氣를 可以謂之氣오 死灰之氣를 未可以謂之氣라

夫氣者는 吾醫學術之頭腦也니

氣意未得하고 而能解乎吾醫之蘊奧者 未之有也라

---

1) 枯木死灰 :『莊子・齊物論』. 形固可使如枯木 心固可使如死灰(외형의 굳기는 마른 나무와 같고 마음의 굳기는 다 타고 남은 재와 같다). * 내가 스스로 무엇을 하겠다는 自我를 잊었다는 忘我, 喪我를 양생론의 극치로 해석했지만, 이 글에서는 문자 그대로 무생물적 개념으로 해석하였다.

기의 관점에서 논하자면 기가 있다는 것은 그 기의 사물이 있다는 것이니 오장의 氣가 있으면 반드시 肝・心・脾・肺・腎의 器가 있기 마련이다. 즉 一元의 기가 분화되어 간・심・비・폐・신의 실질적 장기가 되는 것을 일기가 만상이 된 이유라고 말하며, 간・심・비・폐・신의 장기에 일원의 기가 주류하면서 관통하기 때문에 알고 보면 만상은 일기가 변화(생명의 현상)하는 과정 중에 나타나는 형상이 된다.

그러므로 그 물체가 그 물체가 된 이유는 그 물체 때문이 아니라 그 물체의 氣 때문이다. 水・血・肝・心이 수・혈・간・심의 고유형태와 각각의 작용을 하는 이유는 바로 수・혈・간・심의 기 때문이다. 이 기가 없다면 세상의 생명이 있는 생물은 마침내 죽어 있는 枯木死灰가 된다. 그러나 천지간에 어떤 물체가 있는데 그 물체의 기가 없는 것은 존재하지 않기 때문에 비록 마른 나무와 타고 남은 재일지라도 반드시 고목사회의 기는 존재한다. 그렇지만 지각 있는 사람은 생물의 기를 기라고 말하고, 死灰의 기를 기라고 말하지 않는다.

氣는 우리 학술의 두뇌와 같이 중요한 개념이다. 그러므로 기의 개념을 이해하지 못하고 우리 학문의 깊은 세계를 이해하기 어렵다.

自素靈으로 至于今히 論氣之說이 何其多也오

從事吾醫者 于氣也에 各從所聞하야 而取之하니

或有臆測而誇張者 在焉하고 或有含糊而不明者 在焉하며

或有據徵而可信者 在焉하고 或有破字而取米者 在焉이라

自古于今 氣雖一物이나 論氣호대 而不徵於實하니

故隨時而變하고 因人而異하야 氣之端緖를 終乃莫測하야

甲論乙駁이 必然起焉하니 皆未知夫氣字之源故也라

大凡文字之源은 據其實하야 而得其名이라

秦漢以前엔 未嘗離事而言理[2]로대

魏晉以後엔 始離事而言理하니

本始 徵於其物하니 故名實相符로대

漸次 浮於其物하니 故名實相負라가

末流 外於其物하니 故有名無實이라

吾醫文字中에 有其名하고 而忘其實者 未有若氣者也라

古人所謂氣는 果徵於何物고

天地萬物中에 其惟徵於水也니 夫氣者는 水也歟저

---

2) 未嘗離事而言理 : 章學誠, 『文史通義』. 古人 不著書 古人 未嘗離事而言理(한대 이전 고인들은 일찍이 저서하지 않았고, 고인들은 일찍이 사실 밖에서 이치를 말하지 않았다). 즉 고대 사회에서 氣는 분명히 어떤 사물의 형상에 의해 氣라고 명명했을 가능성이 있다.

『황제내경』부터 지금까지 기에 대한 설명이 얼마나 많은가? 이런 기에 대한 개념을 각자의 입장에서 들은 것을 바탕으로 이해하기 때문에 어떤 사람은 억측하여 과장하는 경우가 있으며, 모호하여 불분명한 경우도 있고, 증거가 있어 신뢰할 만한 경우도 있으며, 氣란 글자를 파자하여 米에서 취하는 경우도 있다. 예로부터 지금까지 기는 하나의 물건이지만 기를 논할 때 실물에 근거하지 않았기 때문에 시대에 따라서 기의 개념은 변하기도 하고, 사람에 따라서 기에 대한 관점이 달라 기의 단서를 마침내 헤아리지 못하여 갑론을박의 분란이 필연적으로 생기는 것은 모두 氣字의 근원을 모르기 때문에 발생한 사단이다.

대체로 문자의 기원은 사물(실물)에 근거하여 이름을 만들었다. 秦·漢 이전의 고대 사람은 일찍이 사물에서 벗어나 이치를 말하지 않았지만, 위진 이후로는 사물에서 벗어나 이치를 말하기 시작했다. 처음에는 실물에 근거하여 이름과 실물이 일치했지만 점차 이름이 실물보다 과장되면서 이름과 실물이 일치하지 않다가 말기에는 실물을 벗어나 초월적인 유명무실한 개념으로 인식되는 경우가 있었다. 우리 의학 문자 중에 그 이름은 있지만 그 실물을 망각한 것으로 기와 같은 것이 없다. 고대 사람들이 말한 기는 과연 어떤 실물에서 연유된 것인가? 천지간 만물 중에 오직 水에서 기의 증거를 모색하였다. 곧 기(氣)는 수(水)이다.

據甲骨文字하야 而觀之하면

則氣, 汽, 乞字는 皆徵於(≋)象形文字니

(≋)字者는 霧流, 水蒸, 呼噓之象으로 皆不過乎水流之象也라

據說文解字하야 而攷之하면 則气는 雲气也며 象形也니

雲亦水流之象이니 氣徵於水가 宜夫인저

秦漢文獻中에 水字與氣字를 未分 而混用之하니

古人之眼也에 水亦氣며 氣亦水라

本是水與氣는 一而二며 二而一이니 同體而二名이라

是以 乃以氣字로 代其水字인달 何未可之有리오

始也엔 以水爲主라가 中也엔 水氣混用하고 終也엔 以氣爲主라

自古稱德호대 譬之以水[3]는 嘗聞之나 譬之以氣는 未嘗聞之라

古人之於水也에 造詣之察과 及隱喩之譬를 多見焉이나

之於氣也에 或未見焉하니 何則고 非他라

夫水者는 可見而徵이나 然氣者는 難以見之니

其難見也에 何徵之有며 何譬之有리오

天地萬物中 其形可變하야 而爲有形하고 又而爲無形者는 其惟水也라

其惟爲水 然後에 轉變于有無之形하니

---

3) 譬之以水 : 『도덕경』. 上善若水(가장 높은 善은 물과 같다)라고 하였고, 上善若氣라고 하지는 않았다.

갑골문자를 근거로 보면 氣, 汽, 乞자는 모두 ≋의 상형문자로서 ≋의 상형문자는 안개가 흐르는 상이며, 水蒸의 상이며, 호흡할 때 나오는 김의 상이니 모두 물이 흐르는 상에 불과하다. 또한 『說文解字』에 근거해 고찰하면 气는 雲气이며, 구름이 흘러가는 모습을 상형한 글자이다. 구름 또한 물이 흐르는 상이므로 기는 水에 근거한 것이 옳다.

秦·漢 시대 문헌 중에 水字와 氣字를 구분하지 않고 혼용한 것이 종종 보이는데 진·한 시대의 관점에서 보면 수가 기이고, 기를 수로 인식하였다. 본래 수와 기는 하나이면서 둘이고, 둘이면서 하나이다. 소위 하나의 몸에 두 개의 이름이 붙은 것이다. 이런 이유로 해서 氣자를 水자로 대신 사용해도 어찌 잘못된 것이라고 하겠는가?

처음에는 수가 위주였다가 점차로 수와 기를 혼용하다가 훗날에는 기를 위주로 썼다. 예로부터 덕을 칭송할 때 물(水)에다 비유한 것은 일찍이 들었지만 기에다 비유한 것은 들어보지 못했다. 옛 사람이 수에 대한 깊은 관찰과 비유는 자주 보이는 반면, 기에 대한 비유와 은유는 거의 보이지 않는데 왜 그런가? 그 이유는 다름이 아니라 수는 누구나 볼 수 있는 증거가 되지만 기는 보기 어려우니 그 보기 어려운 것에서 어떻게 증거를 찾을 수 있으며 비유할 수 있겠는가?

만물 중에 그 형체가 유형이 되기도 하고 무형으로 변할 수 있는 것은 水뿐이다. 오직 수만이 유형·무형으로 전환이 될 수 있다.

氣者는 徵於有形하야 而取其無形하니
水之無形者를 謂之氣라하고 氣之有形者를 謂之水라하며
水之難見者를 謂之氣라하고 氣之可見者를 謂之水라해도 非不可라
是以 論水하면 則不論氣라도 氣는 未嘗不在其中이라

夫天一生水[4)]와 及太一生水[5)]…太一藏於水는
自戰國 至秦漢히 所謂宇宙의 生成循環之說로
當時 但論水하고 而不論氣를 於是乎 可見焉이라
彼天一, 太一者를 或云萬物之根本 或云有無之混融이라하니
萬物之始者도 水也며 循環之終者도 水也라
大凡古人은 須徵於可見之物하고 而不徵於難見之物하니
萬物兆朕之始者를 與其徵於氣론 寧徵於水라
是以 氣雖精微於水나 不云曰 天一生氣오 而必云曰 天一生水라호라
仲景以前엔 古人 以爲水亦氣며 氣亦水로 水氣未分이라가
漸次始分하야 氣自氣오 水自水로 二分焉이라
甚至 氣者는 非但以爲水外之物이오 而以爲物外之物하니
氣不徵於水일세 故落於物外하니
物外之物者는 其絶物也며 而無物之物也라
夫絶物者는 雖一物도 主宰不可온 而況萬物호아

4) 天一生水 :『周易·繫辭傳』. 天一地二 …天九地十… 天以一生水 地以二生火…. 河圖 五行生成之數. …天은 一로 水를 생하고 地는 二로 火를 생한다. …

氣는 수의 유형에 근거하여 그 수의 무형의 象을 취한 것이다. 수의 무형적인 상태를 기라 말하고, 기가 유형적인 상태일 때를 수라 말하며, 수가 보이지 않는 상태로 변한 것을 기라 하고, 기가 보이는 상태로 변한 것을 수로 인식해도 잘못된 것은 아니다. 그러므로 수를 거론하면 기를 거론하지 않아도 기는 일찍이 수 중에 있다.

天一生水와 太一生水… 太一藏於水라는 말은 전국시대와 秦・漢 시대에 유행하던 우주의 생성과 순환에 관한 설이다. 당시에 水를 논하고 氣를 논하지 않았음을 여기서도 알 수 있다. 天一과 太一을 만물의 근본이라고 하고, 유무가 혼융한 상태라고도 한다. 곧 만물의 시작은 수이며, 순환의 귀착도 수로 인식하였다.

대체로 옛 사람들은 볼 수 있는 물체에서 증거를 구했고, 보이지 않는 물체에서는 증거를 찾지 않았다. 이런 이유로 만물이 형성되는 조짐의 시작을 기에서 증거를 찾기보다는 수에서 찾아야 한다. 기가 비록 수보다 精微하지만 天一生氣라고 말하지 않고 天一生水라고 한 것이다.

중경 이전 고인들은 수가 또한 기이며 기 또한 수로 여겨 수와 기를 구분하지 않다가 점차 수와 기가 나누어지기 시작하면서 기는 기이며, 수는 수로 이분화 되었고 심지어 기는 수 밖의 물건이 되었을 뿐 아니라 사물 밖의 초월적인 물건으로 인식되었다. 기를 수에서 증거를 찾지 않기 시작하면서 사물 밖으로 떨어져 나간 것이다. 사물 밖의 물건은 絕物이며 초월적인 物이다. 사물을 벗어난 것은 하나의 물건도 주재할 수 없는데 하물며 만물을 주재하겠는가?

---

5) 太一生水 : 郭店草簡, 道家계열. 天地者 太一之所生… 是故 太一藏於水 而行於時…(천지는 태일이 생하게 한 것이므로 태일은 수에 감추어져 時로 운행하니 …). 고대사회에서 水에 대한 인식으로 모든 현상의 시작을 水에서 시작한다는 논리다. '태일생수'에서 물은 우주생성의 초기 단계부터 마지막 단계까지 전 과정에 걸쳐 참여함으로써 우주생성의 공동 근원자로 자리매김한다. 태일과 물은 우주생성과정이 모두 끝난 뒤 '太一藏於水'로 일체를 이루어 공존공생의 동격체 즉 一者가 된다.(서강대학교 박혜순 교수의 「태일생수에 나타난 물과 생명의 관계방식 고찰」)

乃妄以後代之氣로 欲圖古代之氣하면
非但水意를 未得이오 而氣意도 亦未得也니 其無乃未可乎잇가
設令 古人之於氣에 不徵於水라도 不幾於水之象乎아

天地萬物中에 精乎精하고 微乎微者 莫若水也라
精微之水는 無所不布하고 無所不達하야 而周流萬物하니
氣所以主宰萬物者는 卽以其水也라
現象中 水之不察하고 而氣之能察者 無之하니
不知氣者는 實不知水者也라 是以로
與其取物外之象으론 寧取精微之水하고
與其從誇張之論으론 寧從經驗之實이라
水藏於氣하고 氣藏於水하니 水氣互藏은
至于今히 現象之察하고 而經驗之得하니
萬若 古人所謂氣를 不徵於水하고 而徵於水外하면 則吾不知其氣也라

觀仲景書 金櫃要略하면 則水之爲病은 多見이나
而氣之爲病은 未見焉하니 何則고
當時 以水爲主일세 故水者는 生之始며 而亦病之始라가
自後 遂以氣爲主나 然其氣가 或落於物外之物하니
於是乎 吾醫之案이 大變焉이라
氣之落於物外를 何憂리오 遠於實證을 是憂니라

만약 후대의 초월적인 기의 개념으로 고대의 실증적인 기를 도모한다면 비단 수가 지닌 뜻을 얻지 못할 뿐 아니라 기의 뜻도 이해하지 못하게 되니 잘못된 것이 아니겠는가? 설령 옛 사람이 기를 수에 근거를 두지 않았다 해도 수의 현상에 가깝지 않은가?

천지 만물 중에서 水보다 精微한 것이 없다. 수는 매우 정미하므로 천지사방으로 퍼져나가고, 어디든지 도달하여 모든 현상에 주류한다. 그러므로 氣가 모든 현상을 주재하는 이유는 수의 정미한 특이성 때문이다. 현상 중에서 수를 살피지 않고 기를 살필 수 있는 사람은 없다. 기를 알지 못한다는 것은 실제로는 수를 알지 못함이다.

그러므로 물체 밖에서 그 象을 취하기보다는 정미한 수에서 취하는 것이 좋으며, 과장된 논리를 따르기보다 경험되는 사실을 따르는 것이 좋다. 水는 氣에 감추고, 氣는 水에 감추는 관계 즉 水와 氣가 서로에게 숨기는 것은 오늘날에도 현상에서 관찰되고 경험으로 알 수 있는 사실이다. 만약 옛 사람이 말한 기를 수에서 증거를 찾지 않고 수 밖에서 찾는다면 그 기라는 것을 나는 알지 못한다.

중경서와 『금궤요략』을 보면 水로 인하여 병이 되는(水之爲病) 사례가 많이 보이지만, 氣로 인하여 병이 된다는(氣之爲病) 말은 보이지 않는 이유는 무엇인가? 당시에는 수가 위주였기에 즉 수는 생명의 시작이며, 또한 질병의 시작으로 보았다. 이후로는 마침내 기를 위주로 삼았으나 그 기를 자못 물건 밖의 초월적인 물건으로 인식하면서 우리 의학은 크게 변하였다. 기가 물외의 초월적인 개념으로 인식되는 것을 어찌 걱정하겠는가? 실증에서 멀어진 것을 걱정할 뿐이다.

(雜說, 杞憂)

吾醫之亡이 將無日호라

水氣之於生物也에 重且大 莫甚焉하니

草木은 以之爲滋養 而發之하고

魚鼈은 以之爲排卵 而游之하며

鳥獸는 以之爲繁殖 而飛之하고 而走之하니

人於其間也에 其發者는 采而食之하고 其游者는 綸而蒸之하며

其飛者는 羅而灸之하고 其走者는 刺而燔之라

夫自草木魚鼈鳥獸로 而至于人히

其水與氣也에 惟其清涼之好하고 而各得其所러니

不幸 今之水質은 果然何며 天氣亦何오

玆非污染而混濁何오 水非其水하고 氣亦非其氣라

於是乎 水之所到와 氣之所觸에 雖欲不染이나 未可得矣라

雜說, 杞憂

우리 의학이 망할 날이 장차 얼마 남지 않았다.

水와 氣가 모든 생물의 존재에서 그 중대하니, 이보다 더한 것이 없다.

초목은 水氣로 자양하여 자라나고,

魚鼈은 수기로 배란하여 유영하고,

鳥獸는 수기로 번식하여 날고 달리는데,

사람은 水氣(현상) 사이에서 땅 위에서 자라나는 것을 캐내어 먹고, 물속에서 유영하는 물고기를 투망으로 잡아 쪄 먹고,

공중에서 날아다니는 새들은 그물로 잡아 구워먹고, 들에서 뛰어 다니는 들짐승은 척살하여 구워먹는다.

초목, 어별, 조수로부터 사람에 이르기까지

기와 수가 오직 청량하고 깨끗한 것을 좋아해서 각각 그에 합당한 생존의 길을 얻는데,

불행하게도 오늘날 수질은 과연 어떠하며 천기는 또한 어떠한가! 수질은 오염되고 천기는 혼탁하지 않은가!

수질은 청량한 수질이 아니며 천기 또한 깨끗한 천기가 아니다.

그러므로 수가 닿는 곳과 기가 접촉하는 곳이 오염되기를 바라지 않아도 오염되기 마련이다.

古之所謂混濁者는 循環之中에

其汚染之濁이 濾하고 而其清涼之性이 復焉이어늘

今之所謂混濁者는 雖加以人工이라도 其性은 難復焉이라

彼草木魚鼈鳥獸는 自古于今히

日用之所用이며 亦吾醫之所須가 其灼灼明矣어늘

其汚染之毒이 殘留於天地間하고 而蓄積於人身中하니

水氣一毁면 萬事虧矣니 是誰之過며 吾醫何罪오

今日吾醫之衰는 無可奈何나 來日人類之慘은 奈若何오

悲夫悲夫 痛矣痛矣라

예전에 말하는 혼탁이라는 것은 자연현상에서 순환하는 가운데

오염되어 혼탁해진 것을 걸러내어 그 청량한 성질을 회복하였는데,

오늘날 말하는 혼탁은 비록 인공으로 수질과 천기를 정화해도 그 본연의 성질을 회복하기 어렵다.

저 초목, 어별, 조수는 예로부터 지금에 이르기까지 일상생활에서 필요한 것이며,

또한 한의학에서 사용됨이 명백한 사실이다.

저 오염된 독성은 천지간에 잔류하고 인체 중에 축적하게 된다.

수와 기가 한번 훼손되면 만사가 끝나는데 이런 현상은 누구의 잘못이며 우리 의학은 무슨 죄인가!

오늘날 우리 의학이 쇠퇴한 것은 어찌할 수 없다지만 앞으로 벌어질 인간의 참혹한 삶은 어찌될 것인가!

슬프고 통탄할 따름이다!

2) 氣化之論

吾聞之하니 充塞于天地間者는 氣也라하니

天地間에 但有氣化[6]而已矣라

若無氣化면 天自天하고 地自地하니

於是乎 天地는 但空廓 而生物之心[7]이 息焉이라

夫天地萬物도 氣化以生物이온 而況人物之於其間哉아

人體間에 若無氣化면 皮膚自皮膚며 臟腑自臟腑니

於是乎 人體 亦空廓 而生理之運이 休焉이라

大而天地之軸도 氣化며 小而人物之軸도 亦氣化라

人物所以生于天地間者는

外而與氣化之大로 接焉하고 內而與氣化之小로 運焉이라

夫然則 氣化者何오 水火相濟[8]라

---

6) 氣化 : 『素問・靈蘭秘典論』. 膀胱者…津液藏焉 氣化則能出矣(방광이 … 진액을 저장하였다가 기화를 통해 그 진액을 배출한다). 『素問・靈蘭秘典論』에 따르면, 즉 수분대사를 통해 진액이 방광에 저장되었다가 방광의 기화작용을 거쳐 소변의 형태로 배출된다는 뜻으로 기화라는 용어의 사용이 오래된 것임을 밝혔을 뿐 이 글에서 사용한 기화의 의미는 『소문』의 뜻과 다르다.

7) 生物之心 : 朱子, 『四書集註』. 仁者 天地生物之心(仁이란 천지가 만물을 낳는 마음이다). 이 용어는 성리학이 대두한 이후에 나온 신조어다. 즉 송나라 이전에는 이런 용어의 개념이 없었다. 가령 『경악전서』에서 이런 용어가 보인다는 것은 『경악전서』가 성리학의 영향을 받았음을 뜻한다.

8) 水火相濟 : 『周易・旣濟・卦名』. 水火相濟는 旣濟의 象에서 그 의미를 취하면 離火在下而炎上坎水在上而潤下 是水火相交相濟之象(離火의 성질로 보면 상에 있어야 하고 坎水는 아래에 있는 것이지만, 서로 반대로 위치하여 離火가 아래에 처하여 염상하고 坎水는 위에 처하여 潤下 작용을 하여 水火가 서로 교제하는 象으로 생리적 작용을 한다)이 된다.

나는 들었다! 천지 사이에 가득 찬 것이 氣라고 한다. 천지 사이에는 氣化만 있을 뿐이다. 만약 기화작용이 없다면 하늘은 하늘이고, 땅은 땅일 뿐 천지는 단지 텅 빈 공간으로 만물이 생존하는 작용(生物之心)이 멈추었을 것이다.

천지 사이의 만물도 기화작용으로 생명을 유지하는데, 하물며 인간이 천지 사이에서 살아가는 데서야 어떠하겠는가? 인체 내에 기화작용이 없다면 피부는 피부이고, 臟腑는 장부일 뿐 사람의 인체는 빈 공간으로 생리의 작용은 멈출 것이다.

크게는 천지의 축도 기화이며 작게는 인물의 축도 기화이다. 인간이 천지 사이에서 생존할 수 있는 것은 외부로는 기화의 큰 축과 접촉하고, 내부로는 기화의 작은 축이 작용하기 때문이다.

그렇다면 기화는 무엇인가?

水・火가 서로 교제하는 것을 말한다.

水火在焉하면 不欲相濟나 未可得矣라

水火濟焉하면 不蘄氣化나 而氣自化하고

氣化作焉하면 不蘄生物이나 而物自生하니

是以 論氣하면 則水火는 已在其中矣라

萬若 論氣호대 不徵於水火之中하고 而索於物外之物하면

則其所謂氣는 果然何物고

天地間에 無其質하고 而有其性者는 無之하니

氣之爲物이 雖極微莫測이나 奈無其質而有其性乎아

論水火호대 而不論氣라도 則可也나

然論氣호대 而不據水火하면 則不知其爲何物하니 未可也라

夫氣者는 水之質 而火之性이니 卽兼水火者也라

수·화가 있다면 서로 교제하지 않으려 해도 교제를 할 수밖에 없다. 수·화가 교제하면 氣化작용을 바라지 않아도 기화작용은 저절로 발생하며, 기화작용이 발생하면 생물(생명현상)의 발생을 바라지 않아도 저절로 생물이 발생한다. 그러므로 氣를 논하면 수·화의 교제는 이미 그 기에 있다. 만약 기를 논하면서 수·화에서 증거를 찾지 않고 물체 밖의 초월적인 물체에서 탐색한다면 그 기라는 것은 과연 어떤 물체인가?

천지간에 그 質料(바탕 재료)가 없는데 그 性(작용)만 있을 수는 없다. 설령 기라는 물체가 비록 극미하여 헤아리기 어렵지만 어찌 質이 없는데 性만 있겠는가? 이런 이유로 수·화를 거론하고 기를 거론하지 않아도 되지만 기를 논하면서 수·화에서 근거하지 않으면 그 기는 마침내 어떤 물체인지 알 수 없으니 옳은 것이 아니다. 氣는 수의 質料와 화의 성질(운동)을 겸한 것이니 곧 水·火를 겸한 것이다.

氣者는 今所謂Energy니 ($E=mc^2$)[9)]

無其質量과 與其速度하고 而有其Energy者가 無之하니

萬若 氣則E면 水者는 非m而何며 火者는 非c^2而何오

然則 水火未濟하고 而氣化者 無之하니

氣化之軸이 毀하면 則無以見水火하고

水火가 不可見하면 則氣化之軸이 或幾乎息矣나

不患乎氣化之軸 不健이오 而患乎水火之調 不均이라

素問所謂熱生氣, 熱傷氣라하니 非他라

因其熱 而生氣於水하고 而亦燥氣於水하니

是現象之察로 無古今 而可知可驗이라

吾醫生理는 水火相濟오 病理는 水火未濟, 過濟[10)]니

水火之理를 未得하고 而乃論生理病理者는 其未可夫인저

---

9) 氣를 현대적 개념의 에너지로 볼 때, 물체를 움직이는 능력(에너지 : E), 물질의 양(질량 : m) 그리고 빛의 속도(c)를 참고하면 기의 물질(m)을 水, 속도(c^2)를 火로 볼 수 있다. 개인적인 생각으로 전문가의 비판을 기다린다.

10) 未濟,過濟 :『周易・未濟・卦名』. 水火未濟는 旣濟와는 반대로 水火不相交 不相濟로서 병리적 작용을 뜻한다.

기를 오늘날 관점에서 보면 Energy다. $E = mc^2$이니 질량과 속도 없이 Energy는 발생하지 않는다. 만약 氣 또한 E라면 水는 m(질량)이 아니면 무엇이며? 火는 c^2(속도)가 아니면 무엇이겠는가? 그러므로 水・火가 서로 교제하지 않으면 기화작용은 없다. 氣化의 축이 훼손되면 수・화의 교제는 발생하지 않으며, 수・화의 교제가 현상에서 나타나지 않는다는 것은 기화의 축이 거의 훼손되었음을 의미한다. 그러므로 현상에서 기화의 축이 굳건하지 못함을 근심할 것이 아니라 수・화의 조화가 균일하지 못함을 근심해야 할 것이다.

『소문』에서 熱이 기를 만들고 또한 열이 기를 손상한다고 하는데 다른 뜻이 아니다. 열로 인하여 水中에서 기를 만들며 또한 열로 인하여 수가 건조해지면 기 또한 건조해지기 때문이다. 이것은 현상에서 관찰되는 것으로 고금에 관계없이 알 수 있고 경험되는 것이다. 한의학에서 말하는 생리는 수・화가 서로 조화롭게 교제하는 것이며, 病理는 수・화가 교제하지 않거나(未濟), 한쪽으로 지나치게 치우쳐지는 過濟를 말한다. 그러므로 수・화의 이치를 이해하지 못하고 생리와 병리를 논함은 옳지 못하다.

又聞之하니

水火之於現象에 氷炭相剋하야 而不可相近하나

水火之於本源에 互用其根11)하니 其間莫分焉이라

所謂 陰中之陽 陽中之陰과 水中有火 火中有水라

水本乎地 故親下나 然水在天 則爲氣니 此之謂水生氣오

氣本乎天 故親上하나 然氣在地 則爲水니 此之謂氣生水라

水者는 氣之形也오 氣者는 水之象也니

水之與氣 本是一物이나 在天成象하고 在地成形12)하니

但因其所在하야 而其名異矣라

抑水之所以生氣와 及氣之所以生水者는 卽以其火也니

非火면 則水는 未能爲氣化하고 氣도 亦未能爲水化라

---

11) 互用其根 : 周廉溪, 『太極圖說』. …一動一靜 互爲其根…(… 태극이 한 번 움직이고 한 번 고요한 것이 서로 뿌리가 되고 …), 水火 互爲其根 陰陽互根 水火互藏之妙 등 다양한 표현으로 이용됨. 陰陽 互爲其根 陽根于陰 陰根于陽 無陽則陰無以生 無陰則陽無以化(음양은 서로 그 뿌리가 되어 양은 음에 뿌리내리고, 음은 양에 뿌리를 내려, 양이 없으면 음은 生할 수 없고 음이 없으면 양은 化할 수 없다). 음과 양, 수와 화는 현상에서는 대척의 관계지만 본원에서는 서로 뿌리를 같이 하고 서로 바꾸어 收藏한다.

12) 在天成象 在地成形 : 『周易・繫辭』. 하늘에서는 상을 이루고, 땅에서는 형체를 이룬다.
* 이 부분에 대한 해설은 다양하지만, 소동파의 역을 인용한다.
天地一物也 陰陽一氣也. 或爲象 或爲形 所在之不同 故在云者 明其一也. 象者 形之精華 發于上者也 形者 象之體質 留于下者也(천지는 하나의 사물이며, 음양은 하나의 기이다. 어떤 경우는 상이 되고 어떤 경우는 형이 되는데, 그 소재가 같지 않기 때문에 그 소재에 따라 상이 되기도 하고 형이 되기도 하나 그것은 하나이다. 상은 형의 정화로 하늘에서 발현하고, 형은 상의 체질로 땅에서 머문다).

또 나는 들었다! 水・火가 현상에서는 얼음과 석탄처럼 멀고, 相剋의 관계로서 서로 가깝지 않지만 그 본원에서는 서로 뿌리를 같이하기 때문에 구별하기 어렵다. 소위 陰中에 陽이 있고, 陽中에 陰이 있듯이, 水中에 화가 있고 火中에 수가 있음을 의미한다.

수는 땅에 근거하기 때문에 下(地)와 친하지만, 수가 하늘에 있으면 氣가 되는데 이것을 水生氣라 한다. 기는 하늘에 근거하기 때문에 上(天)과 친하지만, 기가 땅에 있게 되면 수로 변하니 이것을 氣生水라 한다.

즉 수는 기가 드러난 形이며 기는 수의 상이니 수와 기는 본래 하나의 물체이지만 하늘에 있으면 象이 되고 땅에 있으면 형이 된다. 다만 그 所在에 따라 그 이름이 다르다.

그러나 水가 生氣하는 것과 氣가 生水하는 원동력은 곧 火의 작용으로 화가 아니면 水는 氣化할 수 없고 氣도 또한 수로 전환할 수 없다.

是以 雖謂之火亦氣며 氣亦火라도 非不可나

然火無體[13]하고 因物以爲體일세

故云曰 水亦氣 氣亦水라하고 不云曰 火亦氣 氣亦火라

夫火가 未始不在其水流之象[14](≋)이나

氣字之源(≋)을 古人 不徵於火하고 但徵於水者는 良有以也라

傳曰 頭圓足方 四肢關節 十二臟腑 三百六十穴이라하고

古人 云云曰 人體形象이 合乎天地度數라하니 何特形象가

人體生理도 合乎天地氣化라

在下之水는 腎主之하고 在上之氣는 肺主之하며

其火는 居腎肺之中하야 而心主之하니

本乎天者는 親上하고 本乎地者는 親下[15]를 於是乎 見焉이라

---

13) 火無體… : 邵康節(이름은 雍이며, 康節은 시호임. 북송의 학자)의 저서 『皇極經世』에서 인용함.

14) 水流之象 : 자연현상 중에 霧流, 水蒸 呼噓之象과 같은 것을 뜻한다.

15) 本乎天者… 乎地者親下 : 『周易・乾卦・九五爻・文言傳』. 本乎天者親上 本乎地者親下 則各從其類也(하늘에 근본을 둔 것은 위를 따르고, 땅에 근본을 둔 것은 아래를 따르니 각각 그 동류를 따른다).

그러므로 비록 화를 기라 하고 기를 또한 화라고 여겨도 잘못된 개념은 아니다. 화는 자신의 體가 없고 다른 물건을 이용하여 체가 된다. 그러므로 수가 기며, 기 또한 수라 말하고 화를 기라 하거나 기를 화라고 말하지는 않는다. 현상에서 화는 본래 수가 흘러가는 象(즉 안개가 흐르고 수가 증류되고 호흡에서 나오는 김) 가운데 있지만 氣字의 연원(≈)을 옛 사람은 화에서 증거를 취하지 않고 다만 수에서 증거를 취한 것은 그만한 이유가 있었던 것이다.

문헌에 사람의 머리는 둥글고(하늘의 형상을 닮은 것이며), 발은 평평하며(땅의 형상을 닮음), 사지관절(사계절), 십이장부(十二個月), 삼백육십 개의 穴(삼백육십日을 본받음)이라고 전해오고, 옛 사람들은 인체의 형상이 천지의 법도와 일치한다고 말했는데, 어찌 그 형상만 天地度數와 일치하겠는가? 사람의 생리작용도 천지간의 기화작용과 일치한다. 아래로 흐르는 성질인 水는 腎(水之海)이 주관하고, 위로 올라가는 성질인 氣는 肺(氣之海)가 주관하며, 火는 신장과 폐장 가운데 있는데 心臟이 주관한다. 하늘에 근본을 둔 것은 위와 친하고, 땅에 근본을 둔 것은 아래와 친하다고 한 것을 여기에서 볼 수 있다.

自古 稱人曰 小天地, 天人感應[16]이라하니 其豈虛言哉리오

人或不信이나 其大義를 吾信之호라

現象之中에 水-火-氣는 三位一體也라

'風, 寒, 暑, 濕, 燥, 火'六氣는 不過乎水火之象이니

人體之於天地間에 晝夜動靜이 莫能逃於六氣하고

臟器之於人體間에 亦不能外於氣化하니

表, 裏所以爲相因과 皮膚, 骨髓以爲相依와

而及九竅, 五臟所以爲相通者는 其惟以氣化也일세라

乃敢竊謂 吾醫特長이 盡在此也라

下三圖는 擬諸氣化하야 而圖之하니

變化之象이 不可莫測이나 根源之實은 若是之簡이라

---

16) 天人感應 : 董仲舒. 이 용어는 한대 董仲舒가 제창한 설이지만 여기서는 사람의 형상은 자연환경에 따라 형성된 것으로 단순 해석하였다.

예로부터 인체는 천지의 형상이며, 하늘(현상)과 사람은 서로 감응한다고 하는데 이 말이 어찌 허언이겠는가? 사람들은 혹 믿지 않더라도 나는 그 대의를 믿는다. 현상 가운데 水・火・氣는 삼위일체이다.

風・寒・暑・濕・燥・火 이 六氣는 水・火의 현상에 불과하다. 인체가 천지간의 육기 변화에서 잠시도 벗어 날 수 없듯이 臟器도 인체 내에서 발생하는 氣化의 작용에서 벗어 날 수 없다. 表裏가 서로 원인이 되며, 피부와 骨髓가 서로 의존하며, 九竅와 五臟이 서로 상통하는 것은 기화 때문이다.

우리 의학의 특장은 모두 여기에 있다. 아래 도형은 기화를 비교하여 그린 것으로 그 변화의 현상은 모두 헤아릴 수 없지만 그 근원의 실체는 이처럼 간단하다.

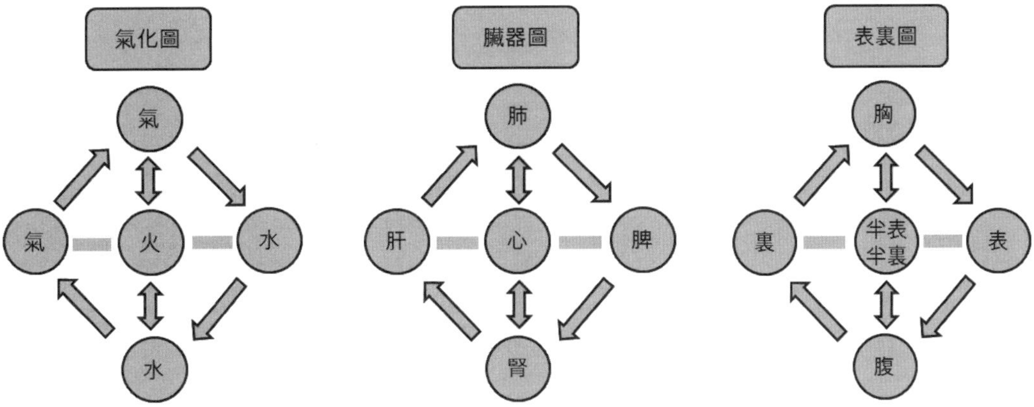

敷衍之說

或問曰 自五行論而觀之하면 脾土中央이어늘

吾子以爲心火中央은 何오

答曰 吾聞之하니 古人制字에 必有深義하니

觀肝脾肺腎之字하면 其左防也에 加肉字로대

惟獨心字에 不加焉하니 何則고 非他라

心之於臟器之附와 精神之運也에 君王故也라

其君王之居가 非中央而何오 此一說 彼一說이니

心居中央이 不其然乎아

덧붙여 설명함

혹자가 묻기를, 오행관으로 보면 비토가 중앙에 거처하는데, 그대는 어째서 심화를 중앙에 배치하였는가?

답하기를, 내 듣기로 옛 사람은 글자를 만들 때 반드시 깊은 뜻이 있다.

肝·脾·肺·腎 이 글자들을 보면 그 좌방에 고기 육(肉: 月) 자를 더했지만, 오직 心자에는 더하지 않았는데 그 이유는 무엇인가?

다른 뜻이 아니다. 심장이 모든 장기의 부속과 정신의 운행에서 군왕처럼 모든 것을 주재하기 때문이다.

(이런 추론으로 보면) 군왕의 거처가 중앙이 아니면 어느 곳이겠는가? 오행관도 하나의 설이며, 문자관도 하나의 설이니 심(화)이 중앙에 거처하는 것이 그렇지 않은가?

3) 二五之辯

夫氣, 陰陽, 五行之由來가 本是不同일세

故立案之意가 各有異趣하니

氣自氣오 陰陽自陰陽이오 五行自五行으로

本無相涉하야 而各立其意나

然自氣一元而論之하면 氣卽陰陽[17]이오 陰陽卽五行이라

若夫然則 五行은 何由以作乎며 其數는 何必以五乎아

其數五者는 參天兩地[18]로 天地之數가 合爲五矣라

且夫五行이 始見于洪範九疇[19]나

五行配屬은 槪見于諸家書, 淮南子, 內經이라

---

17) 氣卽陰陽… : 宋代 周子, 『太極圖說』. …五行一陰陽也 陰陽一太極也(… 오행은 하나의 음양이고 음양은 하나의 태극이다). 예로부터 太極에 관한 설이 분분하다. 어떤 사람은 理라 하고 어떤 사람은 氣라고 주장했다. 어떤 사람은 理氣의 合이라고 주장하나 여기서는 "氣가 곧 음양이며 음양이 곧 오행이다"라고 해석했다.

18) 參天兩地 : 『周易・계사전』. 參天兩地而倚數(하늘의 숫자는 홀수인 3이고, 땅의 숫자는 짝수인 2이다).
朱子의 『周易本義』에 따르면 "天圓地方 圓者一而圍三 三各一奇 故參天而爲三 方者一而圍四 四合二偶 故兩地而爲二 數皆倚此而起(하늘은 둥글고 땅은 네모졌으니 둥근(원) 것은 지름이 1에 원주율이 3이니 3은 각각 1奇이므로 하늘에서 3을 취하고, 4모(방)진 것은 1에 둘레가 4이니 4는 2(偶)를 취하여 2가 되었으니 數가 모두 이에 의하여 일어났다)"라고 하였다.
參天兩地의 설은 『주역・계사』뿐 아니라 兵法, 荀子 등 여러 諸家의 書에 보이지만 정확한 의미를 알 수 없다고 주자가 일찍이 말했다.

19) 洪範九疇 : 「尙書」. 天乃錫禹 洪範九疇… 初一曰五行(하늘이 우에게 큰 규범 아홉 가지를 내려 주었다. … 그 첫 번째가 오행이다). 五行에 대한 최초의 언급은 「尙書」로 알려지고 있다.

氣, 陰陽, 五行은 그 유래가 본래 같지 않기에 그 입안한 뜻도 각각 다른 상황에서 출발하였다. 기는 기, 음양은 음양, 오행은 오행으로 본래 상관관계가 없는 별개의 개념이다.

氣一元論의 관점에서 보면 기와 음양과 오행은 유기적 관계로서 기가 곧 음양이며, 음양이 곧 오행으로 해석한다. 만약 이와 같다면 오행은 어떤 이유로 발생했으며, 그 數는 하필 五인가? 朱子(『易本義』)에 따르면 수 五는 參天兩地로 하늘의 三과 땅의 二를 합하면 五가 된다. 또한 五行은 洪範九疇에 처음 보이나 오행배속은 전국시대의 여러 서적에서 대략 보이고, 또한 漢代의 『淮南子』와 『황제내경』에 이런 설들이 편집되어 있다.

略解曰 天地萬物을 不可勝數나 然各從其類[20]하니
類聚 而分之하면 不過五象[21]이라
此五象間에 相生相剋하야 而循行反復하니 此曰五行이니
所謂五行論이 自此而作焉이라

夫萬象之性은 非陰則陽이오 非陽則陰으로 不過二性이니
所謂陰陽論이 自此而作焉이라
有陰이면 必有陽이오 有陽이면 必有陰은 是陰陽家之所主니
彼三陰三陽의 六經辨證論과 及六陰六陽의 十二經絡說은
率襲陰陽家하야 而作者를 可知也라

自陰陽五行而觀之하면 則天地萬物은 無非陰陽五行之象이니
若夫然則 氣者는 果陰乎아 陽乎아
氣之謂陰者도 未可也며 氣之謂陽者도 亦未可也니
何則고 非他라 氣含水火하니 故氣者는 非陰非陽이라

---

20) 各從其類 : 『周易・乾卦・文言』에서 나오는 말로 그 뜻은 대략 物各有疇, 物各有類, 方以類聚, 物以群分으로 類類相從의 뜻과 같다.

21) 不過五象 : 『淮南子・原道訓』. 味之和 不過五 而五味之化 不可勝嘗也…(맛의 종류는 다섯 가지를 넘지 않지만, 다섯 가지 맛으로 변화를 주면 셀 수 없을 정도로 많은 맛을 낼 수 있다. …).

요약하면 천지간 만물을 모두 헤아릴 수 없지만 각각 서로 동류끼리 모이니 그 동류를 모아 나누면 五象에 불과하다. 그러나 이 오상 간에 相生·相剋하면서 순환 반복하는 것을 오행이라 말하니 오행론은 이런 바탕에서 발생했다.

모든 현상의 性은 陰이 아니면 陽이고, 양이 아니면 음으로 두 가지 性에 불과하니 소위 음양론은 이런 발상에서 생겨났다. 음이 있으면 반드시 양이 있고, 양이 있으면 반드시 음이 있다는 것은 陰陽家들의 주장으로 三陰三陽의 六經辨證論과 六陰六陽의 十二經絡說은 모두 음양가의 이론을 따라 그 의안이 성립된 것임을 알 수 있다.

陰陽五行論의 관점에서 보면 천지간의 만물은 음양오행의 현상이 아닌 것이 없다. 그러면 氣는 음인가? 양인가? 기를 음으로 규정하는 것도 옳지 않고, 양으로 규정하는 것도 옳지 않다. 왜냐하면 다름이 아니라 기는 水·火를 포함한 것이기 때문에 기는 음도 아니고 양도 아니다.

水火之未分者를 謂之氣오
一氣之分化者를 謂之水火니
其未分也엔 其象未見하니 奚可以謂之陰이며 謂之陽哉리오
其已分也엔 其象可見하니 始可以謂之陰이며 謂之陽이라
然則 必察水火之象한 然後 謂之陰이며 謂之陽이니
卽氣之偏於水者를 謂之陰이오 而偏於火者를 謂之陽이라
是以 察陰陽者는 不察於氣하고 而察於水火也니
欲調其氣者는 不在其氣오 而在其水火也라
調其水火하면 則不蘄調氣나 而氣自調하니
乃水火不調하고 而欲補氣益氣, 上氣下氣, 淸氣溫氣者는
其氣之爲物이 落於物外하니 吾不知其可也케라

素問에 不云曰 氣者는 陰陽之徵兆也라하고
而但云曰 水火者는 陰陽之徵兆也라하니
兆之爲言은 幾也니 幾者는 動之微也라
卽現未現之際와 變未變之間을 謂之兆朕이니
水火之已現也에 孰不知其氷炭之遠이리오마는
然而 其未現也에 鮮能知其互用之根이라

즉 수・화가 미분된 상태를 기라 하고 一氣가 분화된 것을 수・화라 한다. 그 기가 미분하기 전에는 그 象이 보이지 않으니 어떻게 음으로, 양으로 말할 수 있겠는가? 분화된 이후에야 그 상이 비로소 나타나니 음으로 양으로 말할 수 있다.

그러므로 반드시 水・火의 현상을 살핀 연후에 陰이나 陽이라고 해야 옳다. 즉 氣가 水에 편중되어 寒의 象이 보이는 것을 음이라 하고, 火에 편중되어 熱의 상이 보이는 것을 양이라고 한다. 음양을 살피려면 기에서 관찰할 것이 아니라 수・화에서 관찰해야 한다.

그렇기 때문에 기를 조절한다는 것은 기를 조절하는 것이 아니라 수・화를 조절하는 것이다. 수・화를 조절하면 기를 조절하지 않아도 기는 저절로 조절된다. 이에 수・화를 조절하지 않고 補氣・益氣, 上氣・下氣, 淸氣・溫氣한다는 것은 기라는 물체가 수・화 밖의 초월적인 것이기 때문에 잘못된 것이다.

그러므로 『素問』에서 기를 陰陽의 徵兆라고 말하지 않고 다만 수・화는 음양의 징조라고 하였다. 조짐이란 기미이다. 기미는 움직임이 작은 것을 뜻하는 것으로 드러날 듯 말듯, 변할 듯 말 듯 한 것을 조짐이라고 말한다. 수・화가 현상에서 확연히 드러나면 어느 누가 그 氷炭의 관계를 모르겠는가? 그러나 수・화가 드러나지 않은 상태에서는 그 수・화의 뿌리가 호용 관계인지를 아는 사람은 적다.

古聖은 察變於兆朕하고 恒言於根源이라하니
若夫此言者 然後에 謂之善察善言者也라
兆朕不察하고 而能得乎善察者 未之有也며
根源不據하고 而能得乎善言者 未之有也라

又云 "陰陽者는 天地之道也며 萬物之綱紀며
變化之父母며 生殺之本始며 神明之府也"라하니
若是之說이 廣則廣하고 深則深이나 何不漠然하고 何不荒唐가
陰陽也者가 果爲何物이완대
能主萬物하고 而宰與奪乎며 立綱紀하고 而貫始終乎아
夫陰陽也者는 非物名 非物主오 而不過物象之名也라
夫物之象者는 隨時而變하고 隨處而變하니
陰陽之名이 何定之有며 何主之有리오
吾之於陰陽說에 不取此하고 而取彼者는 造端於水火也라

且夫氣者는 配屬五行乎아 否乎아
否屬 則氣自氣오 陰陽自陰陽이오 五行自五行이며
配屬 則木火土金水 五行之中에 何以不見가 非他라
貫通于五行하니 故氣雖不見이나 尙在其中이라

옛 성현들은 항상 조짐에서 변화를 살피고, 근원에서 말을 했다고 한다. 저『소문』의 말 같은 연후에야 잘 살피고(善察) 잘 말한(善言) 것이라고 할 수 있다. 현상의 兆朕에서 살피지 않고 잘 살핀 사람은 없으며, 현상의 근원에 근거하지 않고 잘 말한 사람도 없다.

그러나『소문』에서 또 말하기를, "陰陽은 천지의 道이며, 만물의 綱紀이며, 변화의 부모이며, 생사의 本始이며, 신명의 집(府)이다"라고 했다. 이와 같은 학설은 광범위하다면 광범위하고 깊다면 깊지만 어찌 막연하지 않으며, 어찌 황당하지 않은가? 음양이라는 것이 과연 어떤 물건이기에 만물을 주관하고, 생사를 주재하며, 강기를 세우고 始終을 관통하는가?

음양이란 사물의 정해진 이름도 아니고, 사물의 주체가 아닌 단순한 물상의 이름이다. 사물의 象은 수시로 변하고, 장소에 따라 변화하니 음양의 이름이 어떻게 고정될 수 있으며, 어떻게 사물을 주관할 수 있겠는가? 음양에 관해서는 이 설을 취하지 않고 저 앞의 설을 취하는 것은 水・火라는 실체에서 음양의 단서를 시작했기 때문이다.

또한 氣는 五行에 배속하는가? 아닌가? 배속하지 않으면 기는 기이며, 음양은 음양이며, 오행은 오행으로 분리되지만, 배속된다면 木・火・土・金・水 오행 중에 기는 어떤 이유로 보이지 않는가? 오행을 관통하기 때문에 기를 오행 중에 별도로 표기하지 않았지만 오행 중에 있다.

五行者는 一氣가 隨時變化之象이니 卽一氣之異名者也라

木也者는 氣之木象이오, 春, 靑, 東, 肝, 酸 …象이라

火也者는 氣之火象이오, 夏, 赤, 南, 心, 苦 …象이라

土也者는 氣之土象이오, 中, 黃, 中, 脾, 甘 …象이라

金也者는 氣之金象이오, 秋, 白, 西, 肺, 辛 …象이라

水也者는 氣之水象이오, 冬, 黑, 北, 腎, 鹹 …象이라(五行配屬)

水火者는 未形之前의 氣化處오

木金土者는 氣化之後의 形質處라

一氣가 貫通于五象하니 故曰五行이라 若否 則但曰五象이니

木自木, 火自火, 土自土, 金自金, 水自水니

此五象間에 相不濟하고 互不涉하니 奈何以相生, 相克乎哉리오

吾聞之하니

木(3)→火(2)→土(5)→金(4)→水(1)는 運行之序也며

水(1)→火(2)→木(3)→金(4)→土(5)는 發生之序[22]也라하니

彼五行配屬 發生運行과 及相生相克者는

現象之中에 或可或否일세 吾不盡信이나 然托始於水火者는 可信也라

---

22) 運行之序…發生之序 : 「太極圖說」, 朱子 解. …五行者 質具於地 而氣行於天者也 以質而語其生之序 則水火木金土 以氣而語其行之序 則木火土金水(… 오행은 질이 땅에서 갖추어지고 기는 하늘에서 운행하는 것이다. 질로서 그 발생의 순서를 말하면 수화목금토이며, 기로 그 운행의 순서를 말하면 목화토금수가 된다). 「태극도설」(북송의 주돈이 도설)의 朱子 해설.

오행은 一氣가 시간(계절)에 따라 변화되어 나타나는 象을 지칭한 것으로 즉 일기의 다른 이름들이다.

木이란 기의 木象을 말하며 그 배속으로 春・靑・東・肝・酸 …象을,

火란 기의 火象을 말하며 그 배속으로 夏・赤・南・心・苦 …象을,

土란 기의 土象을 말하며 그 배속으로 中・黃・中・脾・甘 …象을,

金이란 기의 金象을 말하며 그 배속으로 秋・白・西・肺・辛 …象을,

水란 기의 水象을 말하며 그 배속으로 冬・黑・北・腎・鹹 …象과 같이 모든 현상과 사물을 다섯으로 분류하는 것을 오행배속이라고 한다.

水・火는 형체로 드러나기 전의 氣化處라고 하며, 木・金・土는 氣化 이후에 나타나는 形質處라고 한다. 一氣가 五象을 관통하여 오상이 운행하는 것을 五行이라고 한다. 만약 관통하지 않으면 오상은 木은 목, 火는 화, 土는 토, 金은 금, 水는 수로 각자 별개의 존재로 이 오상들은 서로 교제하지 않으며, 간섭하지 않으니 어찌 相生과 相剋이 발생하겠는가?

내가 듣기로는 木→火→土→金→水는 운행의 순서라 하며, 수→화→금→목→토는 발생의 순서라고 한다.

저 오행배속의 발생과 운행의 순서와 相生・相剋의 설들은 현상에서 맞기도 하고 맞지 않기도 하므로 전적으로 이런 설들을 믿을 수 없지만 수・화에서 시작했다는 것은 참고할 수 있다.

水火者는 萬象之始나 及其至極하얀 充塞乎天地之間하니
各因其所主 而觀之면 無非氣, 陰陽, 五行之象이라
至于今히 現象之察하고 而經驗之事하니
豈特古人可察하고 而今人不驗乎아
氣, 陰陽, 五行之所立이 雖殊나 其所以一元者는 以其水火니
一元之意를 必察於水火之中이오
一有摸索於水火之外하면 則不知識間에 落於物外하니
物外之物이 奈宰萬物하고 而貫始終何리오

抑仲景以後로 吾醫所主는 非陰陽虛實이면 則五行配屬이니
彼陰陽五行論을 不解하면 則欲解吾醫나 未可得矣라
予生於千載之後하야 欲論辨於千載之前호대
奚必是仲景하고 而非素問乎哉리오
夫氣陰陽五行之說이 造端於水火하고 托始於水火하니
是以 多有可信之徵하고 而可觀之說이 存焉이나
終乃 吾所以不肯於素靈文字는 其惟以虛辭也일세라

水・火는 모든 현상의 시작이나 극한으로 확대하면 천지간에 가득 차 있다. 각자가 주장하는 관점인 氣의 관점, 음양의 관점, 오행의 관점에 따라 현상을 보면 기, 음양, 오행의 현상이 아닌 것이 없다. 이와 같은 것은 현재에도 현상에서 살필 수 있으며, 경험할 수 있는 것으로 어찌 옛 사람은 관찰할 수 있고 현대인은 경험할 수 없겠는가?

기, 음양, 오행이 형성된 연유는 다르지만 一元 관계인 것은 수・화 때문이니 일원인 이유를 반드시 수・화에서 살펴야 한다. 조금이라도 수・화 밖에서 탐색하면 자신도 모르는 사이에 물외로 떨어지니 물외의 초월적인 물이 어떻게 만물을 주관하고 시종을 관통하겠는가?

그러나 중경 이후 학문의 필수요건은 陰陽虛實이 아니면 오행배속학설이 주류를 이루니 음양오행론을 이해하지 못하면 우리 의학을 이해하기 어렵게 되어 있다. 오늘의 상황에서 오래전 학설들을 논변하는데 어찌 중경의 문자는 옳다하고 『소문』의 문자(음양오행)는 그르다 하겠는가?

기, 음양, 오행의 설이 수・화에서 실마리를 찾고 시작하여서 간혹 믿을 수 있는 학설도 있고, 참고할 만한 학설도 있지만, 마침내 소령의 문자들을 긍정하지 않는 이유는 그것이 허사이기 때문이다.

若夫以虛辭로 相因而綜之하고 相雜而錯之하면

可以擴於無外하고 縮於無內하니

以此表之댄 何象不述하고

以此適之댄 何變不應가마는

其表乎象者는 馬體鬼頭[23)]며

其應乎變者는 神出鬼沒하니

其象也에 奚可以辨其馬하고

其變也에 奚可以按其實이리오

至其末流하얀 自誤而誤人하니 傳達間 授受際에 莫不信大焉이라

嗚呼라 素問何罪오 後人亂之를 後人何罪오 妄迷於虛辭를

23) 表乎象者 馬體鬼頭 : 『周易·繫辭傳』. 彖者 言乎象者也 爻者 言乎變者也(彖은 형상을 말함이요, 爻는 변화를 말함이다). 이 글에서 계사의 용어를 인용했지만 이 뜻을 의미하는 것이 아니라 虛辭로 표현하면 어떤 형상도 표현 가능하며, 어떤 변화에도 적용된다는 의미로 사용했다. 馬體鬼頭는 「虛辭之亂」편을 참고하길 바람.

만약 虛辭를 서로 연결하여 모으고, 서로 뒤섞어 놓으면 무한한 영역으로까지 표기를 확대할 수 있고 더할 수 없는 미세한 영역까지 축소할 수 있다. 이 허사로 표기한다면 어떠한 현상인들 표기할 수 없겠으며, 이 허사로 적용한다면 어떠한 변화인들 적용하지 못하겠는가? 그러나 그 표현한 현상이란 것은 마체귀두의 반신반의한 象이며, 그 변화에 적용한 것은 알고 보면 신출귀몰하여 종잡을 수 없는 상이다. 저 해괴한 현상에서 어찌 말의 실체를 판별할 수 있으며, 저 난해한 변화 가운데서 어찌 실체를 찾아낼 수 있겠는가? 말류의 폐단에 이르면 필연적으로 나도 속고 (속았다는 사실을 모르는 내가) 남도 속이게 되어 상호간에 의사를 전달하고 선생과 제자가 주고받는 과정 중에 이보다 더한 불신은 없다. 아! 『소문』이 무슨 잘못인가? 후세 사람이 『소문』을 어지럽게 인용하였기 때문이며, 후세 사람들은 또 무슨 잘못인가? 『소문』의 허사에 미망되었기 때문이다.

8. 氣血水論

1) 南涯之案

夫氣血水 病因論은 吉益南涯가 提唱以後로

當于今히 從事仲景者 多賴之하니

略曰 '聚類推證하야 以分三物하고 辨其主客하며

辨其所在하고 知其四態하니 是規矩之大義者니

氣血水之病因과 主客之輕重과

表裏內外之經緯와 虛實急逆之證候'라

此南涯之說을 嘗聞之나 不攷其說하고 漠然推測이라가

過三十年하야 閱覽其書하고 與吾拙論과 同源異類를 可知라

其之於藥物에 名目之分이 精則精하고 密則密하나

其名目이 彌細分하면 其立方이 彌拘碍하니

太囿於名目하야 以立其案하면 則仲景活方이 於是乎 限焉이라

南涯病痛이 盡在此하니

志仲景者는 與其取密密之網으론 不如取恢恢之網[1]이라

1) 恢恢之網 : 老子,『道德經』. 天網恢恢 疏而不漏(하늘의 그물은 하도 크고 넓어서 엉성해 보이지만 (어느 것도) 새어나가지 못한다). 중경고법은 엉성해 보이지만 수많은 병증을 제어한다는 의미이다.

氣・血・水 病因論은 吉益南涯가 제창한 이후 지금까지 중경의 의술을 배우는 사람들이 많이 참고한다. 남애의 의안을 간략하게 언급하면 '비슷한 종류를 모아 증을 추론하여 三物로 나누고, 주객을 분별하고, 소재를 분별하여 四態를 파악하였으며, 이 規矩(法)의 대의는 기・혈・수 삼물의 病因, 주객의 경중, 表裏內外의 經緯, 虛實急逆 증후'이다. 남애의 학설을 일찍이 들었지만 지금까지 그 설을 실제로 읽어보지 않고 막연하게 추측하다가 30년 세월이 지나 최근에서야 비로소 남애의 학설을 열람하고 나서 중경에 대한 내 생각과 같은 뿌리에서 나왔지만 방법상에 차이가 있음을 알았다.

남애의 설은 중경서에 나오는 약물에 대해서 그 名目의 분석이 정밀하다면 정밀하지만 대개 명목이 세분되면 될수록 처방의 활용은 더욱 제약을 받을 수밖에 없는데, 지나치게 명목에 얽매여 의안을 정립하였기 때문에 중경의 활용적인 方藥이 오히려 재제를 받는다. 남애 학술의 문제점은 모두 여기에 있다고 볼 수 있다. 그러므로 중경의 학술에 뜻을 둔 사람은 촘촘한 그물을 취하기보다는 헐렁하게 여유 있는 그물을 취하는 것이 좋다.

或謂三物, 主客, 所在, 四態者는 南涯之獨創이라하나

乃曰 否矣라 吉益父子는 師之仲景호대 如天者也니

善讀仲景書者는 可也나 然創案者는 未可也라

東洞은 徹頭徹尾 一於病症하야 不歷階梯 而直入仲景이로대

南涯는 聚類推證 借用病源하야 謀其規矩 而迂入仲景하니

彼三物, 主客, 所在, 四態가 盍來于仲景書아

南涯가 發前人所未發하야 而實獨得其案하니

彼規矩大義者는 自序所謂病源也라

夫病源之緖가 散在條文하니 拔萃其緖하야 以立其大義하니

其大綱은 吾亦取之나 其條目엔 豈無是非曲直哉리오

(1) 三物(氣血水是也)

‘毒無形이나 必乘有形하면 其證乃見하니

乘氣也에 氣變焉하고 乘血也에 血變焉하며 乘水也에 水變焉’이라

東洞 主張曰 “萬病一毒”이나 然一毒之實을 未嘗言及일세

故南涯 乃補完曰 “毒無形 必乘有形…”이라하니

其立言之意 可觀이나 而多少 牽附之意를 未免이라

어떤 사람이 말하기를 三物, 主客, 所在, 四態는 남애의 독창적인 학설이라고 하였는데, 감히 말하건대 남애의 독창적인 의안이 아니다. 길익동동과 길익남애 부자는 중경을 하늘같이 섬겼던 사람으로서 중경서를 잘 읽은 사람이라고는 할 수 있지만, 중경서에 없는 새로운 의안을 만든 사람은 아니다. 동동이 철저히 병증을 근거로 하고 단계를 거치지 않고 바로 중경의 깊은 의미를 이해한 사람이라면, 남애는 조문에서 비슷한 종류를 모아 증을 추론하고 병원의 단서를 차용하여 저 법도를 도모해 우회적으로 접근한 사람이다.

저 三物, 主客, 所在, 四態가 어찌 중경서 조문에서 유래한 것이 아니겠는가? 남애가 앞 시대 사람이 未發한 학설을 발명하여 홀로 그 의안을 체득한 것으로 저 規矩大義라고 말하는 것은 알고 보면 「自序」에서 언급한 病源이라고 할 수 있다. 병원의 단서가 조문 중에 산재한 것을 발췌하여 대의를 세운 것으로 그 대강의 학설은 취하지만 그 조목에 대해서는 어찌 시비와 곡직이 없겠는가?

(1) 삼물(氣・血・水)

毒은 무형이나 반드시 유형에 올라타야만 그 症이 나타난다. 氣에 타면 氣變이 되고, 血에 타면 血變이 되고, 水에 타면 水變이 된다. 동동이 "萬病一毒"이라 주장하였지만 一毒의 실체를 일찍이 언급하지 않았기 때문에 남애가 이 점을 보완하여 "독은 무형이나 반드시 유형에 올라 타 독성이 나타난다. …"고 하였다. 설령 저 의안의 뜻을 참고할 만하지만 견강부회한 면이 있다.

嘗聞之하니

無有外因內傷히 遂變調氣血水하야 以出其病症일세

仲景治法은 非他라

但察其見證하야 治其氣血水變調하야 以復其常也라하니

言略意深일세 久聞此訓이로대 至于今히 提撕警覺이 大矣라

病因不數어늘 南涯 奚必取乎氣血水三物乎아

南涯所謂病因은 與其遠因으론 寧近因2)이라

遠因者는 氣血水變調之所來者也오

近因者는 氣血水變調之所者也라

夫氣血水 三物者는 生理之要素也라

生理要素가 卽因其所感하야 而爲病理要素니

奚必云云 毒無形이나 必乘有形乎아

南涯所謂毒者는 果然何物이완대 而爲無形이며

氣者는 果然何物이완대 而爲有形가

嘗竊謂論氣하면 則水火 在其中하니 南涯之所謂氣者는 何在오

偏於火而論氣하면 則廢其水하고

偏於水而論氣하면 則廢其火하니

偏於水偏於火하면 終乃水火兩廢하야 而氣亦廢焉이라

否則外水火하야 而別有氣乎아 吾不知南涯之氣也케라

---

2) 遠因,近因 : 權純琮, 『의문췌언』. 遠因은 外因・內因・七情因과 함께 선천・후천적인 소질을 말하며, 近因은 遠因에 의하여 인체의 氣・血・水 변조가 발생한 것을 가리킴.

일찍이 (권순종에게) 기・혈・수 병인에 관해 들은 것을 요약해 보면, 外因과 內傷의 일체 遠因에 관계없이 궁극적으로 체내의 기・혈・수 변조(近因)를 일으켜 病症이 발생하기 때문에 중경 치법은 다름이 아니라 단지 나타난 증상을 살펴서 증상의 궁극적 原因인 기・혈・수 변조를 치료하여 정상으로 회복시키는 것이다. 말은 간략하지만 깊은 의미가 담긴 이 교훈을 오래전에 들었는데 지금까지 가르침이 크다.

病因은 헤아릴 수 없이 많은데 남애는 氣・血・水 三物을 어떤 이유로 취했는가? 남애가 말하는 병인은 遠因이라기보다는 近因이라고 해야 한다. 원인이 인체의 기・혈・수 변조를 유발하게 하는 原因이라면, 근인은 인체의 기・혈・수 변조 그 자체를 말한다.

기・혈・수는 생리의 요소이며 因子로서 그 생리요소가 어떤 영향에 의해서 병리요소가 되는 것이다. 그런데 하필 무형인 毒이 반드시 유형에 올라탄다고 말하는가? 또한 남애가 말하는 毒은 무엇이기에 무형이라 하고, 氣는 무엇이기에 유형이라고 했는가?

앞에서 언급했듯이 氣를 논하면 水・火는 그 중에 있는데 남애가 말하는 기는 어디에 있는가? 화에 편중되어 기라고 하면 수를 폐하게 되고, 수에 편중되어 기라고 하면 화를 폐하게 되니 한쪽에 편중하여 기라고 하면 마침내 수・화 모두 폐하게 되어 기 또한 폐하게 된다. 아니면 수・화 밖에 별도의 기가 존재하는가? 나는 남애가 말하는 기를 알지 못하겠다.

南涯主張曰 "某藥은 屬之氣藥, 屬之血藥, 屬之水藥 三分焉하고
又氣藥之中 某藥은 屬之內位, 屬之表位, 屬之裏位 三分焉하며
又血藥之中 某藥은 屬之內位 屬之外位 二分焉"이라
本是難分之物을 欲分焉하고 難明之性을 欲明焉이라
太着名目하야 以强分藥物者 其南涯之謂乎인저

南涯又曰 "太陽病有桂枝湯, 有葛根湯, 有麻黃湯하니
一病而三方은 所以有氣血水之變也니
其氣變者는 桂枝湯證也오 其血凝者는 葛根湯證也오
其水滯者는 麻黃湯證也"라하니
彼三方이 或偏於氣分, 血分, 水分者는 猶可也나
然嚴分於氣變, 血凝, 水滯者는 未可也라

남애가 주장하기를 "어떤 약물은 氣藥・血藥・水藥으로 삼분했고, 또한 氣藥 중에 어떤 약물은 內位・表位・裏位로 삼분했으며, 또한 血藥 중에 어떤 약물은 內位・外位로 배속하여 이분했다"고 하였다. 본시 나누기 어려운 것을 억지로 나누려 했고, 밝히기 어려운 것을 밝히려 했다. 지나치게 명목(氣・血・水, 表・裏, 內・外)에 집착하여 약물을 억지로 나눈 사람은 남애와 같은 사람을 일컬음이다.

남애가 말하기를, "太陽病에 桂枝湯, 葛根湯, 麻黃湯이 있는데, 하나의 병에 세 개의 처방은 氣・血・水 변조에 따른 것이다. … 기의 변조는 계지탕증이며, … 혈이 응체한 것은 갈근탕증이며, … 수의 留滯는 마황탕증이다"라고 하였다. 이 세 처방이 혹 氣分・血分・水分에 편중되었다는 것은 그래도 옳다고 할 수 있지만, 氣變, 血凝, 水滯로 엄격히 분리하여 해석한 견해는 옳지 않다.

(2) 主客 一例

‘同治心中煩호대 而其方異者는 以主客異也니

黃連阿膠湯은 氣主 而水血爲客 故但煩而已오

建中湯은 血主 而氣爲客 故悸而煩이오

瓜蔕散은 水主 而血氣爲客 故滿而煩이라

主者先見하고 而客者後出하니 是主客之法也’라하니

見先後之症하야 而知主客之症하니 其眼目이 卓越諸賢하나

然其所謂氣主 而水血爲客하고 血主…水主…

若是之說은 是南涯私案으로 未必皆是니 吾不取其說호라

(3) 所在(病位也 表裏內外是也)

‘一身頭項背腰 此爲表也며

外體面目鼻口 咽喉胸腹 此爲裏也라

內外者는 出入之辭니 …外也者는 自內而外出也며

內也者는 自外而內陷이니 對內 則表裏俱外也니

內外者는 經也오 表裏者는 緯也’라하니

南涯는 以內外表裏로 爲經緯나

竊謂 惟以病症으로 爲經爲緯호라

經緯之案은 吾亦取之나 表裏之界는 不取라

吾拙汗吐下論 表裏論에 多論辯之하니 於是乎 略焉호라

(2) 主症과 客症에 관한 일례

'心中煩을 치료하는 것은 같지만 처방이 다른 것은 主客이 다르기 때문이다. 黃連阿膠湯은 氣가 위주가 되고 水血이 객이 되기 때문에 단지 煩할 뿐이나, 建中湯은 血이 주가 되고 기가 객이 되기 때문에 悸하고 번하다. 瓜蔕散은 水가 위주가 되고 血氣가 객이 되기 때문에 滿하고 煩하다. 주가 되는 증상이 먼저 나타나고, 객이 되는 증상은 나중에 나타난다. 이것이 주객의 법이다.' 선후의 증상을 보고 주객의 증상으로 파악한 남애의 안목이 뛰어나기는 했으나, 그가 말하는 기가 주가 되고 수혈이 객이 되고, 혈이 주가 …, 수가 주가 … 이와 같은 해설은 개인적인 생각으로 모두 옳다고 볼 수 없어 취하지 않는다.

(3) 所在(病位이니, 表裏內外이다)

'머리(頭)부터 목(項), 등(背), 허리(腰)로 이어지는 이 부위가 表가 되고, 외체인 얼굴(面), 눈(目), 코(鼻), 입(口), 인후(咽喉), 가슴(胸), 배(腹)로 이어지는 이 부위가 裏가 된다. 內外는 출입과 관련된 용어로서 外는 안에서 밖으로 나가는 것이며, 內는 밖에서 안으로 들어오는 것이다. 내를 대비하면 표리 모두가 외가 되며, 내외는 經度이며 표리는 緯度이다.' 남애는 내외표리를 날줄과 씨줄로 병의 소재를 파악했지만, 나는 오직 병증을 씨줄의 근거로 삼기도 하고 날줄의 근거로 삼기도 한다. 경위의 의안 자체는 취하지만 표리의 경계는 취하지 않는다. 「汗吐下論」과 「表裏論」에서 다양하게 변론하였기 때문에 여기서는 생략한다.

(4) 四態(急逆虛實是也)

‘急者는 順行而進之謂也오 逆者는 劫行而退之謂也며

虛者는 虧而不足之謂也오 實者는 盈而有餘之謂也’라

四態也者는 病勢病情也니

南涯所謂虛者는 指其人乎며 實者는 指其病乎아

否則虛實은 皆指其病症輕重乎아

萬若 其人極虛나 然其病極實하면 奈何而可아

治其病症者는 仲景也오 補其病人者는 後人也니

此一法 彼一法이나 然仲景之眼也에 但見其病症하야 而治之니

不信吾言커든 請看條文하라

病人情況이 盡在病症하니 此病症外에 奈何可察가

若囿於虛實하야 而嚴分乎인댄

終乃曰 此也治劑하고 彼也補劑하니 是非仲景本意也라

設令其人이 虛 故病毒在焉이나 然不補其人하고 而治其毒者는

非他라 其人所以爲氣虛, 血虛, 陰虛, 陽虛者는

實以其病毒이오 不以其人虛也니 志仲景術者 須着於此也夫인저

(4) 四態(急逆虛實이다)

'急은 순행하여 나아감이요, 逆은 나아가지 못하고 물러남을 일컬음이다. 虛는 이지러지고 부족한 상태이며, 實은 가득 차서 남음이 있는 상태를 일컬음이다.' 사태란 病勢, 病情을 일컬음이니, (남애가 말하는) 허는 그 사람의 상태를 가리키는가? 실은 그 병증의 상태를 가리키는가? 아니면 허실은 그 병증의 경중을 가리키는가? 만약 그 사람의 상태가 매우 허약한데 병증이 極甚(極實)하다면 어떻게 해야 옳은가?

이런 상황에서 그 병증을 치료하는 사람은 중경이지만, 그 病人에게 補하는 것은 후인의 치법이다. 이것도 하나의 방법이고 저것도 하나의 방법이지만, 중경은 다만 병증을 보고 치료하였다. 내 말이 미덥지 못하면 중경서를 한번 자세히 보라! 그 환자의 정황(表裏, 虛實, 病勢, 病情) 등은 모두 病症에 있다. 이 병증 밖에서 어떻게 사람의 정황을 살필 수 있는가?

만약 虛實에 구애받아 지나치게 구분하면 필연코 이것은 치료약으로 하고 저것은 보약을 사용해야 한다고 할 것이니 이런 방법은 중경의 본의가 아니다. 설령 그 사람이 허약하여 병독이 잠재할지라도 그 사람을 보하지 않고 그 병독을 치료하는 것은 다른 이유가 아니다. 그 사람이 기허, 혈허, 음허, 양허한 이유는 병독 때문이지 그 사람이 허약해서가 아니다. 중경 의술에 뜻을 둔 사람은 반드시 여기서 모색해야 한다.

南涯醫案에 是非曲直과 淺深高下가 不無하니

必有可攷而取者 在焉하고 而其未取者 亦在焉이나

然而 自成註 以後로 至于明淸히

或論氣 或論血 或論水者가 不爲不多로대

與其南涯之案者로 辭同而趣異하니 不可同列而論也라

仲景以後 據氣血水하야 而提病因論者는 其唯南涯也니

將使後進으로 得其要領하야 以入仲景術者는 未有若南涯者也니라

남애의 의안 중에 시비곡직과 천심고하가 없지 않으니 고찰하여 반드시 취한 것도 있고 취할 수 없는 것도 있다. 그러나 金의 成無己의 주해로부터 明·淸 시대에 이르기까지 氣를 논하고, 血을 논하고, 水를 논한 사람이 많았지만, 남애의 의안과 비교하면 글자는 같으나 그 취지는 다르기 때문에 동렬로 논할 수 없다. 중경 이후 기·혈·수에 근거해 병인론을 제기한 사람은 오직 남애로서 후세의 의사들로 하여금 요령을 얻게 해서 중경술에 입문하게 한 사람 중에 남애 만한 사람이 없다.

2) 上衝之氣

夫氣血水論이 雖功於仲景治法이나

不攷條文하고 而盡信南涯說하면 必至於自劃하야 乃主張曰

"某藥은 適於氣分이나 而未適於水分血分하고

某藥은 適於血分이나 而未適於水分氣分하며

某藥은 適於虛症이나 而未適於實症하고

某藥은 適於表位이나 而未適於裏位하며

某藥은 適於氣急이나 而未適於氣逆하고

某藥은 氣急之中에 適於血이나 而未適於水하며

某藥은 適於氣逆이나 而未適於氣急하고

某藥은 氣逆之中에 適於血이나 而未適於水"라하니라

終以其氣分血分水分之藥으로 分之於表位裏位內位하고

別之於氣虛氣實氣急氣逆과 血滯血凝血澁하니

自劃於名目하야 以索其經方者 害莫甚焉이라

須攷仲景書하야 其徵者는 取之하고 其僭者는 未取之라

'氣・血・水論(病因論)'이 비록 중경의 치법을 이해하는 데 공을 세웠지만, 조문을 고찰하지 않고 남애의 설을 전적으로 믿다 보면 명분에 빠져서 한계를 규정할 우려가 있다. 그는 주장하여 말하기를, "어떤 약은 氣分에 적합하지만, 水分・血分에는 적합하지 않고, 어떤 약은 血分에 적합하지만 수분・기분에는 적합하지 않고, 어떤 약은 虛症에 적합하지만 實症에 적합하지 않고, 어떤 약은 表位의 범위에 적합하지만 裏位에 적합하지 않으며, 어떤 약은 氣急에 적합하지만 氣逆에 적합하지 않으며, 어떤 약은 기급 중에서 血分에 적합하지만 水分에 적합하지 않으며, 어떤 약은 기역에 적합하지만 기급에 적합하지 않으며, 어떤 약은 기역 중에서 혈분에 적합하지만 수분에 적합하지 않다"고 하였다.

마침내 氣分・血分・水分의 약으로 表位・裏位・內位를 나누고, 또한 氣虛・氣實・氣急・氣逆, 血滯・血凝・血澁으로 구분하였다. 이처럼 명목에 스스로 한계를 그어 중경의 처방을 규정하는 것보다 위험한 것은 없다. 반드시 중경서를 고찰하여 타당한 증거가 있으면 취하고, 확인이 안 되면 취할 필요가 없다.

且夫氣血水 病因論이 但適於古人하고 而不適於今人하면

則仲景症方을 可棄也나 然人之生理는 自古于今 不變하니

彼病理之因도 其亦不變일세 吾取其說호라

條文中 '氣血水'文字를 剔而列之면

"桂枝加桂湯-氣從小腹上衝心, 桂枝湯-氣上衝,

苓桂朮甘湯-氣上衝胸, 瓜蒂散-氣上衝咽喉,

梔子豉湯-客氣動膈, 甘草瀉心湯-客氣上逆,

調胃承氣湯-胃氣不和, 黃連湯-胃中有邪氣,

大承氣湯-短氣少氣 小靑龍湯-心下有水氣,

生薑瀉心湯-脇下有水氣, 牡蠣澤瀉散-從腰以下有水氣

小柴胡湯-熱入血室 其血必結, 桃核承氣湯-血自下下者愈,

抵當湯-下血乃愈…"라

氣之用例는 卽上衝, 燥屎, 呼吸 不過三類니

自精微之氣로 而至粗濁之氣[3]히

莫非水火交爭하야 而進退之狀者也라

所謂下劑를 不名之以大黃湯하고 猶名之以承氣湯者는

下燥屎하야 而解潮熱하면 則不蘄承氣나 而氣自承하니

古人制名엔 必有甚意하니 彼承氣湯名은 非他라

病毒不拔하고 而能得乎承氣者가 未之有也라

3) 氣는 하나이지만 그 소재에 따라 精微之氣(水氣), 粗濁之氣(수기보다 다소 거칠고 탁한 燥屎, 瘀血)로 구분된다.

'氣·血·水' 병인론이 옛 사람에게만 적용되고 오늘날 사람에게는 적용되지 못한다면 중경이 수집한 병증과 처방을 폐기해도 되지만 인간의 생리현상이 예나 지금이나 변함이 없다. 저 병리의 인자 또한 변하지 않았기 때문에 나 또한 그 병인론을 취한다. 조문 가운데 '氣·血·水' 문자를 사용한 예들을 들추어서 나열해 보면, "계지가계탕–기종소복상충심, 계지탕–기상충, 영계출감탕–기상충흉, 과체산–기상충인후, 치자시탕–객기동격, 감초사심탕–객기상역, 조위승기탕–위기불화, 황련탕–위중유사기, 대승기탕–단기·소기이며, 소청룡탕–심하유수기, 생강사심탕–협하유수기, 모려택사산–종요이하유수기, 소시호탕–열입혈실 기혈필결, 도핵승기탕–혈자하하자유, 저당탕–하혈내유 등이다."

氣의 용례는 세 가지 부류에 지나지 않는다. 上衝, 燥屎, 호흡곤란으로 나타난 부류이다. 精微한 기로부터 거칠고 혼탁한(粗濁) 기에 이르기까지 살펴보면 水·火가 서로 다투면서 진퇴하는 증상에 불과하다. 瀉下하는 처방을 大黃湯으로 명명하지 않고, 오히려 承氣湯으로 작명한 것은 조시를 배출하면서 潮熱을 해소하면 承氣를 기대하지 않아도 저절로 승기가 된다는 뜻이다.

옛 사람이 작명할 때 반드시 깊은 의미가 담겨 있다. 저 승기탕의 이름은 다른 뜻이 아니다. 병독을 배설하지 않으면 승기될 수 없다는 뜻이다.

夫氣上衝이 雖見於桂枝湯誤治條文[4]이나

豈唯適於桂枝湯證哉리오

自桂枝湯으로 至承氣湯히 無非治氣上衝者也니 何以知其然가하면

所謂動悸奔豚, 胸滿短氣, 咳喘嘔逆, 頭眩目眩,

項强頭痛, 譫語發狂의 此狀者가 是非上衝餘波而何오

其病位病因이 雖殊나 一有壓迫之感하면

則必有上衝之症이 作焉하니

若夫以氣上衝으로 但適於桂枝湯者는 其無乃狹意乎잇가

自表證으로 至裏證히 無非上衝者는 何則고 非他라

一有病症하면 則表裏間 上下際에

水火之濟가 否焉하야 而胸腹之壓이 變焉하니

於是乎 氣上衝이 必然作焉이라

或有因表病이 而壓其內하야 上衝者 在焉하고

或有因裏病이 而迫其外하야 上衝者 在焉하니

熟察其病症하면 則其上衝之因者를 可得而知也라

---

4) 誤治條文 : 太陽病 下之後 其氣上衝者 可與桂枝湯. (8조문)

氣上衝이라는 용어가 비록 桂枝湯의 오치 조문에서 보이지만 기상충이 어찌 桂枝湯證에만 해당되겠는가? 계지탕부터 承氣湯에 이르기까지 기상충을 치료하지 않는 처방이 없다. 어떻게 그런 이유를 아는가 하면 動悸奔豚, 胸滿短氣, 咳喘嘔逆, 頭眩目眩, 項强頭痛, 譫語發狂 등 이와 같은 증상을 살펴보면 上衝의 여파가 아니면 무엇이겠는가? 병위와 병인이 비록 다르지만 조금이라도 압박하는 듯한 느낌이 있으면 반드시 상충(진동)의 증상이 발생한 것이니 기상충을 오직 계지탕에만 적용하여 해석하는 것은 너무 협소한 뜻이 아니겠는가?

表證에서 裏證에 이르기까지 上衝의 증상이 발생하는 이유는 무엇인가? 다른 이유가 아니다. 조금이라도 병증이 발생하면 인체의 표리와 상하에 水·火의 상호균형(相濟)이 깨지면서 胸腹 사이의 압력에 변화가 생기기 때문이다. 이런 상황이 생기면 氣上衝의 증상은 필연적으로 발생한다. 어떤 경우는 表病으로 인하여 病勢가 내부로 압박하여 상충하는 경우가 있고, 어떤 경우는 裏病으로 인하여 병세가 외부로 압박하면서 상충하는 경우도 있다. 병증을 깊이 관찰하면 상충의 원인을 알 수 있다.

夫氣者는 輕淸於水하니 故大凡氣病은 輕於水病하고

血者는 重濁於水하니 故血病은 重於水病이라

上衝之所以輕者는 病在精微之氣하니 卽氣分水分變調也며

上衝之所以劇者는 病在粗濁之氣하니 卽燥屎血分變調也라

於是乎 察其上衝之狀하면 則其病毒之因을 可知也니

上衝之症이 見焉하면 氣分之變調를 可知也며

動悸之症이 見焉하면 水分之搖動을 可知也며

譫語之症이 見焉하면 潮熱之彌劇을 可知也며

發狂之症이 見焉하면 瘀血之衝逆을 可知也라

無有表裏病症히 遂作上衝이어늘

奚必不書於承氣湯劇症하고 而特書於桂枝湯輕症乎아

卽所謂治之於未亂[5]이니

欲防之於輕微也며 而亦誡之於兆朕也라

其輕微也에 不防하고 而其兆朕也에 不誡하면

異日에 至其奔豚, 發狂之劇하야 雖猛劑難治온 而況和劑乎아

君子 見機而作[6]이라하니 卽此之謂歟인저

---

5) 治之於未亂 : 老子, 『道德經』. 爲之於未有 治之於未亂(나타나기 전에 대비하고 어지럽기 전에 다스리라).

6) 見機而作 : 『周易・繫辭』. 君子 見機而作 不俟終(군자는 낌새를 보고 취하되 하루가 다 가기를 기다리지 않는다).

氣는 水보다 경청하여 대개 氣病의 증상은 水病보다 경증이며, 血은 수보다 중탁하여 血病의 증상은 수병보다 중증이다. 上衝이 가벼운 이유는 병이 정미한 기에 있기 때문이니 氣分・水分의 변조에 의한 것이고, 상충이 심한 것은 병이 중탁한 기에 있기 때문이니 燥屎와 血分의 변조로 발생한다. 이것을 근거로 상충의 증상을 살펴보면 그 病毒의 요인을 알 수 있다. 단순한 상충이 나타나면 기분의 변조를 알 수 있고, 動悸의 증상이 보이면 수분의 동요를 알 수 있으며, 譫語의 증상이 보이면 潮熱이 더욱 심한 상태임을 알 수 있고, 發狂의 증상이 나타나면 瘀血의 逆衝을 알 수 있다.

表裏의 病症에 관계없이 上衝을 일으키지만, 어찌 承氣湯같이 극심한 증상의 조문에 표기하지 않고 桂枝湯같이 가벼운 증상에서 기상충을 특별히 표기했는가? 말하자면 미연에 방지하려는 의도이다. 경미한 증상에서 미리 예방하려는 것이며, 조짐이 나타날 때 경계하려는 뜻이다. 경미할 때 예방하지 않고, 조짐이 보일 때 경계하지 않으면 훗날 奔豚과 發狂같은 극심한 증상이 발생하면 맹렬한 약제를 사용해도 치료하기 어려운데 和解劑로 치료가 되겠는가? 군자는 기미(작은 변화)를 보고 착수한다고 하였는데 이런 경우를 말함이다.

藥徵曰 "桂枝主治上衝也"라하고

條文曰 "桂枝本爲解肌[7]"라하니

竊謂桂枝所以治上衝者는 與其抑制上衝으론 寧和解肌膚라

非東洞이면 則未知夫桂枝主治하고

非條文이면 則未知其所以治上衝이라

萬若 不知此意하면 則所謂發汗, 和解, 淸火, 瀉心, 利水,

瀉下, 下血, 溫寒이 所以治氣上衝者를 不知也라

仲景方은 不在治其氣오 而在治其病毒也라

其病毒不拔하고 而能治其氣者가 未之有也니

丁寧 但治其氣하야 萬病可治인댄 仲景之資로 盍先行乎아

東洞 "萬病一毒 一毒萬方"은 其善得於仲景治法也歟인저

所謂病毒者는 氣分, 水分, 血分之偏者也며

萬病者 病毒之狀者也니 是古今不易之事也夫인저

夫氣血水 偏焉하면 未嘗不上衝之症이 作焉하니

和其氣分之偏하면 於是乎 上衝之症이 解焉하고

利其水分之偏하면 於是乎 上衝之症이 解焉하며

去其血分之偏하면 於是乎 上衝之症이 解焉이라

---

7) 桂枝本爲解肌 : 宋本에는 正文으로 표기되어 있으나, 康平本에서는 註解문자로 되어 있다.

동동이 『약징』에서 "桂枝는 上衝을 치료한다"고 언급했고, 조문에는 "계지를 본래 解肌하는 목적으로 사용한다"는 조항이 있다. 내 생각에 계지가 상충을 치료하는 이유는 상충하는 氣를 억제하기 때문이 아니라 肌膚의 邪氣를 화해, 발산시켜 상충이 저절로 소멸되는 것이라고 생각한다. 그러나 동동이 명확하게 계지의 주치증으로 밝히지 않았다면 조문에서 계지의 주치가 상충이라는 사실을 소홀히 여겼을 것이며, 조문에 계지가 해기를 목적으로 사용한다는 註解가 없었다면 계지가 어떤 이유로 상충을 치료하는지 이해하지 못했을 것이다. 만약 이 뜻을 모르면 중경의 치법인 發汗, 和解, 淸火, 瀉心, 利水, 瀉下, 下血, 溫寒이 氣上衝을 치료하는 이유를 모르게 된다.

중경의 모든 처방은 그 氣를 치료하는 데 있는 것이 아니고 그 병독을 치료하는 데 있다. 그러므로 병독을 제거하지 않고 그 氣를 치료할 수 없다. 정말로 단지 氣를 치료하여 모든 병증을 치료할 수 있다면 중경의 자질로 어찌 먼저 시행하지 않았겠는가? 동동이 "모든 병은 一毒의 현상이나 그 一毒을 치료하는데 많은 처방이 필요하다"고 하였는데, 이 말은 중경의 치법을 잘 체득한 것이다.

소위 病毒은 氣分・水分・血分의 偏을 말하는 것이라면 萬病은 병독(氣・血・水變調)의 증상에 불과하다. 이것은 고금의 바뀔 수 없는 사실이다.

대체로 氣・血・水가 偏하면 상충의 증이 발생하게 된다. 氣分의 편을 조화하면 기분변조로 인한 상충의 증이 해소되고, 水分의 편을 이롭게 하면 수분변조로 인한 상충의 증이 해소되고, 血分의 편을 제거하면 혈분변조로 인한 상충의 증이 해소된다.

上衝者는 雖氣나 然氣所以上衝者는
在其氣分水分, 血分屎分也니
是以 治氣上衝者는 不在其氣오 而在其氣所也라

仲景治法은 非他라
當發汗之時하야 而發汗之하고 當瀉下之時하야 而瀉下之하며
當利水之時하야 而利水之하고 當清火之時하야 而清火之하며
當和解之時하야 而和解之하니 其治雖殊나 同歸乎調氣하니
於是乎 氣虛者 自健하고 氣鬱者 自解하며
氣痞者 自和하고 氣逆者 自平하며
氣陷者 自升하고 氣塞者 自承하며
氣寒者 自溫하고 氣熱者 自淸이라 此仲景의 調氣之法也니

志仲景者는 唯患乎病毒不拔이오 而不患乎正氣不調니라
是以 仲景書中에 未嘗言及氣字[8]나
其症者는 無非氣之狀者也며 其方者는 無非氣之治者也니
奚必索氣字하야 以知氣意哉리오

---

8) 未嘗言及氣字 : 補氣, 益氣, 淸氣, 溫氣, 上氣, 下氣 등 이와 같은 용어가 조문에 언급된 적이 없는 이유를 생각해 봐야 한다.

上衝하는 것은 비록 氣지만 기가 상충하는 원인은 기분 수분, 혈분 屎分에 있다. 그러므로 氣上衝을 치료하는 것은 氣에 있는 것이 아니라 그 氣所(氣分 水分, 血分 屎分)에 있다.

仲景의 치법은 다른 것이 아니다. 發汗해야 할 때 발한하고, 瀉下해야 할 때 사하하고, 利水해야 할 때 이수하고, 淸火해야 할 때 청화하고, 和解해야 할 때 화해하는 것이다. 치료하는 법이 비록 같지 않지만 궁극에는 調氣하는 것으로 귀결된다.

그러므로 氣虛한 데엔 저절로 氣가 굳건해지고,

氣鬱한 데엔 저절로 기가 풀리고,

氣痞한 데엔 저절로 기가 화해하고,

氣逆한 데엔 저절로 기가 순화되고,

氣陷한 데엔 저절로 기가 상승하고,

氣塞한 데엔 저절로 기가 이어지고,

氣寒한 데엔 저절로 기가 따뜻해지고,

氣熱한 데엔 저절로 기가 청량해지니 이것이 중경의 調氣하는 법이다.

중경의 의술에 뜻을 둔 사람은 病毒을 제거하지 못하는 것을 걱정하고, 正氣가 조절되지 못하는 것을 걱정할 필요가 없다. 이런 이유로 중경서 중에 일찍이 '氣' 자를 언급하지 않았지만 그 증상은 기의 狀이 아닌 것이 없으며, 그 처방은 기를 치료하지 않은 것이 없다. 하필 氣자를 색출하여 氣意를 알려고 하는가?

抑後人未達하야 言必稱曰 補氣, 益氣, 清氣, 溫氣, 上氣, 下氣라하니
其病毒不拔하고 而强調其氣하면
非但其氣不調오 而助長其病者가 多在焉이라
假令 五苓散을 可以謂之利水劑라하고 未可以謂之利氣劑나
然當利水之時하야 利水之하면 則不待利氣라도 而氣自利라
是以 疾醫之所治는 唯在利水오 而不在利氣니

萬若 其治 利於氣나 而不利於水하면
是顚倒之治니 吾不知其可也케라
承氣之名이 雖出於承氣湯이나
承氣之意는 非必局於承氣湯하고 而皆適於諸方하며
上衝之言이 雖見於桂枝湯이나
上衝之症은 非獨發於桂枝湯하고 而能發於諸病이라
自表至裏히 其症其方이 雖殊나
不無上衝之症하고 而無非承氣之劑니
病毒拔而正氣復하고 正氣復而腹壓均하며
腹壓均而上衝休하니 是仲景條文之意也歟인저

그런데 후세 의사들은 이해하지 못하고 말할 때마다 補氣・益氣・淸氣・溫氣・上氣・下氣해야 한다고 하는데, 만약 病毒을 驅逐하지 않고 억지로 氣를 조절하면 비단 기를 조절하지 못할 뿐 아니라 병을 더 악화시키는 경우가 많다. 가령 五苓散을 利水劑라고 일컫고, 利氣劑라고 일컫지 않지만, 利水해야 하는 상황에 이수하면 利氣를 기대하지 않아도 기는 저절로 利하게 된다. 이럴 때 옛 疾醫들의 치료는 오직 이수에 있고 이기에 있지 않았다.

만약 그 치료가 기를 치료하고 水를 치료하지 않으면 이것은 전도된 치료로서 나는 이것이 옳은 것인지 모르겠다.

承氣라는 명칭이 비록 承氣湯에서 나왔지만 승기라는 뜻은 반드시 승기탕에만 국한된 것이 아니라 모든 처방에 적용되며, 上衝이란 말이 桂枝湯에서 보이지만 상충이란 증상이 반드시 계지탕에서만 발생하는 것이 아니라 모든 병증에서 발생한다. 表症에서 裏症에 이르기까지 증상과 처방이 비록 다르나 상충의 증상이 없지 않으며 승기하는 약제가 아닌 것이 없다. 病毒이 구축되면 正氣는 회복되고, 정기가 회복되면 腹壓은 균형을 이루고, 복압이 균형을 이루면 상충이 멈추게 된다. 이것이 중경서 조문의 뜻이다.

3) 水病之論

夫氣血水 病因之緒가 雜出於傷寒論, 金匱要略이나

然後醫는 乃以氣爲主하야

曰氣者는 生理之源이며 而萬病之始라하니

從事吾醫者 孰不聞其說가마는 然而 古醫는 猶以水爲主하니

故水之爲病은 嘗言及之나

氣之爲病은 未嘗言及하니 何則고 非他라

夫諸病之始가 雖因于氣나 水, 氣互藏일세

一有病症 而氣鬱하면 則水分變調가 迎而隨之라

於是 古醫는 不治其氣하고 而治其水하니

利水하면 則氣鬱者 未嘗不自解하니

麻黃湯을 所謂發汗利水劑나 然亦利氣劑어늘 至于今히 論者 鮮矣라

夫仲景書, 要略條文에

"心下有水氣, 水逆, 水氣在皮膚, 膈間有水,

膈間有支飮, 痰飮, 留飮, 懸飮, 溢飮, 支飮, 伏飮"과

及五臟之水 "水在心, 在肺, 在脾, 在肝, 在腎"

此水病之例를 細分之하니 是非一時一人之案者也라

기・혈・수 病因의 단서는 『상한론』과 『금궤요략』에 뒤섞여 보이지만 중경 이후 후세 의사들은 氣를 위주로 하였기 때문에 기는 만물의 근원이며, 또한 모든 병증의 시작이라고 하였다. 한의학을 공부하는 사람이라면 누가 이와 같은 의안을 듣지 않았겠는가? 그러나 옛 의사들은 오히려 水를 위주로 모든 병증을 치료했기 때문에 수로 인한 병증을 일찍이 언급했지만 기로 인한 병증을 일찍이 언급하지 않는 이유는 무엇인가?

다름이 아니다. 대체로 모든 병증의 시작이 氣로 인해 발생하지만 水와 氣는 서로를 감추는 관계이기 때문에 어떤 병증이 발생하여 氣가 鬱하게 되면 水分의 변조가 곧 따라 발생한다. 이럴 때 고의들은 기를 치료하지 않고 수를 치료하였다. 利水하면 기울은 저절로 풀리게 된다. 소위 麻黃湯을 發汗 利水劑라고 하지만 또한 利氣劑도 되는데, 오늘에 이르기까지 이 사실을 언급하는 사람이 적었다.

중경서와 『금궤요략』 조문 중에 "心下有水氣, 水逆, 水氣在皮膚, 膈間有水, 膈間有支飮, 痰飮, 留飮, 懸飮, 溢飮, 支飮, 伏飮"과 五臟의 水病을 말하는 "水在心, 在肺, 在脾, 在肝, 在腎" 등 水病의 예를 세분화했는데, 이것은 어느 한 시대 어느 한 사람이 제안한 의안이 아니다.

何以知其然가하면 淮南子曰

“大戟去水[9])하고 葶藶愈腫하나 用之不節하면 乃反爲病”이라하니

若以幾句로 攷其當時하면 水之爲病을 古醫已知라

若不然則 大戟葶藶에 奚必表出以去水愈腫哉리오

攷仲景書컨대 胸膈之間에 蓄水深固하면

非大戟葶藶이면 則蓄水不去라 大戟葶藶이 雖善逐水나

不節之用하면 欲治水病이라가 反害於藥毒하니

未嘗多驗하면 奈何知大亭之逐水哉며

未嘗過用하면 奈何知藥毒之猛烈哉리오

自古醫로 至仲景書, 金匱要略히 深造於水病일세

故其病症과 與其方藥을 歷歷傳焉이라

水結在胸脇(結胸)者는 大陷胸湯[10])主之하고

留飮於心胸(懸飮)者는 十棗湯[11]) 主之하며

支飮不得息(肺癰)者는 葶藶大棗瀉肺湯[12])主之하니

彼逐水方中에 葶藶, 甘遂, 芫花, 大戟之用의 其由來가 久矣어늘

素問中 若是之緒를 可見乎아

於是乎 仲景 不繼素問하고 而繼承疾醫를 知焉이라

---

9) 大戟去水 : 『淮南子 · 繆稱訓』에 보이는 이 구절에서 “去水” 이 두 글자는 水病에 대한 인식이 없었다면 이와 같은 표현의 글을 남길 수 없다.

10) 大陷胸湯 : 大黃 · 芒硝 · 甘遂.

11) 十棗湯 : 芫花 · 甘遂 · 大戟.

12) 葶藶大棗瀉肺湯 : 葶藶 · 大棗.

어떻게 그 사실을 알 수 있는가 하면, 『회남자』에 "大戟은 水病을 제거하고 葶藶子는 腫病을 치료하지만, 부적절하게 남용하면 도리어 藥毒으로 병이 깊어진다"고 하는 수병에 관한 중요한 정보를 제공하는 글이 전해진다. 이 몇 구절로 당시 상황을 헤아려 보면 蓄水가 병증을 유발한다는 사실을 옛 의사들은 이미 알고 있었다. 만약 수병에 대한 인식이 없었다면 대극과 정력자의 효능에 대해서 하필 축수를 제거하고 腫脹을 치료한다고 표기했겠는가?

중경서를 고찰해 보면 胸膈 사이에 축수로 인한 고질병은 대극과 정력자가 아니면 축적된 水毒을 제거할 수 없고, 대극과 정력자의 성질이 비록 흉격에 고착된 수독을 잘 제거하지만 남용하면 수병을 치료하려다가 도리어 약독에 해를 입음을 알 수 있다. 오늘의 관점에서 옛 상황을 고려해 볼 때 이와 같은 것은 일찍이 경험을 많이 하지 않았다면 대극과 정력자가 逐水에 효능이 있다는 사실을 어떻게 알았으며, 남용해 보지 않았다면 어떻게 약독의 맹렬함을 알았겠는가?

古醫부터 중경서와 『금궤요략』에 이르기까지 水病에 대한 인식이 깊었기 때문에 그 病症과 方藥을 낱낱이 전수했다. 胸脇에 水分이 응결한 結胸에는 大陷胸湯으로 치료하고, 心胸에 留飮한 懸飮에는 十棗湯으로 치료하고, 支飮으로 숨쉬기 힘든 肺癰에는 葶藶大棗瀉肺湯으로 치료한다. 이 逐水하는 처방 중에 葶藶·甘遂·芫花·大戟의 사용은 오래되었는데 『素問』 중에 이와 같은 단서가 남아 있는가? 중경이 『소문』을 계승하지 않고 疾醫들의 경험을 계승했음을 알 수 있다.

其水病之輕者는

惡心, 乾嘔而咳, 身爲振振搖, 倚息不得臥, 心下痞,

心下悸, 微喘, 頭眩, 心下逆滿, 或喘, 或渴, 或噎, 或悸,

或煩, 或利而不吐, 或吐而不利, 或吐利而無汗也며

其水病之重者는

吐涎沫而癲眩, 不得息, 短氣不得臥, 臍下悸, 欲作奔豚,

身瞤動, 振振欲擗地, 心下滿而硬痛, 引脇下痛, 膈內拒痛이라

若夫然則 水病之症은 何以多類아

本是水氣는 順流而行이나 或因氣鬱, 挾熱, 沈寒하야

一有病變하면 則水分變調가 作焉하니

或流動 而發作하고 或停滯 而蓄固하니

其水氣之勢가 左衝右突하고 上衝下迫하야 而莫之能闕[13]이라

或有外走 而上衝者가 在焉하고 而下迫者가 在焉하며

或有內蓄 而上衝者가 在焉하고 而下迫者가 在焉하며

或有上衝호대 而亦下迫者가 在焉하고

或有下迫호대 而亦上衝者가 在焉하니 故水分變調之症이 多也라

---

13) …莫之能闕 : 『皇漢醫學』 참고.

水病 중에 비교적 가벼운 증상은 惡心, 乾嘔而咳, 身爲振振搖, 倚息不得臥, 心下痞, 心下悸, 微喘, 頭眩, 心下逆滿, 或喘, 渴, 噎, 悸, 煩, 或利而不吐, 或吐而不利, 或吐利而無汗 이런 종류들이다. 水病 중에 비교적 위중한 증상은 吐涎沫而癲眩, 不得息, 短氣不得臥, 臍下悸, 欲作奔豚, 身瞤動, 振振欲擗地, 心下滿而硬痛, 引脇下痛, 膈內拒痛 등이다.

그런데 水病의 증상은 어떤 이유로 다양하고 변화가 심한가? 본래 水氣는 順流로 운행하지만 氣鬱, 挾熱, 沈寒 등의 病變이 발생하면 水分變調가 발생하여 혹 유동하여 발작하며, 혹 축적되어 고착되면 수기의 병세는 좌우로 충돌하거나, 상하로 압박하는 증상이 발생하여 그 수기의 병세를 막기 어려워진다. 어떤 경우는 外走하면서 上衝하거나, 下迫하는 경우가 있고, 어떤 경우는 內蓄된 수기가 상충하거나 하박하기도 하고, 어떤 경우는 상충하면서 또한 하박하고, 하박하면서 상충한다. 이런 이유로 수분변조의 증상은 다양하다.

仲景의 治水之法은 但因其所在하야 而遂去之하니
其法者는 發汗, 和解, 淸熱, 利水, 逐水, 溫寒也오
其方者는 麻黃湯, 桂枝湯, 白虎湯, 五苓散, 陷胸湯, 眞武湯也니
安有以一方으로 而能治水哉리오
水分之於表裏에 或有輕淸重濁하고 流動蓄積之病하니
故治水之法이 其亦不一이온 而況病毒錯雜乎아

抑柯琴은 小承氣湯條文에 解曰 "諸病이 皆因于氣하니
穢物之不去는 由氣之不順也라 故攻積之劑에 必用氣分之藥"이라하야
於是에 承氣湯藥中 乃以厚朴枳實로 爲氣分之藥하니
其立言之意가 一見可矣나 終乃否矣라
夫厚朴枳實之能이 攻腹滿者는 猶可也나
然皆氣分之藥이 攻積滿者는 未可也라
若夫柯琴者는 無乃惑於承氣之名乎아

夫氣之意를 擴乎인댄 所謂氣分之藥이 豈但止于厚朴枳實哉리오
大黃芒硝 黃蓮黃芩 麻黃桂枝 人蔘白朮도 皆氣分之藥이며
石膏杏仁 半夏茯笭 蘇葉陳皮 乾薑附子도 亦氣分之藥이니
何則고 非他라 萬方之藥의 其所治가 雖殊나 終歸乎正氣之復하니
此所謂 天下同歸而殊途하며 一致而百慮14)니라

중경의 治水하는 방법은 수분변조의 소재에 따라 水氣를 제거하는 것이다. 그 치법은 發汗, 和解, 淸熱, 利水, 逐水, 溫熱이며, 그 처방은 麻黃湯, 桂枝湯, 白虎湯, 五苓散, 陷胸湯, 眞武湯이다. 어찌 하나의 처방으로 모든 수병을 치료할 수 있겠는가? 水分이 表裏에서 경청하거나 중탁, 유동, 축적함에 따라 다양한 병증이 발생하므로 치수하는 방법 또한 하나로 획일화할 수 없는데 하물며 병독(氣・血・水, 寒・熱)이 뒤섞여 있는 경우는 어떻겠는가?

그런데 柯琴은 小承氣湯 조문의 주해에서, "모든 병은 氣로 기인하니 汚穢(大便)한 물질이 배출되지 못한 것은 기가 순조롭게 운행하지 못한 때문이므로 積聚를 공격하는 약물은 반드시 氣分의 약제를 써야 한다"고 하였다. 이렇게 주장하면서 承氣湯 약물 중에 가금은 厚朴과 枳實을 氣分의 약물로 여겼다. 그 말의 뜻은 일견 맞는 것 같지만 결과적으로는 옳은 말이 아니다. 厚朴과 枳實이 潮熱, 燥屎, 瘀血로 인하여 생긴 가스가 찬 腹滿을 치료하는 것은 타당하지만, 모든 기분의 약이 積滿을 공격한다는 것은 맞지 않다. 가금 같은 사람은 承氣라는 이름에 미혹된 사람이 아닌가?

氣의 의미를 확장하면 소위 氣分의 약물이 어찌 다만 厚朴과 枳實뿐이겠는가? 大黃・芒硝, 黃蓮・黃芩, 麻黃・桂枝, 人蔘・白朮도 모두 기분의 약제이며, 石膏・杏仁, 半夏・茯笭, 蘇葉・陳皮, 乾薑・附子 또한 기분의 약제이다. 어째서 그러한가? 다른 뜻이 아니다! 모든 처방의 약제가 그 치료하는 대상은 비록 다르나, 正氣의 회복으로 귀결되기 때문이다. 소위 천하가 돌아가는 것은 같지만 길은 다르며, 이르는 것은 한 곳이지만 생각은 백 가지인 것과 같다.

---

14) 天下同歸而殊塗 一致而百慮 :『周易・繫辭』에서 인용.

以此攷之컨대 氣分之藥은 本無特操로대
然仲景之於攻積에 不取蘇葉陳皮하고 而取厚朴枳實者는
卽以其病毒之位之性이어늘 而乃漠然云云曰
攻積之劑에 必用氣分之藥이라하니
其所謂氣分之藥이 終乃不知其爲何物이라
若夫以氣劑一方으로 能制萬病이면 仲景叔和가 當率先之하야
未必待病源하고 未必要萬方이어늘
奈易事不謀하고 而難事圖謀何오

夫病邪之氣가 自表至裏히 轉變之際에 因其所在하야 而變性하니
是以 治氣者는 不治其氣오 而治其氣所也니
仲景書之所謂氣所者는 氣分(熱), 水分(寒), 血分, 屎分也나
然仲景方이 太主於治水者는 良有以也라
吾聞之하니 人體組織에 水分含量이 幾乎十七이라
夫生理現象이 始於水하야 而終於水라하니 是非過言이라
生理如此어늘 病理가 豈不如此리오

이 관점에서 보면 氣分의 약물은 본래 특정된 것이 아니지만, 중경이 小承氣湯證의 積滿을 치료하는 데에 蘇葉과 陳皮를 취하지 않고, 厚朴과 枳實을 선택한 것은 그 病毒의 병위와 병성 때문이거늘 막연하게 적만을 공격 하는데 반드시 기분의 약물을 써야 한다고 하였지만 가금이 말하는 氣分의 약이 마침내 무엇인지 알 수 없다. 만약 하나의 氣劑로 모든 병증을 치료한다면 중경과 숙화가 먼저 시행하여 조문중에 病源을 필요로 하지 않았을 것이며, 많은 처방이 필요하지 않았을 터인데 어찌저 氣劑 一方으로 모든 병증을 치료하기 쉬운 것을 도모하지 않고 어려운 의안과 많은 처방을 도모했겠는가?

病邪의 一氣가 인체의 표위에서 이위로 전변하는 가운데 그 所在에 따라 기는 變性한다. 그러므로 기를 치료하는 데 그 기를 치료하지 않고 그 氣所를 치료한다. 중경서에서 말하는 氣所는 氣分(熱), 水分(寒), 血分, 屎分이다. 그러나 중경의 처방이 대부분 治水에 역점을 둔 것은 다 그만한 이유가 있다. 인체의 조직에서 水分의 함유량이 거의 70%를 차지한다고 한다. 그러므로 생리현상이 水에서 시작하여 수로 끝난다고 해도 결코 지나친 말이 아니라면 병리 현상도 어찌 수에서 시작하여 수로 끝나지 않겠는가?

水分之於人體에 一有過者도 爲病이오 不及者도 爲病이니

條文中에 "發汗過多 遂漏不止, 利遂不止,

口渴, 譫語, 小便自利不利, 水逆, 亡津液, 津液竭"

若是之類는 皆水分變調之端緖也며 而亦過不及之警告也라

卽因潮熱로 而水分不足之濁氣者는 燥屎也며

而血分汚穢之結塊[15]者는 瘀血也라

燥屎之兆也에 煩躁, 譫語, 潮熱, 腹滿하고

其甚也에 獨語如見鬼狀, 不識人, 循衣摸牀하며

瘀血之徵也에 小腹急結, 肌膚甲錯, 喜忘, 其色必黑하고

其劇也에 其人如狂이라

水分變調 以後에 蓄水, 燥屎, 瘀血 病毒之氣가 出焉하니

諸病이 與其始于氣론 寧始于水라

"水之爲病" 此一句가 始見于要略이나

然水病之來 久하고 而治水之法이 多하니

水病沒解하고 而能得古法者 未之有也니라

15) 因潮熱… 而血分汚穢之結塊 : 소시호탕 조문 중의 熱入血室 참고.

인체에서 水分의 함유량이 조금만 많아도 병이 되고, 부족해도 병이 된다. 조문중에 "發汗過多 遂漏不止, 利遂不止, 口渴, 譫語, 小便自利不利, 水逆, 亡津液, 津液竭"과 같은 증상들은 水分變調의 단서이며, 또한 과불급의 경고로 볼 수 있다.

潮熱로 인하여 수분 부족으로 발생하는 濁氣가 燥屎이며,

血分이 오염되어 結塊가 된 것이 瘀血이다.

燥屎의 징조는 煩躁, 譫語, 潮熱, 腹滿이 나타나고, 심해지면 귀신을 본 것처럼 중얼거리고 사람을 알아보지 못하며 안절부절못한다. 瘀血의 조짐은 小腹急結, 肌膚甲錯, 건망증과 피부색이 검어진다. 극심해지면 마치 미친 사람과 같아진다.

水分變調 이후에는 蓄水, 조시, 瘀血 등 병독의 氣가 발생한다. 이런 상황을 고려해 보면 모든 병이 기에서 시작한다기보다는 水에서 시작한 것으로 볼 수 있다. "水之爲病" 이 일구가 『금궤요략』에서 처음 보이지만 水病의 유래는 오래되었고, 治水하는 방법은 다양하다. 그러므로 수병을 이해하지 못하면 古法을 이해하기가 쉽지 않다.

朱丹溪 嘗曰 "…變怪百端이나 痰爲諸病之源니 怪病은 皆由痰成也"라호라 其痰類는 風痰, 寒痰, 濕痰, 燥痰, 熱痰, 火痰, 寒痰, 氣痰, 食痰, 酒痰이라하니 若如丹溪所論이면 則痰生于諸病이니 何以知其然가하면 所謂 風, 寒, 濕, 燥, 熱, 火, 寒, 氣, 食, 酒는 日用所感之事니 是非外感內傷而何오 痰病不類나 不過水病이라 若是之說이 到于今 而賴之나 但丹溪는 分之以痰因이나 然古醫는 述之以痰症하니 若知此乎인댄 仲景之筆也에 思過半矣니라

朱丹溪가 일찍이 말하기를, "… 變怪한 많은 병증이 발생하는 경우 痰이 그 근원으로 怪病은 모두 담 때문에 발생한다"고 하였다. 그는 담의 종류를 風痰·寒痰·濕痰·燥痰·熱痰·火痰·寒痰·氣痰·食痰·酒痰 등으로 분류하였다. 단계의 주장을 따른다면 痰은 모든 병증에서 발생한다고 할 수 있다. 어떻게 그 이유를 아는가 하면 이른바 風, 寒, 濕, 燥, 熱, 火, 寒, 氣, 食, 酒는 사람이 살아가는 동안 접촉하는 것으로, 이것이 外感과 內傷의 원인이 아니면 무엇인가? 痰病의 종류가 같지 않지만 결국 水病에 불과하다. 이와 같은 의안이 현재에 이르기까지 많은 영향을 주고 있다. 다만 단계는 담의 종류를 病因으로 분류하였고, 옛 의사들은 담으로 인한 증상들을 표기하였다. 이 차이를 이해한다면 중경필법을 거의 이해한 것으로 볼 수 있다.

9. 汗吐下論

1) 凡字之解

自六經, 八綱辨證으로 而論之하면

則仲景이 辨證而治之之際에 一絲不亂하야 能制百病이어늘

觀仲景書하면 則其治法은 逆經하야 而壞病百出[1)]하니

何則고 非他라 仲景治法은 本是無關於六經, 八綱也일세라

其端緒는 未必在遠大在隱微하고 而或在一字在一句하니

其字句之意가 信而有徵乎인댄 始於字句하야 而擴於全篇하면

則千載之惑이 自解하고 而古醫之法이 自著라

仲景書讀法에 先立二句하고 而宜始於一字니

其二句는 '隨證治之'와 及 '見病知源'也오

其一字는 '凡'字也라

夫凡字를 據字典而觀其詁하면

則 '平常, 平凡, 大概와 一切' 不過二意라

擬文獻 而攷其訓하면 則春秋左傳序에 云曰 "其發凡以言例[2)]는

經國之常制也며 周公之垂法也며 史書之舊章也"라하니라

---

1) 壞病百出 : 여러 誤治 후에 病症이 무너져서 正症이라고 할 수 없는 증상이 나타남을 말함.

2) 其發凡以言例 : 杜預, 『春秋左傳・序』. 發凡… 皆經國之常制 周公之垂法 史書之舊章(… 모두 나라를 다스리는 정해진 제도이며, 주공이 남긴 법이며, 사서의 오래된 기록방식이다). 부분적인 예를 들어서 全書의 通例를 설명한 것이다.

육경변증과 八綱辨證의 관점에서 논하면 仲景이 병증을 분별하여 치료할 때 일사불란하게 모든 병증을 제어하는 것이 당연한 일이지만 중경서를 보면 치료하는 방법이 육경과 팔강의 의안을 따르지 않아 그 부작용으로 나타나는 壞病이 속출한 이유는 무엇인가? 다른 이유가 아니다. 중경의 치법은 본래 육경론과 팔강변증과는 관계가 없기 때문이다. 그 단서가 반드시 원대하거나 은미한 곳에 있는 것이 아니라 간혹 한 글자(一字) 한 글귀(一句)에 남아 있는 경우가 있다. 그 글자와 글귀(字句)의 뜻이 정말로 신뢰할 만한 증거가 된다면 하나의 글자에서 시작하여 전편으로 확장하면 수천 년간의 의혹이 저절로 해결되고 옛 의사들의 수법이 저절로 드러난다.

중경서를 읽을 때는 먼저 두 문구를 기준으로 잡고, 한 글자(字)에서 시작한다. 그 두 문구는 '隨證治之'와 '見病知源'이며 그 한 글자는 '凡' 자이다. 凡자의 글자 해석을 자전에서 찾아보면 '평상, 평범, 대개와 일체' 두 가지 뜻이며, 문헌에서 고증하여 교훈을 살펴보면 『春秋』에서 "범이라는 말로 시작해서 일의 사례를 말하는 것은 모두 나라를 다스리는 정상적인 제도며, 周公이 제정하여 후세에 남긴 법도이며, 사관이 역사를 기록하는 데 오래된 관례이다"라고 했다.(『春秋左傳・序』, 杜預)

據康平本, 宋本 而觀之하면

“凡病 若發汗, 若吐, 若下 若亡血, 亡津液…”

若是之例를 槪擧之하면

“大下之後復發汗…, 發汗後復下之…,

發汗過多…, 發汗若下之…, 若吐若下後…”

此所謂 ‘擧例發凡[3]之緖’라

夫然則 凡病者는 不止傷寒, 中風이오 而一切病也니

凡病에 若發汗, 若吐, 若下者는

治法之常制며 古醫之垂法이며 醫書之舊章也라

或貶曰 “擧春秋筆法하야 擬諸仲景書가 其無乃過論乎잇가

不稀奇, 普通, 一般의 凡字之詁는 猶可也나

然常制, 垂法, 舊章의 凡例之訓은 未可也라”

答曰 “聖賢之法이 傳於後世에 用字之例도 代代亦傳이라

設令 拙見이 未免過論이나 古人用字에 必有徵據하니

凡字가 其豈任意揑造哉리오

自有典籍 以來로 擧例發凡之義가 明且盡者 未有若春秋也라”

3) 擧例發凡 : 劉勰, 『文心雕龍』. 按春秋經典 擧例發凡 闡發全書要旨 摘擧書中大意(춘추경전에 근거해 예를 들 때 무릇 ‘범’을 먼저 시작하여 전서의 요지를 밝혀내어 책 가운데 대의를 들추어내었다). 예에서 보듯이 무릇 ‘범’을 먼저 시작한다.

康平本과 宋本의 조문을 근거로 보면 “모든 병증(凡病)에 發汗하거나, 吐하거나, 설사시켜서 혈(血液)이 손상되거나, 津液이 손상되어도 …”와 같은 예를 대략 들면 “大下之後復發汗…, 發汗後復下之…, 發汗過多…, 發汗若下之…, 若吐若下後…” 이것을 ‘擧例發凡’의 단서라고 할 수 있다. 그렇다면 凡病이라는 말은 傷寒과 中風(감기)에 한정한 것이 아니라 일체의 병이라는 뜻이다. 즉 모든 병증에 땀을 내거나, 구토, 설사를 시키고 나서 혈액이 손상되고 탈진하더라도 …, 한・토・하법을 병행하는 것은 질병치료의 정해진 법이며, 옛 의사들이 제정하여 후세에 남긴 법도이며, 의서에 기록되어 있는 예로부터의 법도이다.

이 해석에 대해 어떤 사람이 貶下하여 말하기를, “春秋筆法의 예를 중경서에 빗대어 적용한 것은 지나친 해석이 아닌가? 희귀하지 않고, 보통, 일반 등 凡자의 訓詁는 맞는 말이지만 저 常制, 垂法, 舊章 등 이렇게 거창하게 범례를 해석하는 것은 옳지 않다”고 했다. 내가 답하기를, “성현의 법이 후세에 전할 때 글자를 사용하는 예도 대대로 전해졌다. 설령 내 견해가 지나치다 하더라도 옛 사람이 글자를 사용할 때 반드시 증거가 있다. ‘범’ 이 한 글자가 어찌 임의적으로 날조되었겠는가? 서책이 있고 난 이후로 擧例發凡의 본보기로서 분명하고 다한 것으로는 『춘추』 만한 것이 없다”고 하였다.

凡例를 攷之春秋호대 而有徵하고 求之條文호대 而有據하니

竊謂凡病에 若發汗, 若吐, 若下者는 古醫手法也라

夫記述之際에 良工苦心과 當時情況이 隱然在文字間이라

若不然則 後人之於古典에 奚必埋沒於蠹魚之裡[4]乎리오

凡病之意를 其擴乎인댄

'傷寒雜病' '六經表裏' '陰陽虛實' 病性病毒' '病名病因'의

若是之案을 不考不問하고 而一但汗之 吐之 下之라 以此攷之컨대

汗吐下 三法은 非專爲傷寒一症也며 而實適於一切病症也라

夫凡字가 些少之緖나 因其緖하야 而遂發揮之하면

則仲景前後의 千古治法을 可知니

古醫之於皆病에 設亡血하고 亡津液하야 不意壞病이 百出併作이라도

一但汗之, 吐之, 下之하고 不已 則反復之라

4) 蠹魚之裡 : 책 속에 사는 좀 벌레, 즉 글자 속에 파묻힌다는 뜻.

凡例는 『春秋』에서 고증해도 증거가 있고, 중경서 조문에서 찾아도 근거가 있다. 즉 모든 병증에 발한하고 구토하고 설사시키는 방법은 옛 의사들의 수법이다. 표기할 때 대개 저자의 생각과 시대상황이 은연히 문자에 남아 있기 마련이다. 그렇지 않다면 후인들이 고전을 읽을 때 하필 책 속(文字)에 매몰되어 하찮은 글자에서 의미를 찾겠는가? 凡病의 뜻을 확대한다면 '傷寒雜病', '六經表裏', '陰陽虛實', '病性病毒', '病名病因'과 같은 의안들을 일체 고려하거나 문제 삼지 않고 일단은 발한하거나, 구토, 설사시킨다는 뜻이다. 이것으로 미루어 보면 본래 仲景方은 오직 傷寒 한 가지 병증에만 적용하지 않았고 실로 일체의 병증에 한・토・하법을 병행했다는 사실을 시사한다.

凡자가 비록 사소한 단서이지만 이 단서를 근거로 발휘하면 중경 전후의 치법을 알 수 있다. 고의들은 모든 병을 대할 때 혈액이 손상되고 진액이 고갈되어 예기치 못한 온갖 壞病과 變症이 속출하였더라도 일단 발한, 구토, 사하하고, 그래도 치료되지 않으면 한・토・하법을 반복했다.

夫古法이 非唯仲景當時 多行이오 而魏晉後人도 亦踏襲이라
何以知其然가하면
汗吐下 濫用之例가 非徒見於仲景書, 金匱要略이오
而濫用之害가 種種 見於金元明淸諸書하니
嘗竊以爲 '所謂六經, 八綱辨證之案者는
本不爲仲景立法이오 而實爲後醫立法이며
夫汗吐下 古法은 恢恢大網하야 疎而漏泄이나
猶適於一切病症이오 而尤效於急迫劇症일세
是以 設亡血 亡津液이어도 一但 汗吐下 倂行'이라

若不然則 千載之間에 歷驗壞病호대 踏襲古法乎아
此久惑也에 不無見解나 憑據不足하야 不敢自信하고
汗吐下論 三篇을 已推敲로대 而半信半疑라가
偶然 閱覽康平本에 目擊 "凡病"二字하고
彼 "發凡以言例" 此一句를 蒙然而忘이라가 茁然而醒하야
乃對照宋本하고 不異康平本 然後에
當時情況이 自著하고 而古法意圖가 自解라

고법은 중경이 살았던 시대에서만 자주 시행되었던 것이 아니라 위진시대 후인들 또한 고법을 답습했다. 어떻게 아는가 하면 한·토·하법의 남용 사례가 仲景書, 『金匱要略』에만 보이는 것이 아니라 金·元·明·淸의 서적에도 보인다. 일찍이 혼자 생각하기를 '소위 육경변증과 팔강변증의 의안은 본래 중경이 세운 법이 아니라 후의들이 만든 법이며 저 한·토·하 고법은 넓고 큰 그물 같아 엉성하여 모두 빠져나갈 것 같지만 오히려 일체의 병증에 적용할 수 있고 더욱 급하고 위급한 병증에 효험이 있다. 그러므로 혈액을 손상하고 진액을 손상시키더라도 일단은 한·토·하법을 병행한 것이다.'

만약 그렇지 않다면 수천 년간 괴병의 폐해를 두루 경험하고도 고의들의 수법을 답습했겠는가? 이 오랜 의혹에 대해서 개인적인 의견이 없지 않았지만 증거가 부족하여 감히 자신하지 못한 상태에서 한토하론 3편을 퇴고하였으나 반신반의하고 있었다.

그러다 우연히 康平本을 보다가 "凡病" 이 두 글자가 눈에 들어오면서 『左傳·序』의 "發凡以言例" 이 일구를 까맣게 잊고 있다가 갑자기 생각이 나 宋本과 대조하여 강평본과 다르지 않음을 확인한 연후에 당시의 정황이 저절로 밝혀지고, 고법의 의도가 자연히 이해되었다.

'凡'字之訓이 不異吾意일세 感懷益新하고 不能自底하야

於是乎 凡字之解를 汲汲表出하니

雖膚近之說이나 遽忘而懼일세 蹇澁之筆로 草草而略하니

後之覽者 良察之하면 千古疑惑이 一字也에 解焉일세

乃以凡字之解로 而爲汗吐下論序호라

'凡' 자의 교훈과 오래전부터 생각해온 내용이 다르지 않았다는 사실에 감회가 새로워서 주저 없이 「凡字之解」라는 제목으로 급히 썼다. 비록 천박한 해설이나 바로 잊을까 두려워 부족한 글솜씨지만 대략을 써보았다. 후에 이 글을 보는 사람은 깊이 살펴보면 오래된 의혹이 이 한 글자에서 해결될 것이다. 이에 '범자지해'로 「한토하론」의 서문으로 삼았다.

2) 古醫之法

予讀仲景書 以來로 嘗有疑惑하야 而未解者하니

太陽病 汗吐下倂行 而數下之라

條文曰 "太陽病 外證未解엔 不可下也니 下之爲逆"이라하고

又傷寒例曰 "三經受病이나 未入於府者는 可汗而已이오

已入於府者는 可下而已"라하니 此戒告之訓이 雖非正文이나

然太陽病에 瀉下之治를 非唯禁之오 而警告之가 明且盡하니

然則 條文冒頭에

曰太陽病 云云 則邪氣가 未入於府하니 故可汗 而不可下오

曰陽明病 云云 則邪氣가 已入於府하니 故可下 而不可汗이라

중경서를 읽으면서 일찍이 풀리지 않은 의혹은 太陽病 조문 중에 한·토·하를 병행하는 치료와 함께 무엇보다 瀉下를 남용하는 사례였다. 조문에, "태양병 外症이 풀리지 않은 상태에서 사하하면 안 된다. 사하하면 逆治가 된다"라고 표기되어 있다. 「傷寒例」에서 말하기를, "三經에 病邪가 침범해도 아직 腸府로 침입하지 않았으면 발한하고, 이미 장부로 침입했다면 사하하면 된다"고 하였다.

이 경고성의 가르침이 비록 중경의 正文은 아니지만 태양병에 사하를 금지할 뿐 아니라 경고한 뜻을 분명하게 밝힌 것이다. 그러므로 조문 앞에서 이미 태양병이라고 제시했으면 邪氣가 장부에 침입하지 않았으니 발한해야 하고 사하해서는 안 되며, 이미 陽明病이라고 제시했으면 사기가 이미 장부로 침입한 것으로 보아 사하해야 하고 발한해서는 안 된다고 규정하였다.

自六經論 而攷之하면

病位之不可紊亂과 汗下之不可倂行은 此不易之定論이어늘

惟獨太陽病에 無故 而瀉下之例가 非一非再하니

"太陽病下之後…, 本太陽病醫反下之…,

發汗不解而復下之…, 已發汗若吐若下…,

太陽病外證未除而數下之…" 若是之例가 多見이라

夫仲景治法이 已在六經醫案하야 秩秩具備어늘

彼反經之治가 多見하니 惑莫甚焉이라

觀太陽病條文하면 則其治者는

非發汗이면 則下之하고 非瀉下면 則汗之하며

不已면 則汗吐下倂行之하고 又瀉下一再 而數行焉이라

萬若仲景이 樹立六經이어든 則以仲景之治로 亂仲景之法이니

其反經之治는 雖庸醫라도 一二而足이어늘

仲景은 乃無謨而反復何오 非他라

當熱病急迫之際하야 不考病位하고 無問虛實하야

而一但 疾瀉之, 發汗之, 催吐之는 是乃所謂古醫手法也라

육경론의 의안에서 보면 病位는 뒤바뀌어서는 안 되며 발한과 사하의 치료는 병행할 수 없다고 하였다. 이것은 바꿀 수 없는 정론이지만 유독 태양병 조문에 아무런 이유도 없이 사하하는 예가 비일비재하다. 대략 나열하면, "太陽病下之後…, 本太陽病醫反下之…, 發汗不解而復下之, 已發汗若吐若下, 太陽病外證未除而數下之" 등의 예가 많이 보인다.

중경치법의 대의는 이미 육경의 의안에 정해져 있는데 저 反經의 사례가 많이 보이니 의혹이 이보다 심한 것이 없다. 태양병 조문을 보면 그 치료는 발한하지 않으면 瀉下하고, 사하하지 않으면 발한하고, 그래도 치료되지 않으면 한·토·하법을 병행하며, 또한 사하를 한 번, 두 번, 여러 차례 시행하는 것이 보인다.

만약 중경이 六經論을 수립했다면 그것은 자신의 잘못된 치료로 자신이 만든 치법을 어지럽힌 것인데, 그 反經의 치료는 평범한 의사도 한두 번의 경험으로 충분한데 중경은 어찌 무모하게 반복하였는가?

다른 이유가 아니다. 熱病 초기와 급박한 상황에서는 病位도 고려하지 않고, 虛實을 묻지 않으며 일단 빨리 사하하고, 발한하고, 구토를 병행하는 것이 중경 이전 고의들의 수법이기 때문이다.

自古法而觀之하면 此手法은 與其誤治론 寧正治라

仲景 勤求古訓하고 博採衆方하야 知識博而經驗多하니

丁寧知其誤逆인댄 安有其賢若此하고 而肯行此等乎아

不意壞病을 種種目擊이나 其所以反復은 欲速拔病毒이니

但壞病之出을 歷述之하고 猶瞑眩之瘳를 不述焉일세

故後醫는 但知古法之弊하고 而不知回生之速하니 實爲不熟審之過라

素問云曰

"在皮者 汗而發之하고

中滿者 瀉之於內하며

高者 因而越之[5]"라하니

古今諸醫曰 "仲景治法 悉本素問하야

於是乎 麻黃湯, 承氣湯, 瓜蔕散을 製焉"이라하니 此無稽之說이라

世人은 但知素問之爲古經이오 而不知經方之爲古方이라

---

5) 在皮者 汗而發之… 高者 因而越之 : 『素問・陰陽應象大論』에 보이는 말이지만 「음양응상대론」이 과연 중경 이전 한대 초기에 쓰였는지 고증할 수 없다. 감히 개인적인 생각을 밝힌다면 이 글은 오히려 『내경』이 전수되는 과정 중에 중경의 치법을 보고 이 의안을 보다 새롭고 정밀한 용어로 다듬어 『소문』에 끼워 넣었을 개연성이 있다고 본다. 그러나 현재 상황에서 고증할 수 없기 때문에 훗날을 기약한다.

고의들의 관점에서 보면 이와 같은 수법은 오치가 아니라 正治이다. 중경이 일찍이 古訓을 구하고 널리 衆方을 수집하여 지식이 많고 경험이 풍부한 상태에서 진실로 저 치료가 오치이자 역치라는 사실을 알았다면 어찌 현명함이 이와 같으면서 이 같은 행위를 거리낌 없이 행하였겠는가?

예기치 못한 壞病을 목격하면서도 저 수법을 반복한 이유는 病毒을 빨리 제거하기 위해서이다. 다만 괴병의 출현을 낱낱이 표기하고 오히려 瞑眩을 통한 치료된 사례를 표기하지 않았기 때문에 후세 사람은 고법의 폐해만 알고 회생이 빠른 사실을 잘 알지 못했으니 이것은 조문을 깊이 살피지 못한 잘못이다.

『素問』에서 말하기를, "병이 피부에 있으면 발한하고, 뱃속이 脹滿하면 사하하고, 병이 흉부에 있으면 吐하게 해야 한다"고 했다. 역대 중국 의사들 대부분은 "중경의 치법이 모두 『소문』에 근거하여 麻黃湯, 承氣湯, 瓜蒂散을 제조한 것이다"라고 하였는데, 이것은 근거 없는 말이다. 세상 사람들은 『소문』이 古經이라는 것만 알고 중경의 처방이 고법을 계승한 古方이라는 사실은 몰랐다.

夫方劑原理가 雖具備於素問이나
然汗吐下方名이 前代未聞이라가 始見于仲景書하니
庸詎知素問所謂汗之가 非其仲景之麻黃湯耶며
庸詎知素問所謂瀉之가 非其仲景之承氣湯耶며
庸詎知素問所謂吐之가 非其仲景之瓜蒂散耶리오
若非仲景이 博採衆方하야 而傳授弟子하면
則素問所謂汗之, 瀉之, 因之之法이 終乃不知其爲何物也라

丁寧 仲景이 撰用素問하면 則病在皮者를 發汗之하고
中滿者를 瀉下之하며 高者를 催吐之하야
臨病之際에 一絲不亂하야 得其方宜하고 而壞病未驗이어늘
猶仲景은 當急迫際하야 得古法而師之를 汲汲每若不可及이라
一但 疾瀉之 發汗之 數下之하고 汗吐下併行之하야
其於外也에 固不暇어늘 奈何病位之察하고 而虛實之分乎아

仲景之治는 本不囿於六經之案하고 而不懼於壞病之出이라
體內病毒을 一時一擧에 欲速驅逐하야 無使滋蔓이라
若不然則 異日에 束手待斃가 至矣하니
與其懼乎壞病一時之害론 不若懼乎病毒固着之危라
仲景前後에 繼承古法일세 故反經逆治之例가 多見于太陽病條文이라

방제 원리가 비록 『素問』에 구비되어 있다고 하여도 한・토・하 처방의 이름이 이전에는 알려지지 않다가 중경서에서 처음 알려졌다. 『소문』에서 말한 발한이 중경의 麻黃湯이 아님을 어찌 알 것이며, 『소문』에서 말한 사하가 중경의 承氣湯이 아님을 어찌 알 것이며, 『소문』에서 말한 구토가 중경의 瓜蒂散이 아님을 어찌 알 것인가? 만약 중경이 일찍이 예로부터 내려온 처방들을 널리 수집하여 문하의 제자들에게 전수하지 않았다면 『소문』에서 말한 발한, 사하, 구토시키는 방안이 마침내 무엇을 말하는 것인지 알 수 없었을 것이다.

정말로 중경이 일찍이 『素問』을 撰用하였다면 병이 피부에 있으면 發汗하고, 뱃속이 脹滿하면 瀉下하고, 병이 흉부에 있으면 嘔吐시켜 임상 당시에 일사불란하게 그 처방의 마땅함을 얻어 壞病을 경험하지 않았을 터인데, 오히려 중경은 급박한 상황에서 고법을 계승하여 따르기를 급급하여 매번 미치지 못하는 것처럼 하였다. 일단 빨리 설사시키고, 발한하고, 그래도 치료가 안 되면 거듭 설사시키고, 한・토・하법을 병행하여 그 밖의 치료는 고려할 겨를이 없었는데, 어찌 病位를 살피고 虛實을 구분하였겠는가?

중경의 치법은 육경의 의안에 묶이지 않았고 壞病의 출현도 두려워하지 않았다. 오직 인체의 病毒을 가급적 빨리 구축하여 병독이 퍼져나가지 못하도록 하였다. 만약 그렇게 하지 않으면 훗날 손쓸 수 없는 상황이 발생하므로 괴병의 일시적 피해를 걱정하기보다는 차라리 병독이 고착되면서 발생하는 위험을 걱정하는 것이 낫기 때문에 중경 전후에 고법을 계승하여 소위 反經, 역치하는 예가 태양병 조문에 자주 보인 것이다.

夫皮膚, 口腔, 肛門者는 人身之孔竅며 又汗吐下之門戶也라

呂氏春秋云 "九竅者는 精神之戶牖"라하고

淮南子云 "九竅者는 五臟之門戶"라하며

難經云 "五臟不和하면 九竅不利"라하니라

皮膚之竅 雖不屬上七竅, 下二竅나 然諸竅之中에 大孔竅也라

明末 吳又可는 溫病家로 學術軌跡이 雖異乎仲景이나

嘗曰 "諸竅者는 人身之戶牖也로

邪自竅而入하니 未有不自竅而出者"라하니

吾乃今 聞後賢之言하고 而遂知前賢之意호라

此不朽之言이 不拘於傷寒溫疫이오 而可通於古今醫案이니

此片言也에 解其疑惑하야 拳拳服膺호라

隨證 而治之之際에 正方, 變方, 加減方이 不數나

若要熟也엔 須從汗吐下法入이니 何則고 非他라

夫汗吐下三方者는 實由於孔竅하야 而得於病根하니

與其空理之方으로 不可同列而論也라

凡病에 汗吐下方은 嘗聞之나 和解劑는 未嘗聞之라

汗吐下藥力이 未達 然後에 和解法을 作焉하니

是乃所謂半表半裏之位, 之症也라

皮膚, 口腔, 肛門은 인체의 孔竅이며, 또한 한・토・하의 배출구이다. 秦나라 때의 『呂氏春秋』에서는, "九竅는 정신이 출입하는 대문이며 창문과 같다"고 하였고, 漢나라 때의 『淮南子』에서는, "구규는 五臟의 대문과 같다"고 하였으며, 『難經』에서는 "오장이 조화를 이루지 못하면 구규의 작용이 편하지 못하다"고 했다. 피부의 공규는 비록 上竅의 7곳과 下竅의 2곳에 속하지 않지만, 인체의 모든 공규 중에서도 가장 큰 공규라고 볼 수 있다.

明나라 때의 吳又可(字가 又可, 이름은 有性)는 溫病家로 불리는 사람으로서 그 학술 궤적이 비록 仲景과 달랐지만 말하기를, "모든 공규는 인체의 출입구로서 邪氣가 이 공규를 통하여 들어오듯이 이 공규로 사기가 배출되지 않는 것이 없다"고 하였다. 오늘에 이르러 후현인 오우가의 말을 듣고 나서 비로소 전현인 중경의 한・토・하 치법의 뜻을 알았다. 이 불후의 말은 傷寒과 溫病에 구애받지 않으며, 옛날과 현재의 의안에도 통할 수 있다. 이 간단한 말에 의혹이 풀리고 감격하여 마음에 깊이 담아 두었다.

중경이 병증을 따라 치료할 때 正方, 變方, 加減方 등 많지만, 중경방의 완숙한 이해를 원한다면 반드시 한・토・하법을 거쳐 들어가야 한다. 왜 그런가? 다른 이유가 아니다. 한・토・하 三方은 인체의 孔竅로 말미암아 病根에서 얻은 것으로 후세의 억측에 의해 만들어진 처방과 같이 논할 수 없다. 또한 일체의 병증을 치료하는 데에 한・토・하법은 일찍이 들었지만, 和解法은 들어보지 못했기 때문이다. 한・토・하의 약력이 미치지 못하는 영역을 치료하기 위해서 화해법이 만들어졌는데, 이것을 半表半裏의 病位・病症이라고 한다.

自古 以小柴胡湯을 爲三禁湯6)하고 而爲和解劑者는 以此也라
汗吐下方 濫用以後에 始知其藥力之適否하니
若不然則 奈何以製其小柴胡湯乎리오
汗下之適者는 表裏之位也오 未適者는 半表半裏之位也라
表裏之間에 些少之症者도 無非汗吐下適否之症者也니라

其適否之例를 擧之하면
潮熱之兆가 見焉커든 不可發汗之症者를 可告也며
惡寒之徵이 見焉커든 不宜瀉下之症者를 可告也며
惡心之狀이 見焉커든 不可汗下之症者를 可告也라

所謂病源之緖가 實在其症하니 條文何症도 不可輕忽者는 以此라
又汗吐下의 藥力이 未適之中에
清火, 利水, 瀉心, 和解, 溫寒之法이 分焉일세
故白虎湯, 五苓散, 瀉心湯, 柴胡湯, 四逆湯을 劑焉호라

---

6) 三禁湯 : 병이 半表半裏位에 있으면 汗·吐·下方을 사용해서는 안 된다는 것은 한·토·하방을 남용한 이후에 이 세 처방의 藥力이 미치지 못하는 영역이 있다는 것을 알게 된 것이고, 이 경우 새로운 방약이 필요한 것으로 보아 小柴胡湯은 후에 만들어진 처방을 뜻한다.

예로부터 小柴胡湯을 三禁湯, 혹은 和解劑라고 부른 이유는 이 때문이다. 한・토・하방의 남용 이후에 비로소 약의 효력이 미치는 곳인지 아닌지를 알게 되었다. 그렇지 않다면 무슨 근거로 소시호탕을 만들었겠는가? 發汗과 瀉下의 효력이 미치는 영역은 表位와 裏位라 하고, 미치지 못하는 영역은 半表半裏位라고 한다. 표리 사이의 어떤 사소한 증상이라도 한・토・하로 치료되는 증상과 치료되지 않는 증상 아닌 것이 없다.

그 적응증과 부적응증의 예를 들면 潮熱의 조짐이 보이면 發汗해서는 안 되는 증상을 말하는 것이며, 惡寒의 조짐이 있으면 瀉下해서는 안 되는 증상을 말하는 것이며, 惡心의 증상이 보이면 발한과 사하를 해서는 안 되는 증상을 뜻한다.

病源의 단서인 病位・病性・病毒이 실로 증상에 있으니 조문의 어떤 증상이라도 소홀히 여겨서는 안 되는 이유가 바로 이 때문이다. 또한 한・토・하법의 약효가 미달하는 가운데 그 和解法은 淸火, 利水, 瀉心, 和解, 溫寒으로 나누어져 이에 따라 白虎湯, 五苓散, 瀉心湯, 柴胡湯, 四逆湯 등이 創製된 것으로 보아야 한다.

夫仲景治法은 始作於汗吐下劑하야 而終擴於和解劑라

汗吐下三法은 治法之大綱이며 經方之權輿니

然則三法之意를 不知하고 而能知乎和解之所來者가 鮮矣라

古今諸醫가 以仲景書로 而爲龜鑑者는 非必以方效也오

逆治以後에 壞病之出을 不掩而述之일세라

誤汗하면 則遂漏不止, 心下悸, 臍下悸하고

誤吐하면 則饑不能食, 朝食暮吐, 不欲近衣하며

誤下하면 則結胸, 胸滿, 挾熱下利하니 自後로

略得其治法之宜者는 以其仲景誤逆之驗也며

幸免其壞病之害者는 以其古法濫用之驗也니

汗吐下法은 吾醫學術에 功莫大焉이라

抑後人이 多迷於六經之案하고 而但見壞病之例하니

於是乎 汗吐下法을 嫌焉하고 甚至 如鴆毒焉하니

彼汗吐下治法을 仲景은 何以多用하고 後人은 何以少用가

果然古今之人이 異乎아 否矣아 源遠而末益分[7]故也라

---

7) 源遠而末益分 : 韓愈의 서간문을 孟子序說에서 인용. "공자의 도는 크면서 몹시 넓어서 문하의 제자들은 그것을 두루 살펴 다 알 수 없었다. 그래서 공자에게 배웠으나 다들 자기가 타고난 성품에 가까운 것을 터득하였다. 그 후 그들은 뿔뿔이 흩어져 제후들의 나라에 갈라져 살면서 또 각각 자기가 잘하는 것을 제자들에게 가르쳐 주게 되니 근원에서 멀어지면서 말단에 이르러 더욱 갈라지게 되었다." 곧 중경 사후 수많은 의안이 형성되면서 古醫의 단순한 의안이 복잡하게 변질됨을 의미한다.

중경서에 보이는 치법의 대의는 한·토·하법의 처방에서 시작하여 마침내 화해의 처방(和解方)으로 확대이다. 한·토·하 삼법은 치법의 대강이며 중경방의 시작이니 삼법의 뜻을 이해하지 못하면 和解의 법이 생겨난 유래를 이해하기 어렵다. 고금의 모든 의사들이 중경서를 우리 의학의 귀감으로 여기는 것은 반드시 처방의 효과가 좋기 때문만이 아니라 오치, 역치와 한·토·하 병행과 사하의 남용 이후에 예기치 못한 壞病의 발생을 숨기지 않고 표기한 이유 때문이다.

發汗을 잘못하면 遂漏不止, 心下悸, 臍下悸 증상이 나타나고, 嘔吐를 잘못하면 饑不能食, 朝食暮吐, 不欲近衣 증상이 보이고, 瀉下를 잘못하면 結胸, 胸滿, 挾熱下利 등의 증상이 나타난다. 이후로 대략적인 치법의 당위성을 알게 된 것은 중경의 오치와 역치 경험 때문이며, 저 壞病의 폐해를 면하게 된 것은 또한 한·토·하 고법의 남용 경험 때문이니 한·토·하가 우리 의학의 치법에 끼친 공은 매우 크다.

그러나 후세 사람들은 육경의 의안에 미혹되어 단지 壞病의 출현만 보고 한·토·하법을 혐오하거나 심지어 독약같이 여기는데, 중경은 어떤 이유로 한·토·하법을 많이 사용했으며, 후세 사람은 어떤 이유로 피했는가? 과연 옛날과 현대의 사람이 달라서인가? 아니다! 근원에서 멀어질수록 끝에 가서는 더욱 나누어지고 갈라지기 때문이다.

凡病에 仲景一塗러니 至後人하얀 離爲二岐, 四分, 八裂…[8]하야

於是乎 汗吐下 古法이 晦焉이라

設令 汗吐下濫用後에 或渴其津液하고 或奪其正氣하야 而壞病百出이나

疾醫는 但憂病毒不拔하고 不憂亡血亡津液이러니

仲景以後 但知其弊害하고 而未知其本意라

金元四家中에 張子和가 其惟得乎인저

---

8) 二岐,四分,八裂 : 이 글에서는 表裏陰陽, 寒熱虛實, 傷寒雜病, 體質稟賦 등을 가리킴.

대체로 병증을 치료하는 데에 仲景은 하나의 길이었는데, 후세에 이르러 둘로 나누어지고, 다시 사분팔열로 나누어 구별하면서 옛 사람의 의술이 더욱 어두워졌다. 설령 한·토·하법의 남용 이후에 津液을 탈진시키기도 하고, 正氣를 소진시켜 온갖 壞病이 발생하지만, 질병을 치료하던 옛 의사들은 다만 病毒을 제거하지 못할까 걱정하고 설령 血分을 손상시키고 津液을 고갈시키는 것을 걱정하지 않았다. 중경 이후에 단지 그 폐해만 알고 그 본의를 알지 못하였는데, 金·元 四家 중에 오직 張子和만이 저 한·토·하의 본의를 얻었다고 볼 수 있다.

3) 疾瀉之工

夫六經論 立案以後로 治法之宜가 概略定焉하니
太陽病에 下之爲逆은 不言可知어늘
太陽病 云云外에 何無端緖하고 何無理由히 而瀉下之하고
不已 則復下之하고 數下之하니
其案之與治가 相牴牾矛盾이 莫大焉이어늘
彼反經之治를 奈何以多行乎며
彼逆治之例가 奈何以久傳乎아
久而惑之라가 閱覽靈樞하고 而解其惑호라
"無問虛實하고 工在疾瀉"라 此二句가 雖出於鍼法이나
其亦可適於方意니 此古法之緖며 經驗之得이니
以此考之컨대 太陽病에 疾瀉者는 實非逆治也라

疾瀉之法은 古醫之謀也오 六經之案은 後人之謀也라
若夫太陽病下之後者는 恰似述懷之文이니
與其闕略으론 寧顚倒니 何以知其然가하면
吟味字句하면 則追咎前誤하야 而後知其爲逆治니
其後悔莫及之心이 隱然在其本字, 反字, 後字라

육경변증론이 입안된 이후로 치법의 당위성이 대략 정해졌는데, 太陽病에 사하하는 것이 역치임은 말하지 않아도 다 알 수 있다. 태양병이라고 언급한 이외에 어떤 단서나 어떤 이유도 없이 일단 사하하고 그래도 치료되지 않으면 다시 사하하고, 자주 사하하니 태양병의 명분과 그 치료 방법이 서로 부딪치고 모순되는 것이 이보다 큰 것이 없다. 어떤 이유로 反經의 치료를 자주 시행하였고, 역치의 사례들을 오랫동안 기록으로 남겼을까? 오랫동안 의혹을 품고 있었는데 우연히 『영추』의 「脹論」을 읽다가 의심이 풀렸다. 脹滿症에 "허실을 문제 삼지 않고, 빨리 사하하는 것이 옳은 방법이다"라는 이 두 구절이 비록 침법에서 나왔지만 중경의 방의에도 적용된다고 할 수 있다. 이것은 고법의 단서이며 경험으로 확인된 사실이니 이것으로 짐작해 보면 태양병에 빨리 설사시키는 치료법이 결코 무모한 역치가 아니다.

疾瀉하는 법은 옛 고의들의 방안이며, 육경안은 후세 사람들의 방안이다. 太陽病下之와 같은 조문은 흡사 지난 일을 술회하는 글이다. 증후가 미비하고 생략된 글이라기보다는 앞뒤가 뒤바뀐 글로 보는 것이 좋다. 어떻게 그 이유를 알 수 있는가 하면 字句를 음미해 보면 앞선 과오(疾瀉)를 자책하고 뒤에 가서 그것이 역치라는 사실을 안 것이니 즉 후회막급의 마음이 은근히 本字, 反字, 後字에 보이기 때문이다.

凡病에 疾瀉하고 當不宜於其病症한

然後 始可以知其太陽病也라

卽以後醫之案으로 加冒之於古醫之法하야

於是乎 "太陽病下之後…" 若是之文을 作焉하니

是非顚倒之文而何오

若不然則 其病症之爲太陽病을 奈何的知오

丁寧 屬之太陽病인댄 奈何疾瀉오

自古法 而論六經案하면

發汗之適症者를 可以謂之太陽病이오

瀉下之適症者를 可以謂之陽明病이라

本太陽, 陽明病症이 不可勝數어늘

但據提綱하야 而乃云曰 脈浮頭項强痛而惡寒과 胃家實者는

實未知夫太陽, 陽明病之所來也며

而亦不知其發汗瀉下之範疇也니

麻黃湯, 承氣湯活用이 始囿於提綱하야 而困焉이라

尤金元四家 以後로 吾醫所主는

非滋陰이면 則補陽이오 非益氣면 則補血일세

於是乎 汗吐下古法이 弊焉이라

그러므로 태양병 瀉下 후에 이와 같은 글은 일체의 병증에 일단 사하하여 그 치료 방법이 병증에 합당하지 않다는 사실을 경험하고 나서 비로소 태양병이라는 사실을 이해한 것이다. 즉 후세 사람들의 의안인 태양병의 이름을 옛 의사들의 치료 방법의 하나인 사하 앞에 올려놓아 "太陽病下之後…"와 같은 조문으로 만든 것을 본다면 이 것이 전도된 것이 아니면 무엇인가? 그렇지 않다면 그 병증이 태양병이라는 사실을 어떻게 단정할 수 있으며 정말로 그 병증이 태양병에 속했다면 어떻게 사하할 수 있겠는가?

古醫들의 수법을 근거로 육경안을 논하면 發汗으로 치료되는 병증을 비로소 太陽病이라 하고, 瀉下로 치료되는 병증을 陽明病이라고 하였다. 본래 태양병과 양명병의 병증은 헤아릴 수 없을 정도로 많은데, 다만 제강의 증상을 근거로 태양병은 '脈浮頭項强痛而惡寒'이라 하고, 양명병은 '胃家實'이라고 말하는 사람은 실제로 태양병과 양명병의 유래를 모르고, 발한과 사하로 치료되는 범주를 모르니 麻黃湯과 承氣湯의 활용이 비로소 제강의 증상에 묶이면서 제한되었다. 더욱이 金·元 四家 이후 사용하는 처방은 滋陰이 아니면 補陽이며, 益氣가 아니면 補血藥이 주종을 이루면서 한·토·하 고법이 마침내 폐지되었다.

夫六經之案이 未立之前엔 古醫手法이 莫不宜於諸病이나
然既立之後엔 發汗之於太陽病엔 可也나
瀉下之於太陽病엔 未可也니 是六經案之所圖니
仲景方 始終條理가 各得其宜하야 而繫於六經이라
是以 條文冒頭에 已太陽病 云云하면 則瀉下之不宜와
及汗吐下 併行之不可者는 不待辯 而知其爲逆治也라
當今 學仲景書者는 先立乎六經之案하야
概知治法之宜하고 幸免誤逆之治나 然究本末而察治法하면
則仲景前後 不侔六經之案하고 而繼疾瀉之法을 可知라

大凡病症의 疾瀉之弊害가 不少일세
是以 非徒見讁於仲景書오 而累見讁於金元明淸諸書나
然而 疾瀉之卓效도 雖不傳其例나 其亦不少라
後醫之資 當代名醫로 知其不宜인댄 奈何一向踏襲乎아
麻黃湯이 雖爲發汗而立이나 未必發汗이오도 而利水氣하며
承氣湯이 雖爲瀉下而用이나 未必瀉下오도 而解潮熱이어늘
乃以麻黃湯, 承氣湯으로 必以爲發汗, 瀉下劑者는
但迷惑於名分하고 而寡察於實證者也라

육경 의안이 수립되기 전에는 옛 의사들의 수법이 모든 병증에 적용되었지만, 이미 수립된 이후에는 發汗이 태양병에는 적합하나, 疾瀉는 태양병에 적합하지 않은 것으로 알았다. 이것이 육경 의안의 의도로서 비로소 중경방이 처음부터 마지막까지 질서정연하게 각각 처방의 뜻을 얻었지만 결과적으로 육경변증에 묶이게 되었다. 그러므로 조문 머리에 이미 태양병이라고 말하면 사하는 부당한 치료가 되며, 한・토・하법을 병행하는 것도 부당한 치료임을 변론하지 않아도 알고, 그것이 역치라는 사실을 누구나 안다. 오늘날 중경서를 공부하는 사람들은 처음부터 육경의안을 먼저 정립하므로 대략 치법의 기준을 알고 다행히 誤治와 역치를 피할 수 있다. 그러나 이 사례들의 본말을 추구해 보고, 치법을 살펴보면 중경 전후의 의사들은 육경 의안을 본받지 않고, 疾瀉하는 옛 고법을 본받았음을 알 수 있다.

대개의 병증에 疾瀉를 남용하던 폐단이 적지 않았기 때문에 중경서에서도 그 문제점을 지적받았을 뿐만 아니라 후세 金・元・明・淸의 서적에서도 지적받은 흔적들이 보인다. 그러나 질사의 놀라운 효과도 비록 그 예를 기록으로 남기지 않았지만 그 또한 적지 않았을 것이다. 그렇지 않고서야 후세 의사들의 자질이 당대 명의들인데 그 옳지 않은 것을 알고도 어찌 전적으로 답습했겠는가? 麻黃湯의 효능이 비록 발한 작용을 목적으로 만들었지만 반드시 발한하지 않더라도 水氣를 이롭게 하며, 承氣湯의 효능이 비록 사하 작용을 목적으로 사용하지만 반드시 사하하지 않더라도 潮熱을 해결하는 약제인데 반드시 마황탕과 승기탕으로 발한과 사하제로 단정하는 것은 단지 조문 중에 발한과 사하라는 명분에 빠져 그 실체적 현상을 잘 살피지 않음이다.

條文中 "解外…, 發汗…, 瀉下…, 不可發汗…,

不可下之…, 不可吐之…", 若是之方意는

與其必然之事론 寧或然之事니

古醫之法이 未必皆是하고 後人之案이 未必皆非하니

乃以古醫之法으로 輕病位之案者도 未可也며

亦以後人之案으로 廢疾瀉之法者도 未可也라

凡病에 若發汗, 若吐, 若下 及下之, 復下之, 數下之

若是之例가 示唆大矣니 欲知古法者는 在此오 不在彼라

治法이 滋陰補陽也에 彌近하면 則三法拔毒也에 彌遠하니

金元諸家 以後 不復有如疾醫之術者는 以此故也라

조문 중에 "解外…, 發汗…, 瀉下…, 不可發汗…, 不可下之…, 不可吐之…"와 같은 方意는 단정적인 것이 아니라 혹 그럴 수 있다는 의미로 이해하는 것이 좋다. 옛 의사들의 수법이 모두 옳은 것도 아니며, 후세 사람들의 의안이 모두 잘못된 것도 아니다. 옛 의사들의 수법으로 후세 사람들이 입안한 병위를 가볍게 여기는 것도 옳지 않고, 후세 사람들의 의안에 묶여 疾瀉하는 고법을 폐지하는 것도 옳지 않다. 일체의 병증에 발한, 구토, 사하하는 것과 사하하고 또 사하하고 자주 사하하는 이런 조문의 예가 시사하는 의미는 크다. 고법을 알고자 하는 사람은 여기에서 그 근원을 찾아야지 다른 곳에서 찾으면 안 된다. 그러나 후세 의사들의 치료법이 滋陰補陽에 가까워지면 질수록 한・토・하 삼법으로 病毒을 구축하는 옛 방식과는 더욱 멀어지게 되었다. 金・元 시대 이후로 疾醫의 의술을 다시 볼 수 없었던 것은 바로 이런 후세 사람들의 의안 때문이다.

4) 八綱之辨

吾聞之하니 表裏, 寒熱, 虛實, 陰陽 所謂八綱辨證과
與其六經辨證은 立仲景術에 其所須之要라하고
又聞之하니 寒熱虛實은 遡源於黃帝內經하고
表裏, 寒熱, 虛實, 陰陽은 槪分於仲景傷寒論이라가
至李東垣하야 將 "表裏寒熱 虛實陰陽하야 稱治病八字"라하고
張景岳은 以 "陰陽爲二綱하고 而以表裏寒熱虛實爲六變"이라하니
二賢之於辨證에 八綱之案이 其重且大를 强辯焉이나
竊謂曰 知其一 而不知其二니
八綱辨證은 實由於汗吐下古法하야 而始立焉이라

凡病에 仲景治法은 始於汗吐下하야 而終於汗吐下하니
雖醫聖之資도 別無經驗하고 得其醫案은 實難事也라
仲景前後 多行汗吐下方하야 歷驗適否한
然後에 表裏, 陰陽, 寒熱, 虛實之案을 遂立焉이라
若不然則 八綱之案을 何由以立乎아
抑今醫는 汗吐下不據하고 而論八綱辨證하니
故但知汗吐下之弊害하고 而不知八綱之所來라

나는 들었다! 表裏・寒熱・虛實・陰陽 이 八綱辨證은 六經辨證과 함께 중경의 의술을 정립하는데 절대적인 요인이라고 한다. 또 들었다! 한열허실은 그 근원이 『황제내경』에서부터 전해 왔고, 표리・한열・허실・음양은 중경의 『상한론』에서 대략 나누어졌다가 李東垣에 이르러 "팔강변증을 治病八字"라고 말하기도 하였고, 張景岳은 "음양을 二綱으로, 표리・한열・허실을 六變이다"라고 했다. 이 두 현인은 변증에서 팔강의 의안이 중대한 사실임을 강변하였다.

감히 말하면 그것은 하나만 알고 둘은 모르고 한 말이다. 八綱辨證은 汗・吐・下 古法으로 말미암아 비로소 성립된 것이다.

일체의 병증에 중경의 치법은 한・토・하에서 시작하여 한・토・하로 끝난다. 비록 醫聖의 자질이 있더라도 아무런 경험도 없이 팔강변증의 의안을 수립하는 것은 어려운 일이다. 중경이 살았던 전후 시대에 한・토・하방을 남용하여 그 치료되는 증상과 치료 안 되는 증상을 두루 경험하고 나서 表裏・陰陽・寒熱・虛實의 八綱 의안이 마침내 수립되었다. 만약 그렇지 않다면 팔강의 의안이 어떤 연유로 입안되었겠는가? 그런데 오늘날 의사는 한・토・하에 근거하지 않고 팔강변증을 거론하기 때문에 한・토・하의 폐해만 알고 팔강변증의 유래를 알지 못한다.

夫八綱辨證者는 非唯仲景未嘗立이오 而宋代以前未立이라

何以知其然가하면 觀宋板註하면 則汗吐下의 可否之辨이 傳焉하니

仲景이 不立八綱者를 於是乎 可知矣라

"辨不可發汗病脈證幷治,

辨可發汗病脈證幷治

辨發汗後病脈證幷治,

辨不可吐病脈證幷治

辨可吐病脈證幷治,

辨不可下病脈證幷治

辯可下病脈證幷治,

辨發汗吐下後病脈證幷治"

萬若 傳授之間에 古醫之治를 不繼하고 而壞病之出을 不驗하면

則彼可否之辨을 不述焉이어늘 猶述而傳之는 奚故오

古醫之於凡病에 表裏寒熱 虛實陰陽의 八綱之案을

不考不問하고 而一但汗之, 吐之, 下之하야

雖不意壞病을 未免이나 然拔本塞源을 庶幾라

若不然則 當代之資로 奈何踏襲古法乎哉리오

팔강변증은 중경이 일찍이 정립하지 않았을 뿐 아니라 宋代 이전 임억이 교정할 당시에도 정립되지 않은 것으로 보인다. 어떻게 그 이유를 아는가 하면 宋板 註의 可否 사례를 보면 중경이 팔강변증을 수립하지 않았음을 알 수 있다. "「辨不可發汗病脈證并治」, 「辨可發汗病脈證并治」, 「辨發汗後病脈證并治」, 「辨不可吐病脈證并治」, 「辨可吐病脈證并治」, 「辨不可下病脈證并治」, 「辯可下病脈證并治」, 「辨發汗吐下後病脈證并治」."(즉 한・토・하 치료를 하면서 그 문제점을 보강하기 위하여 점차로 입안된 것을 마치 『황제내경』에서 설명한 이론을 중경이 그 이론에 의해 치료했다고 단정하는 것은 경험과 고증을 생각하지 않고 『내경』과 중경서를 맹목적으로 추종한 발상에서 나왔다.)

만약 전수 과정 중에 옛 의사들의 치법(한・토・하)이 계승되지 않고 壞病을 경험하지 않았다면 저 可否의 分辨을 표기하지 않았을 터인데 오히려 표기하여 傳하는 이유는 무엇일까? 古醫들이 모든 병증에 表裏・寒熱・虛實・陰陽의 八綱 의안을 고려하거나 문제 삼지 않고 일단 발한하거나, 토하게 하거나, 사하하여 비록 생각지 못한 많은 괴병을 피할 수 없었지만 발본색원을 기약할 수 있었기 때문이다. 그렇지 않고서야 당대 명의의 자질로 어찌 古法을 답습했겠는가?

丁寧 八綱之案이 源於戰國하야 而分於漢末하면
則仲景이 率襲八綱하야 辨證之際에
某病症은 在其表位하니 故可發汗 而不可瀉下오
某病症은 在其裏位하니 故可瀉下 而不可發汗이오
某病症은 在表裏間하니 故可和解 而不可汗吐下라
又某病症은 虛, 實也오 寒, 熱也오 陰, 陽也니
其隨證而治之之際에 各得其宜하야
誤治逆治를 未必多行하고 而無數壞病을 未嘗多驗이라
然而 太陽病의 仲景治法은 其何如哉오
汗吐下 濫用以後에 八綱 遂謀焉이라
條文中 八綱辨證之緖者는 後人之謀也라

萬若仲景이 六經具備하고 八綱定立이면 則能制乎千病萬症하니
何患乎誤逆之治하고 何憂乎壞病之出이리오
表裏, 寒熱, 虛實, 陰陽 此文字類가
雖見於內經, 仲景書나 然吾醫所謂八綱辨證은 樹立於後代라
夫古今諸醫가 埋沒內經하야 非假託黃帝하면 則醫案不立하니
未有不如此하고 而能有信於天下者也니라

정말로 팔강 의안이 전국시대에 근원을 두고 漢末에 구분되었다면 중경이 팔강을 일찍이 알고 있는 상황에서 변증하여 치료하는 중에 어떤 병증은 表位에 있으니 發汗해야 하고 瀉下하면 안 되고, 어떤 병증은 裏位에 있으니 瀉下해야 하고 發汗해서는 안 되며, 어떤 병증은 표리 간에 있으니 和解해야 하고 汗·吐·下法을 사용하지 않았을 것이다. 또한 어떤 병증은 虛症이거나 實症이며, 寒症이거나 熱症이며, 陰症이거나 陽症이라는 것을 알아 변증하여 치료할 때 일사불란하게 각각의 치료법을 터득하여 오치와 역치를 시행하지 않았을 것이며 무수한 괴병도 경험하지 않았을 것이다.

그러나 太陽病에 중경의 치료는 어떠했는가? 汗·吐·下법의 남용 이후에 팔강이 마침내 모색된 것이다. 조문 중에 팔강변증의 단서는 후세 사람이 도모한 것이다.

만약 중경 당시에 육경이 구비되고 팔강이 정립되었다면 모든 병증을 통제할 수 있었는데 어찌 오치와 역치의 치료를 근심하며, 어찌 괴병의 출현을 걱정하겠는가? 表裏, 寒熱, 虛實, 陰陽 이런 문자들이 비록 『황제내경』과 중경서에 보인다 해도 우리들이 말하는 팔강변증은 후대에 수립되었다. 그러나 고금의 의사들이 『내경』에 빠져 黃帝의 이름을 가탁하지 않으면 팔강변증의 의안을 세울 수 없었으므로 이렇게 하지 않으면 능히 세상에 신뢰를 얻을 수 없었다.

吾雖不敏이나 歷歷然 究其本末하고 論其是非는 非他라

八綱所謀者는 卽以其古法之弊오 不以其岐伯之訓이니

夫古醫治法이 簡而恢恢나 速拔病毒하야 而布羅諸病이어늘

然六經八綱이 擡頭以後에

仲景方이 始制於表裏寒熱하고 又限於陰陽虛實하니

其病症之辨이 彌細分하면 則其方藥之適이 彌制限하니

欲立古方이나 猶亂古法하니 此之謂矯角殺牛라

當今 八綱之案이 其所須나 然古醫之法을 其可廢아

내가 비록 부족하지만 낱낱이 그 본말을 궁구하고 그 시비를 거론하는 것은 다른 이유가 아니다. 八綱을 도모한 것은 한·토·하 고법의 남용으로 인한 폐단 때문이지 岐伯의 敎訓에 의한 것이 아님을 밝히기 위해서이다. 대체로 古醫의 치법은 간단하여 엉성하지만 病毒을 빨리 제거하여 많은 병증을 제어한다. 그러나 육경 팔강변증의 의안이 대두한 이래로 중경의 처방은 점차 표리한열에 제한되고 또 음양허실에 제한되었다. 병증의 구별이 미세해지면 질수록 方藥의 적용은 더욱 제한을 받는다. 古法을 정립하려다가 오히려 고법을 문란케 한 것이니 이것을 가리켜 뿔을 교정하려다가 소를 죽이는 교각살우라고 말한다. 오늘날 팔강의안이 필수요건이나 고의의 한·토·하법을 폐할 수 있겠는가?

10. 表裏論

1) 表裏之來

夫表裏文字가 種種 見于戰國諸家書나

吾醫之所須는 始見于漢書藝文志의 方技略[1]이라

其文字之來 久하고 而其用 多하니

或以之爲位次하고 或以之爲淺深하며

或以之爲陰陽하고 或以之爲體用하나

仲景書中 表裏文字는 不過境界니 卽病症所在며 所謂病位也라

宋本著世에 後醫 率襲乎六經辨證之案하야

但知病症之有六經하고 而不知其出於三位하며

但知境界之有三位하고 而不知其案於汗吐下하며

但知仲景之有治法하고 而不知其因人身之三孔竅者 裁之也라

若無三孔竅면 則三法은 何由以立하고

三方은 何由以劑하며 三位는 何由以定아

---

1) 方技略 : 醫經者 原人血脈.經絡.骨髓.陰陽.表裏 以起百病之本 死生之分 而用度箴石湯火所施 調百藥齊和之所宜…(의경이란 사람의 혈맥, 경락, 골수, 음양, 표리들을 궁구하여 모든 병의 원인과 사생의 판결을 제시하고, 침, 폄석, 탕, 화를 시술해야 할 경우를 헤아리며, 각종 약물의 조화가 적절하도록 조절하는 것이다. …).

表裏 문자는 兵家, 法家, 雜家 등 전국시대 諸家書 중에 간혹 보이지만, 우리 의학의 요건으로 사용된 것은 『漢書・藝文志』의 「方技略」에 비로소 보인다. 표리 문자의 내력이 오래되고 그 용도도 다양하게 사용되어 왔지만 대개 표리로써 위치, 깊이, 陰陽, 體用관계의 의미로 사용되었다. 仲景書 중에 표리라는 문자는 경계에 불과하니 곧 병증의 소재를 말하는 것으로 病位를 일컬음이다.

宋本이 출간된 후로 후세 사람들은 모두 육경변증의 의안을 답습하여 다만 病症이 六經으로 구분된 것은 알았지만 육경이 삼위에서 출발한 것은 알지 못하였고, 다만 경계가 삼위라는 것은 알았지만 한・토・하 치법에 의해 고안된 것임을 알지 못하였으며, 다만 仲景이 치법을 세웠다는 것은 알았지만 그 치법이 인체의 세 孔竅의 특성에 맞게 재단된 것을 몰랐다. 만약 공규가 없었다면 三法은 어떤 연유로 성립할 수 있으며, 三方은 어떤 연유로 創製될 수 있으며, 삼위는 어떤 연유로 입안될 수 있겠는가?

夫皮膚, 肛門, 口腔의 此三孔竅者는
是非表, 裏, 半表半裏之界而何며
是非麻黃湯, 承氣湯, 瓜蔕散之適而何오

抑三法三方은 古醫 由於三竅하야 而裁之하고
三位는 後醫 謀於三方하야 而案之하니
夫三法 三方 三位는 實由於三孔竅하야 而立之, 劑之, 案之라
孔竅不據하고 而能知乎三方所以劑者 未之有也며
三方不解하고 而能知乎三位所以立者 未之有也니라
以此考之컨대 古醫之於凡病에
所以發汗者가 奚必爲病在表哉며
所以催吐者가 奚必爲病在上哉며
所以瀉下者가 奚必爲病在裏哉리오
夫病在皮, 在胸, 在腹하야 故不爲發汗, 催吐, 瀉下오
欲速拔病毒일세 故由三孔竅하야 而汗之, 吐之, 下之니
是以 太陽病中에 三方混焉하고 而三位紊焉이라

仲景前後 繼承古法하야 壞病之出과 瞑眩之瘳를
多驗然後에 始知其適否일세
於是乎 表裏之案이 作焉하고 而治法之宜가 定焉이라

皮膚·肛門·口腔 이 세 孔竅는 表·裏·半表半裏 三位의 경계가 아니면 무엇이며, 麻黃湯·承氣湯·瓜蒂散 三方이 미치는 영역이 아니면 무엇인가?

삼법과 삼방은 옛 의사들이 세 공규를 근거로 재단한 반면, 삼위는 후세의 의사들이 삼방을 도모하여 立案한 것이다. 삼법·삼방·삼위는 실로 세 공규로 인하여 세워지고, 창제되고, 의안으로 설정되었다.

그러므로 공규에 근거하지 않고 三方이 창제된 이유를 알 수 없으며, 삼방을 이해하지 못하고 三位가 立案된 연유를 알 수 없다. 이를 근거로 살펴보면 옛 의사들이 일체 병증에 발한한 이유가 어찌 병이 表位에 있기 때문이며, 급히 구토시킨 이유가 어찌 병이 上位에 있기 때문이며, 빨리 瀉下시킨 이유가 어찌 병이 裏位에 있기 때문인가?

병증이 皮膚, 胸部, 腹部에 있기 때문에 발한, 구토, 사하시킨 것이 아니라 病毒을 빨리 驅逐하려고 이 세 孔竅를 통해서 발한, 구토, 사하하였다. 이런 이유로 태양병 조문에 이 세 가지 처방을 구별하지 않고 섞어 사용하고 삼위를 구별하지 않았다.

중경 전후의 의사들은 고법을 계승하면서 壞病의 출현과 瞑眩을 통한 효험을 겪은 연후에 적응증과 부적응증을 비로소 알게 되었다. 이런 과정을 거치고 나서 표리가 입안되었고, 치법의 기준이 정립된 것이다.

古醫手法과 後醫醫案이 各有長短하니

併而知之 然後에 庶乎可也라

若不立表裏之案하면 則未知夫汗吐下之適否니 未可오

亦不繼古醫之法하면 則未知夫汗吐下之意圖니 未可라

自古法 而論之하면

則發汗, 瀉下, 催吐之能者는 麻黃湯, 承氣湯, 瓜蔕散이오

自表裏 而論之하면

則麻黃湯은 可適於表病이나 而否適於裏病也며

併承氣湯은 可適於裏病이나 而否適於表病也며

併瓜蔕散은 可適於胸病이나 而否適於表裏病也며

併柴胡湯은 可適於半表半裏病이나 而否適於表裏病也니

於是乎 三方은 不可混焉하고 而三位는 不可紊焉이라

고의의 수법과 후의들의 의안에는 각각 장단점이 있으므로 동시에 이해하는 것이 옳다. 만약 표리의 의안이 확립되지 않았다면 한・토・하의 적응증과 부적응증을 모르게 되므로 옳지 않고, 고의의 수법을 계승하지 않았다면 한・토・하를 시행한 의도를 모르게 되므로 이 또한 옳지 않다.

古醫의 입장에서 發汗 작용이 강한 약제는 麻黃湯이며, 瀉下 작용이 강한 약제는 承氣湯이며, 催吐 작용이 강한 약제는 瓜蒂散이다. 表裏(후인의 의안)의 병위에서 보면 麻黃湯의 약력은 표병에는 미치지만 이병에는 미치지 못하고, 承氣湯의 약력은 이병에는 미치지만 표병에는 미치지 못하며, 瓜蒂散의 약력은 心胸의 高位에 미치지만 표리병(피부와 복부)에는 미치지 못한다. 시호탕의 약력이 미치는 부위는 半表半裏位에 적합하나 표리에는 부적합한 사실을 알고 나서 삼방은 섞일 수 없게 되었고, 삼위는 문란하지 않게 되었다.

或曰 "若如所論하면 則六經도 其亦病位니 敢問所安"가
答曰 "觀條文하면 則太陽病은 病在表位也며
陽明病은 病在裏位也며 少陽病은 病在半表半裏位也라
三陽病位는 若合於三位나 然三陰病位는 甚有不明이라
夫病位는 不過三位니 三陰病位 此外何在리오
六經論은 本爲辨證而立이오 不爲病位而作이나
終乃萬病을 辨之六經하고 六經病症을 屬之三位"라

六經도 其亦境界[2)]나 牽附於表裏案하면
三陽病은 可合於表裏半表半裏位나
三陰病은 未知夫合於何位也라
三陽病位는 其若嚴分하나 然三陰病位는 實難分하니
故六經病位는 吾不取나 然表裏病位는 可取也라

仲景本意는 不要乎六經之辨하고 不待乎表裏之位하니
故仲景方은 本不囿於六經하고 而不拘於表裏로대

2) 六經其亦境界 : 가금,『傷寒論翼・六經正義第二』. …叔和不知仲景之六經 是經界之經 而非經絡之經(… 숙화는 중경의 육경이 경계의 경이지 경락의 경이 아닌 것을 알지 못했다). 가금은 육경을 중경이 창안한 것이라는 전통적인 해석을 따랐으나, 이 글은 중경서 내용을 근거로 육경이 숙화나 그 이후의 사람들에 의해서 만들어진 것으로 본다.

누군가 말하기를, "그대 말대로라면 육경의 의안도 病位와 같은 개념이니 (육경론과 표리론) 가운데 어느 것이 옳은가?" 하고 물었다. 내가 답하기를, "조문의 치법을 보면 태양병은 병증이 表位에 있으며, 양명병은 裏位에 있으며, 소양병은 半表半裏位에 있다. 三陽病의 병위는 표·이·반표반리에 해당되나, 삼음병의 병위는 매우 불분명하다. 소위 병위는 三位에 불과하니 삼음병의 병위는 이밖에 어디 있겠는가? 육경론은 본래 병증을 구별하기 위해서 수립된 것이며, 병증의 병위를 구별하기 위해서 입안된 것이 아니지만, 모든 병증은 육경으로 변증되고, 육경의 병증은 삼위로 귀속된다"고 하였다.

육경 또한 경계와 같지만 억지로 표리의 병위에 결부시키면 三陽病의 병위는 표·이·반표반리의 병위에 해당되지만, 三陰病의 병위는 마침내 어느 병위에 해당되는지 알 수 없다. 삼양병의 병증과 병위는 분명하게 구별되나, 삼음병의 병증과 병위는 실제로 구별하기 쉽지 않다. 그래서 나는 六經病位는 취하지 않지만, 表裏病位는 취한다.

중경의 본의는 육경변증을 필요로 하지 않으며 표리병위도 기대하지 않기 때문에 仲景方은 본래 육경에 묶이지 않으며 표리에도 구애받지 않는다.

然條文中 病位, 病性, 病毒之源은 是雖後人之謀나

至于今히 吾醫所須之要니 不可忽也라

譬諸殲賊컨대

知其賊之所在하고 又虞其兵器, 氣魄한 然後 可制盜賊이나

萬若知其所在오도 不虞其兵器, 勇怯하면 希有不被害傷하며

設令 虞其兵器, 勇怯이오도 未知其巢窟하면 奚適于加用兵이리오

所在者는 病位也오 兵器, 勇怯者는 病因, 病性也라

又譬諸紡績컨대

有其經絲하고 而無其緯絲오도 未可成服하며

有其緯絲하고 而無其經絲오도 未可成服하나니

須經緯之絲가 交織然後에 能成衣服하니라

又譬諸航海컨대

知其經度오도 而不知緯度어나 知其緯度오도 而不知經度하면

則不漂流於茫茫大海者 未之有也라

經度는 病位也오 緯度는 病性病毒也니

是以 治病者는 三源之中에 不可闕一이라

雖然 須如仲景症狀을 具備然後에 表裏可察하고 而處方可立하니

吾醫典籍이 不翅千萬이나 未有若仲景書니라

그러나 조문 중에 病位·病性·病毒과 같은 病源의 단서는 후세 사람들에 의한 방법론으로 오늘날까지 중경서를 이해하는 데 필요한 요건이므로 소홀히 할 수 없다.

도적을 섬멸하는 데 비유하면 도적의 소재를 알고 또한 그들의 兵器와 정신 상태를 안 연후에라야 이길 수 있다. 만약 소재를 알아도 도적의 병기 정도와 정신 상태를 예측하지 않으면 피해를 입지 않는 경우가 드물며, 설령 병기와 정신력을 안다고 해도 그 소굴을 알지 못하면 어디로 병사를 이동시키겠는가? 도적들의 소재는 病位이며, 병기는 病因이고 정신 상태는 病性이다.

길쌈에 비유하면 날줄(세로 실줄)은 있는데 씨줄이 없으면 옷을 만들 수 없고, 씨줄은 있는데 날줄이 없어도 옷을 만들 수 없다. 반드시 날줄과 씨줄이 서로 조직되어야 옷을 만들 수 있다. 항해에 비유하면 경도는 알고 있는데 위도를 모르거나, 위도는 알고 있는데 경도를 모르면 망망대해에서 표류할 수밖에 없다. 경도가 병위라면 위도는 病性이자 病毒(病因)이다. 그러므로 병을 치료하는 데에 병위·병성·병독 이 三源 가운데 하나라도 빠지면 안 된다.

그러나 반드시 仲景의 증상과 같이 證候를 구비한 연후에 표리를 살피고 처방을 정할 수 있다. 우리 의학 서적이 천만 가지뿐이 아니지만, 중경서에 비견할 만한 것은 없다.

2) 互根之用

病邪之入也에 孰先孰後며 病症之勢也에 孰輕孰重아
自風寒客犯之序 而論之하면
則表位 先於裏位하고 裏位 後於半表半裏位하며
自三位淺深之位 而攷之하면
則表病 輕於裏病하고 裏病 重於半表半裏病이라
論仲景術者 率襲六經之序하야
千篇一律 若是云云이나 實不知古醫之案이라

夫古醫之案은 凡病에 汗吐下 併行하니 以此考之컨대
病在太陽表位에 未必發汗하고 而下之하며
病在陽明裏位에 未必瀉下하고 而汗之하며
病在少陽表裏間에 未必和解하고 而汗吐下之라
仲景 未嘗以其六經病位로 而制其汗吐下方이어늘
後醫 遂以六經病位로 制其汗吐下하야
太陽病表症者는 汗之하고 陽明病裏症者는 下之하며
少陽病表裏間症者는 和之라하니 是本末顚倒者也라

병사가 침범하는 순서는 어느 부위를 먼저 침범하고 어느 부위를 나중에 침범하며, 병증의 勢는 어느 부위가 경증이며 어느 부위가 중증인가? 풍한이 침범하는 순서로 그 선후를 논하면 표위가 이위보다 먼저 침범당하고, 이위가 반표반리위의 병위보다 후에 침범 당한다. 삼위를 천심으로 병증의 경중을 논한다면 표위의 병증이 이위의 병증보다 가벼우며, 이위의 병증이 반표반리위 병증보다 심하다. 중경술을 논하는 사람들이 육경의 전병 순서를 답습하여 천편일률적으로 이와 같이 말하나 실로 고의의 수법을 알지 못한 것이다.

고의의 의안은 일체 병증에 한・토・하법을 병행하는 수법이다. 이 관점에서 보면 병이 太陽表位에 있다고 반드시 發汗만 한 것이 아니라 瀉下하기도 하였고, 병이 陽明裏位에 있다고 반드시 사하만 한 것이 아니라 발한하기도 하였으며, 병이 少陽表裏 간에 있다고 반드시 和解만 한 것이 아니라 한・토・하법을 쓰기도 하였다는 사실이다. 즉 중경이 일찍이 六經의 病位로 한・토・하의 처방을 제한한 것이 아니라 후의들이 실로 육경의 병위 개념으로 한・토・하를 제안하여 태양병(表症)은 발한하고, 양명병(裏症)은 사하하고, 소양병(表裏間症)은 화해하라고 규정하였는데 이것은 본말이 전도된 것이다.

奈何之根據로 知其病症之爲表症, 裏症, 表裏間症乎哉리오

實知夫汗吐下適否 然後에 立六經 而謀病位하니

發汗之適症者를 始可以謂之太陽病表症也며

瀉下之適症者를 始可以謂之陽明病裏症也며

汗吐下之未適症者를 始可以謂之少陽病表裏間症也라

如此之解라야 古方之用 活焉하고 而病位之案 立焉이라

半表半裏位가 雖在於表裏間이나

自汗吐下古法而觀之하면 則始於表裏하야 而擴於半表半裏라

表位가 雖淺於裏位나 發汗을 未必先於瀉下며

裏病이 雖深於表病이나 瀉下를 未必後於發汗이라

是以 風寒客形에 傳病之序를

自表位 歷半表半裏位 而至裏位 云云者는 迷於六經之序也며

而所謂合病, 併病, 兼病, 及直中 云云者는

惑於六經之名也니 實不知感應之理者也라

무슨 근거로 어떤 병증이 表症, 裏症, 表裏間症이라는 것을 알 수 있겠는가? 실제로는 한·토·하의 적응증과 부적응증을 알고 난 이후에 육경 안을 만들고 병위의 개념을 모색한 것이다. 즉 발한으로 치료되는 일체의 병증을 비로소 태양병(表症)이라고 규정했고, 사하로 치료되는 일체의 병증을 비로소 양명병(裏症)으로 규정했고, 한·토·하법의 약력이 미치지 못하는 일체의 병증을 비로소 소양병(表裏間症)이라고 규정한 것이다. 이처럼 이해해야 고방이 활용되고 병위의 개념이 정립된다.

반표반리위가 비록 표·이 사이에 있지만 한·토·하 고법의 관점에서 보면 표리에서 시작하여 반표반리로 확대된 것이다. 표위는 비록 이위보다 얕은 곳이지만 반드시 발한을 사하보다 먼저 사용하지 않았고, 裏病이 비록 表病보다 깊은 곳에 있지만 사하를 반드시 발한보다 뒤에 사용하지 않았다. 그러므로 풍한의 邪氣가 인체에 침범할 때 병증이 진행되는 순서가 표위에서 시작하여 반표반리를 거쳐 이위로 도달한다고 말하는 사람은 육경의 순서에 미혹된 사람이며, 소위 合病·倂病·兼病과 直中 등의 병증을 운운하는 사람은 육경의 명분에 빠져 실제 감응의 이치를 모르는 사람이다.

大凡風寒客形에 其所觸之感者가 雖表位나 其所應者는

或始於表位하고 或始於表裏間位하며 或始於裏位하니 何則고 非他라

夫病症之始는 但因其人稟賦, 病毒하야 而出焉하니

表病彌盛하면 則其病勢가 彌迫於內位하고

裏病彌劇하면 則其病勢가 彌越於外位하며

半表半裏病 彌滿하면 則其病勢가 彌及於表裏二位하니

此必然之勢오 非必始於太陽表症하야 而終於陽明裏症이라

但察其病位, 病勢之症하고

而勿迷於合病, 併病, 兼病과 及直中之名이라

夫汗吐下方은 本不爲表裏之案하야 而作焉이나

然條文之症은 無非汗吐下適否之症이니

故察其症하면 則可以知其病位也라

某症者는 適於發汗하고 而不適於瀉下하니 故表位之候也며

某症者는 適於瀉下하고 而不適於發汗하니 故裏位之候也며

某症者는 不適於汗吐下하니 故半表半裏之候也니

乃以其症으로 謀其表裏者는 可也나

以其表裏로 論其症方者는 未可也라

是以 某症見焉이어든 雖不冒風寒하고 不分稟賦라도

察其症狀하야 以料其表裏案하면 則仲景方을 或幾乎得矣라

대체로 풍한이 우리 인체에 침범하면 그 접촉되는 부위는 表位이지만, 感冒에 반응하는 것은 표위에서 시작하기도 하고, 반표반리위에서 시작하기도 하며, 이위에서 시작하기도 한다. 왜 그런가? 다른 이유가 아니다. 병증의 시작은 전적으로 그 사람의 타고난 체질과 잠재적 병독의 성향에 따라 나타나기 때문이다. 表病이 극성할수록 그 병세는 內位를 더욱 압박하게 되고, 裏病이 극심할수록 그 병세는 外位로 발월하게 되며, 半表半裏病이 胸脇 부위에 가득 찰수록 표・이 二位에 파급되는 것은 필연적인 흐름으로서 반드시 태양병인 表症에서 시작하여 양명병인 裏症으로만 끝나는 것은 아니다. 오직 병위와 병세의 증상을 관찰하고 合病, 併病, 兼病과 直中의 이름에 미혹될 필요가 없다.

한・토・하 처방은 본래 표리의 의안을 위해서 만든 것이 아니지만 조문의 증상들은 한・토・하의 적응증과 부적응증이 아닌 것이 없기 때문에 그 증상을 살펴보면 표・이・반표반리의 병위를 알 수 있다. 어떤 증상은 발한해야 하고 사하해서는 안 되기 때문에 表位의 증후가 되며, 어떤 증상은 사하해야 하고 발한해서는 안 되기 때문에 이위의 증후가 되며, 어떤 증상은 발한 사하 모두의 적증이 아니기 때문에 반표반리의 증후가 된다. 증상으로 표리를 도모하는 것은 옳지만 표리(病位)로서 증상과 처방을 논하면 안 된다. 그러므로 어떤 병증이 나타나면 비록 風寒에 감모되지 않았고 稟賦를 구분하지 않더라도 그 병증을 살펴서 그 표리의 의안(病位・病性・病毒)을 헤아리면 중경방을 정할 수 있다.

條文中에 其狀相似나 其述未相似하면 必有以也니
所謂 太陽病 翕翕發熱과 陽明病 蒸蒸發熱과
少陽病 身有微熱 往來寒熱의
此發熱之狀者는 可以發熱一言으로 而足矣어늘
形容發熱之狀하야 分辨其翕翕, 蒸蒸, 微熱, 潮熱者는
卽以其病位也일세라
病位不同하면 則治法도 其亦不同하니
若不然則 奚必歷歷分辨其狀乎哉리오

抑所謂 "氣虛症, 血虛症, 肝實症, 心虛症,
脾胃虛損, 腎水不足, 肺氣不足, 肝血不足,
陰虛火動, 心火上炎, 少陽人, 太陰人"
若是之例는 果然症狀乎아 病因乎아 與其症狀으론 寧病因이니
此病因之症은 皆偏於半表半裏位하야
於是乎 柴胡湯, 瀉心湯, 四逆湯類의 和解劑는 可以適用之나
然麻黃湯, 承氣湯類의 汗下劑는 未暇用之니
彼後世之案也에 何待乎表裏之位리오
夫病位는 可適於仲景實證이오 而否適於後人臆理하니
仲景以後 汗下之法이 衰하고 而表裏之案이 亡하니 其豈偶然哉리오

조문 중에 그 증상이 비록 비슷하더라도 그 표기가 같지 않으면 반드시 이유가 있으니, 태양병 조문에는 翕翕發熱, 양명병 조문에는 蒸蒸發熱, 소양병 조문에는 身有微熱 往來寒熱로 표기되어 있다. 발열의 증상은 발열이란 이 한마디로 족하거늘 翕翕, 蒸蒸, 微熱, 潮熱 등으로 하나하나 분별한 이유는 그 병위가 같지 않기 때문이니 병위가 같지 않으면 치법 또한 같지 않다. 만약 그렇지 않다면 하필 낱낱이 증상을 구별하였겠는가?

그러나 후세에 말하는 "氣虛症, 血虛症, 肝實症, 心虛症, 脾胃虛損, 腎水不足, 肺氣不足, 肝血不足, 陰虛火動, 心火上炎, 少陽人, 太陰人" 등 이와 같은 예가 과연 症狀인가? 病因인가? 증상이라고 하기 보다는 차라리 병인이라고 말하는 것이 옳다.

이 병인의 증상은 대부분 半表半裏位에 편중되어 있다. 그러므로 柴胡湯, 瀉心湯, 四逆湯 부류의 소위 和解劑는 적용할 수 있지만 麻黃湯, 承氣湯과 같은 발한과 사하제는 사용할 겨를이 없다. 이런 후세의 의안에 어찌 표・이 二位가 필요하겠는가? 표리의 의안은 중경의 實證(사실적인 증상)에는 적용되지만 후세의 억측으로 만든 空理에는 적용되지 않는다. 중경 이후 汗下하는 치법이 쇠퇴하고 표리의 의안이 망한 것이 어찌 우연이겠는가?

3) 表裏之案

自表病으로 至裏病히 些少之症者도 無非病源之緒者也니

察其症狀하면 則其病位, 病性, 病毒之候를 可知니

是乃所謂 '見病知源'이오 略曰表裏案이라 何以知其然가하면

病性, 病毒이 雖同이나 因其所在하야 而仲景方이 變焉하니

未有不由此案하고 而能入乎仲景書者也라

仲景書는 非他라

發汗之適症者를 特書之하니 於是에 可以知其表位也며

瀉下之適症者를 特書之하니 於是에 可以知其裏位也며

汗吐下未達之症者를 特書之하니 始可以知其表裏間位也라

表病에서 裏病에 이르기까지 아무리 사소한 증상이라도 病源의 단서가 아닌 것이 없기에 증상을 살펴보면 병위·병성·병독의 증후(표징)라는 사실을 알 수 있다. 이것을 일컬어 '見病知源'이라 하며, 간략하게 말하면 表裏案이다. 어떤 연유로 그 사실을 아는가 하면 병성과 병독이 같아도 그 소재에 따라 중경의 처방이 변한다는 사실에서 확인할 수 있다. 그러므로 이 방법을 거치지 않고 중경서에 입문하기 어렵다.

중경서 조문의 증상은 다른 것이 아니다. 발한으로 치료되는 適症을 특별히 표기하여 이것을 근거로 그것이 표위임을 알 수 있고, 사하로 치료되는 적증을 특별히 표기하여 이것을 근거로 그것이 이위임을 알 수 있고, 한·토·하 처방이 미치지 못하는 증상을 특별히 표기하여 이것을 근거로 표리간(반표반리)의 병위임을 알 수 있다.

其汗吐下 適否之例를 擧焉하면

夫惡寒者는 不可瀉下오 而可發汗之症也니 何則고 非他라

大凡惡寒은 風寒客形之始에 發出之狀이니

所謂太陽病之候며 而風寒交呈於皮膚之狀이니

是非表位之症而何며 是非病位之緖而何오

譫語者는 不可發汗이오 而可下之症也니 何則고 非他라

大概譫語는 大汗出後에 津液消耗之狀이니

陽明病之候며 而潮熱(燥屎)之兆니

是非裏位之症而何며 是非病性之緖而何오

喜嘔(惡心)者는 不可汗吐下之症也니 何則고 非他라

大概喜嘔(惡心)는 痰飮之狀이니 少陽病之候며 而心下痞之徵이니

是非半表半裏位之症而何며 是非病毒之緖而何오

病性病毒이 若同하면 則方藥도 其亦同一乎인댄

氣分, 水分, 血分之三方으로 除去病毒하야 能制萬病이어늘

奚必分乎汗吐下, 和解之治哉하며

奚必別乎表裏, 表裏間之位哉리오

그 한・토・하법의 적응증과 부적응증의 대표적 예를 들어보면 惡寒은 사하하면 안 되고 발한해야 하는 증상이다. 왜 그런가? 다른 이유가 아니다. 대개 오한은 風寒이 인체와 접촉하는 초기에 발생하는 증상이니 태양병의 징조로 풍한이 피부의 정기와 交몯하는 증상이다. 이것이 표위의 증상이 아니면 무엇이며, 이것이 병위의 단서가 아니면 무엇인가?

譫語는 발한해서는 안 되고 사하 또는 解潮熱해야 하는 증상이다. 왜냐하면 다름이 아니다. 대개 섬어는 크게 발한한 이후에 津液이 소모된 상태의 증상으로 양명병의 징후이며 潮熱과 燥屎의 징조이다. 이것이 이위의 증상이 아니면 무엇이며, 또한 이것이 病性의 증상이 아니면 무엇인가?

喜嘔惡心은 한・토・하법을 하면 안 되는 증상이다. 왜냐하면 다름이 아니다. 대개 희구오심은 痰飮으로 나타나는 증상이니 소양병의 징후이며 心下痞의 증거이다. 이것이 반표반리위의 증상이 아니면 무엇이며, 이것이 病毒의 단서가 아니면 무엇인가?

만약 病性과 病毒이 같으면 그 처방 또한 같다면, 氣分・水分・血分에 해당하는 각각의 세 가지 처방으로 병독을 제거하여 만병을 치료할 수 있을 터인데, 조문 중에 하필 한・토・하와 和解의 치료를 나누고 표・이・반표반리의 병위를 구별하였겠는가?

東洞 徹頭徹尾 但據病症하고 不借表裏案이나

嘗曰 "萬病一毒 一毒萬方"이라하니

丁寧一毒이면 但要一方이어늘 何待萬方가

非他라 夫風寒邪氣가 雖一毒이나 侵犯人體하야 轉變之際에

氣血水 變調之差가 作焉하고 而證候之性이 變焉이라

病在表位하면 則表症之候 出焉하고

病在裏位하면 則裏症之候 出焉하며

病在表裏間位하면 則表裏間症之候 出焉이나

因藥性之力이 或達未達하야 於是乎 仲景의 治法不同일세

故發汗, 瀉下, 清火, 瀉心, 利水, 溫寒이라

非發汗하면 則表症不解하니 表症之性은 在其發汗中하며

非瀉下하면 則裏症不解하니 裏症之性은 在其瀉下中하며

非和解하면 則表裏間症不解하니 表裏間症之性은 在其和解中이라

以此考之컨대 東洞 未嘗言及表裏나 其甚得於病位也歟인저

夫邪氣가 因其所在하야 而病毒이 或相雜 或不雜일세

故症狀이 或雜出 或單出이라

大凡病邪가 在表在裏하면 則其病性病毒이 大概專一하니

故其麻黃湯 承氣湯方意도 亦要專一하나

然病邪가 一但挾着於表裏間胸脅하면

則寒熱虛實 必然錯雜하고 而氣血水變調가 尤甚焉하니

是以 表裏間證方이 多雜於表裏證方이라

동동은 철저히 단지 병증만 근거하고 표리안을 빌리지 않았지만 일찍이 '萬病一毒, 一毒萬方'이라고 주장했다. 정말로 만병의 병독이 일독이라면 단 하나의 처방만이 필요했을 터인데 동동은 어찌 만방을 기대했는가? 다른 이유가 아니다. 風寒의 邪氣가 비록 一毒이나 인체에 침범하여 전변하는 과정 중에 氣血水 變調의 차이가 발생하고 증후의 성질이 변하게 된다. 병사가 表位에 있으면 표증의 징후가 나타나고, 裏位에 있으면 이증의 징후가 나타나고, 表裏間位에 있으면 반표반리증의 징후가 나타나나 약성에 따라 약력이 미치기도 하고 미치지 못 하기도 하여 중경의 치법이 병위에 따라 달라지므로 發汗, 瀉下, 淸火, 瀉心, 利水, 溫寒으로 치료한 것이다. 발한하지 않으면 표증은 치료되지 않으니 표증의 특성은 그 발한 중에 있으며, 사하하지 않으면 이증은 치료되지 않으니 이증의 특성은 그 사하 중에 있으며, 화해가 아니면 표리간증은 치료되지 않으니 표리간증의 특성은 화해 중에 있다고 할 수 있다. 이와 같은 사실로 보면 동동이 일찍이 表裏의 의안을 말하지 않았지만 사실은 깊이 터득한 것이다.

邪氣가 그 病位에 따라 病毒이 간혹 뒤섞이기도 하고 섞이지 않기도 하여, 그 증상도 복잡하게 나타나기도 하고 단순하게 나타나기도 한다. 대체로 病邪가 표・이에 있으면 그 병성과 병독이 대체로 단순하여 麻黃湯과 承氣湯의 방의 또한 전일함을 요구하지만 병사가 일단 표리 사이의 胸脅에 협착되면 寒熱, 虛實이 반드시 뒤섞이고 氣・血・水 변조가 더욱 심해지기 때문에 小柴胡湯의 증상과 처방이 마황탕과 승기탕의 증상과 처방보다 복잡하다.

醫之於治病에 病位, 病性, 病毒之源이 不可闕一이나
但擧病位하야 而論病源者는 病性病毒이 在其中故也라
仲景當時엔 表, 裏病이 多見하야 而汗, 下方을 多用이로대
仲景以後엔 善用汗吐下方者를 到于今 未聞하니
果然表, 裏病은 惟仲景可見하고 而後醫未見乎아
否則 今之所謂表裏者가 異乎古之所謂表裏乎아
否則 表裏之爲言은 以其病根이오 而不以其病症이어늘
或是之未察乎아 否矣라
麻黃湯 承氣湯이 多囿於名分하야
一切病症에 一但汗吐下之한 此古法이 不行일세
以此로 壞病之出은 幸免이나 而瞑眩之瘳도 不驗이라

彼表裏案은 本註解文字나 誤入正文하야 而固着焉이라
終以此案으로 補闕落而備病源하니 是不得已事라
宋祠部郎中 林億이 與諸賢으로 校正之時에
丁寧不宜인댄 當刪去之어늘 乃所以不刪去者는
闕之之爲未完으론 不若存之之爲可完也일세라
夫表裏案이 未立之前엔 病位不攷하고 虛實無問하야
而汗吐下 併行者 猶可也나
已立之後엔 病源不攷하고 而汗吐下 濫用者 未可也라
與其迷乎後醫之多岐론 寧從乎古醫之一路라

의사가 병증을 치료하는 데에 병위·병성·병독의 단서는 하나라도 빠지면 안 되지만, 여기서 병위만 들어 병원을 거론한 것은 병성과 병독이 병위에 내포되어 있기 때문이다.

중경 당시에는 표리병에 대해 발한과 사하하는 처방을 많이 사용했는데 이후로 麻黃湯, 承氣湯을 잘 사용한 사람을 지금까지 듣지 못했다. 과연 표리의 병증은 오직 중경만 보고 후세 의사들은 보지 못했는가? 그것이 아니면 오늘날 우리들이 말하는 표리가 옛 사람이 말한 표리와 다른가? 그것이 아니면 표리라는 말은 病根을 말한 것이며 병증으로 말한 것이 아닌데, 혹시 이것을 살피지 못한 것인가? 아니다! 마황탕, 승기탕이 다양한 명분에 제약을 받으면서 모든 병증에 일단 한·토·하를 시행하던 고법이 점차 시행되지 않았기 때문이다. 이로써 괴병의 출현을 다행히 피할 수 있었지만 명현의 반응을 일으키면서 치료되는 경험도 하지 못하게 되었다.

조문 중 표리 의안은 본래 註解文字였으나 正文에 잘못 들어가 고착되었다. 마침내 이 의안으로 조문 중에 빠진 증상을 보강하고 병원의 단서를 갖춘 것은 부득이한 일이었지만 宋의 祠部郎中 林億이 동료들과 교정할 때 그 의안을 옳지 못한 것으로 여겼다면 당연히 삭제하였을 것이다. 그러나 삭제하지 않은 것은 조문이 미비하여 미완된 것보다는 남겨두어 그런대로 완성된 것이 좋다고 여겼기 때문일 것이다. 표리의 의안이 수립되기 전에는 병위를 고찰하지 않고 虛實을 묻지 않으며 일단 고법을 시행하는 것이 잘못은 아니지만, 수립된 이후에 병원을 고찰하지 않고 한·토·하를 남용하는 것은 옳지 않다. 임억 이후의 많은 갈림길에서 헤매기보다는 차라리 임억 이전의 한 길(表裏案, 病位·病性·病毒)을 따라가는 것이 좋다.

11. 感應論

1) 感應之理

大矣哉라 感應之義여

吾聞之하니

"天地之間에 感應二事[1]而已라

感則必有應하니 所應復爲感하고 所感復爲應"이라하니

卽曰 感應反復하야 感則應하고 應則感이라

人之生世에 暫於瞬息과 微於動靜[2]에

能脫於感應하야 而生活營爲者 天下無之라

---

1) 感應二事 : 明道先生曰 天地之間只有一個感與應而已 更有甚事(천지 사이에는 다만 하나의 감과 응만 있을 뿐 다시 이외 무슨 일이 있겠는가?).

程子, 『易傳・咸卦』. 有感必有應. 凡有動皆爲感 感則必有應. 所應復爲感 所感復有應(감이 있으면 반드시 응이 있다. 움직임이 있으면 모두 감이 되고, 감하면 반드시 응이 있다. 그 응하는 것이 다시 감이 되고, 감하는 것이 다시 응이 된다).

程子, 『易傳・咸卦・九四傳』. 屈伸往來 感應無窮. 自屈而伸則屈者感也 伸者應也. 自伸而屈則伸者感也屈者應也. 明乎此則天地陰陽之消長變化 人心物理之表裏盛衰 要不外乎感應之理而已(註解)(屈伸 왕래에 감응은 무궁하다. 屈에서 伸을 논하면 屈은 感이고 伸은 應이 된다. 伸에서 屈을 논하면 伸은 感이고 屈은 應이 된다. 이것을 분명히 이해하면 천지음양의 소장변화와 인심물리의 표리성쇠가 요컨대 감응의 이치에서 벗어나지 않는다).

2) 暫於瞬息 : 눈 깜짝하고 숨 한 번 쉬는 잠깐 사이.

微於動靜 : 동하고 정하는 미세한 순간.

朱子易序에 "暫於瞬息과 微於動靜에 莫不有卦之象焉하며 莫不有爻之義"라 하였다. * 원래 『장자』에서 나옴.

크도다! 感應의 의미여! 내가 듣기를, "천지간에는 感과 應 이 두 가지가 있을 뿐이다. 외부로부터 영향을 받으면 인체는 반드시 반응하고 반응하면 반드시 영향 받고 영향 받으면 또 반응한다"고 하였다. 감과 응이 (서로 원인이 되어) 반복하니 감이 곧 응이요, 응이 곧 감이다.

인간세상에서 순식간과 動靜의 찰나조차도 감응을 벗어나 생활을 영위하는 사람은 아무도 없다.

人之於外也에 莫非感하고 內也에 亦莫非感하니

外而感乎風寒暑濕燥火하고

內而感乎起居出入飮食이라

惡乎處而不爲感이며 惡乎往而不爲感이며

惡乎食而不爲感이며 惡乎思而不爲感이리오

晝夜常感之中에 雖未知其感이나 未始不應焉이라

但適應之際에 或過或不及하야 以貽其病者 不可勝數나

然日用之間에 影響較大者는 彼外內之感也라

或偏其食하야 以失其養하고

或盡其慾하야 以弊其精하며

或憂其慮하야 以喪其心하고

或寒其形하야 以耗其氣하니

其稟賦之智愚와 氣質之剛柔가 不齊하야

感應之際에 氣血水變調之毒이 蓄積於胸腹間하니

其所由來者 漸矣니 豈專以風寒一時一事之感哉리오

然而 風寒客形에 氣血水變調가 尤甚焉이라

사람은 외부 환경에 영향을 받지 않을 수 없으며 내적 요인에도 영향을 받지 않을 수 없으니, 외부로는 자연환경의 風·寒·暑·濕·燥·火의 영향을 받으며 내부로는 생활습관의 起居와 출입과 음식의 영향을 받는다. 어디에 거처한들 영향을 받지 않을 수 있으며, 어디로 간들 영향을 받지 않을 수 있으며, 무엇을 먹은들 영향을 받지 않을 수 있으며, 무엇을 생각한들 영향을 받지 않을 수 있겠는가? 밤낮으로 언제나 영향을 받지만 영향을 받는다는 사실을 느끼지 못했더라도 반응하지 않는 것은 아니다.

다만 반응할 때 지나치거나 소극적으로 대처하여 병으로 이어지는 것이 매우 많으나 일상생활에서 비교적 영향이 큰 것은 앞서 언급한 내부와 외부에서 받는 영향이다. 혹 편식한다면 양생을 해치고, 혹 색욕에 빠진다면 精이 고갈되고, 혹 근심이 지나치면 마음이 산란하고, 혹 傷寒에 노출되면 正氣가 소모된다. 타고난 지혜와 어리석음의 정도가 다르고, 기질의 강하고 약함이 저마다 달라서 신체가 적응하고 반응하는 동안 氣·血·水가 변하는 과정에서 발생하는 病毒이 胸腹間에 쌓이므로 하루아침에 생긴 일이 아니라 점차적으로 유래된 것이니, 어찌 일시적인 바람과 추위(風寒)의 영향 하나 때문이겠는가? 그러나 風寒에 감모되면 기·혈·수의 변조가 더욱 심해진다.

夫仲景書 雖據傷寒(感)하야 而述見症(應)이나

所應之症者는 非唯外感之因이오 而亦內傷之因也니

傷寒之感에 百病之應은 必然之事라

仲景書가 不專爲傷寒하야 而立論者는 以此也라

是以 察其見症하면 則其人之性向을 可知也니

所謂太陽病은 傷寒中風의 初期病症이나

然觀仲景書하면 則太陽病이 當六經病의 三二는 非他라

傷寒之感에 太陽病 應之하고 太陽病之感에 六經病 應之하니

此之謂所應復爲感이오 所感復爲應이라

仲景書에는 비록 傷寒(感)에 근거해 나타난 증상(應)이 적혀 있지만, 그 반응으로 나타난 증상이 外感의 원인만이 아니라 內傷의 원인도 있다. 즉 상한의 영향으로 모든 잠재적 病症이 반응한 것은 필연적인 현상이다. 중경서가 상한을 근거로 증상을 기술했다고 하더라도 오로지 상한만을 위한 논서가 아닌 것은 바로 이 때문이다. 그러므로 나타난 병증을 보면 그 사람의 내재적 요인을 알 수 있다. 소위 太陽病은 상한 중풍의 초기에 나타나는 병증이지만 중경서를 보면 태양병 조문이 육경병 조문의 3분의 2 분량에 해당되는 것은 다른 이유가 아니다. 상한의 영향에 태양병이 반응한 것이며, 태양병의 영향에 육경병이 반응한 것이다, 應한 것이 다시 感이 되고, 감한 것이 다시 응이 된다는 말은 바로 이것을 두고 한 말이다.

太陽病條文中 其感應之例를 槪略擧焉[3)]하면

桂枝加葛根湯 項背强은 葛根湯之端緖며

桂枝加附子湯은 少陰病之萌芽며

桂枝加芍藥湯은 屬太陰病하며

桂枝加芍藥大黃湯은 陽明病之豫告며

桂枝麻黃各半湯 寒熱往來는 小柴胡湯之前哨며

服桂枝湯後 大煩渴 白虎加人蔘湯은 陽明病之萌芽며

桂枝二越婢一湯 熱多寒少는 大靑龍湯之傍系며

桂枝(去桂)加伏苓白朮湯은 少陰病 玄武湯之前兆니

夫六經病之緖가 槪見于太陽病은 實以其內因不齊[4)]일세

是以 其感者가 風寒一事나 其所應者는 千病萬症이라

但仲景이 可見之症을 直書之로대

某症是外며 某症是內를 未必的知하고 未必的分이나

外內之因(感)者 莫能逃於見症(應)이라

3) 槪略擧焉 : 『傷寒論解說』(大塚敬節, 書苑堂, 2008, p. 182) 참고.

4) 內因不齊 : 사람마다 잠재적 성향(遺傳, 體質, 持病 등)이 다르다.

太陽病 조문 중에 感應의 예를 대략 나열하면 桂枝加葛根湯의 項背强은 갈근탕의 단서이며, 桂枝加附子湯은 소음병의 前兆이며, 桂枝加芍藥湯은 태음병에 속하며, 桂枝加芍藥大黃湯은 양명병의 예고이며, 桂枝麻黃各半湯의 한열왕래는 소시호탕의 전초 증상이며, 桂枝湯을 복용한 후 大煩渴에 白虎加人蔘湯을 사용하는 것은 양명병의 전조이며, 桂枝二越婢一湯의 熱多寒少는 대청룡탕계열의 증상이며, 桂枝(去桂)加伏苓白朮湯은 소음병의 玄武湯 전조에 사용하는 처방이다.

육경병의 단서가 태양병 중에 많이 보이는 이유는 사람마다 가지고 있는 잠재적 성향이 다르기 때문이다. 인체에 끼친 영향이 비록 상한 하나의 邪氣이더라도 각종 병증이 반응하여 나타난다.

중경은 드러난 증상만을 바로 표기하였기 때문에 드러난 증상 중에 外因으로 나타난 증상이 무엇인지 內傷으로 나타난 증상이 무엇이지 정확히 알 수 없고 정확히 구별할 수 없지만, 외감과 내상의 병인은 현재 나타난 증상에서 벗어날 수 없다.

于其見症也에 或有傷寒하고 或有稟賦하며

或有蓄水 或有瘀血 或有燥屎之因하니

見病之中에 傷寒, 雜病이 必然混在하야 而難分焉이라

專求之於外者는 失之於內하고

專察之於內者는 失之於外하야

非唯不知證候之意오 而不知感應之理也라

終乃以爲外自外하고 內自內하니 其無乃未可乎잇가

不幸 後醫 察其病症之狀하고 而不知其感應之理하야

主傷寒者는 外感是主하야 而內傷不攷하고

主雜病者는 內傷是主하야 而傷寒不察하니

始也엔 執一偏하야 以廢一偏이나 終也엔 廢外內二偏하니

與其外內之分而主之론 不若外內之兩忘이니

兩忘하면 則感應之理가 自著하고 而外內之分이 自息이라

所謂 "傷寒中有萬病 萬病中有傷寒"이라하니 其甚得於感應之理歟인저

夫可見之症者는 不專爲傷寒之發하며

且夫見症之外에 非別有雜病之症하니

感應之際에 焉有私意介在乎며 焉有任意兩分乎리오

仲景書 所以千古妙文은 但在見症이니

其所見者 非感而何며 其見者 非應而何오

현재 나타난 증상에는 傷寒, 타고난 체질(稟賦), 잠재적 病毒인 蓄水, 瘀血, 燥屎 등 다양한 원인이 개입되어 있다. 그러므로 증상에는 傷寒과 雜病의 증상이 반드시 혼재하여 구분하기가 어렵다.

오로지 外因에서 찾으면 內傷을 놓치게 되고, 오로지 내상만을 관찰하면 외인을 망각하게 되어 證候의 意를 알지 못할 뿐 아니라 感應의 이치도 몰라 결국 外感은 외감이고, 내상은 내상으로 이분화 하니 잘못이 아닌가?

그러나 불행하게도 후의들은 病症의 증상은 살피면서 감응의 이치를 알지 못하여 傷寒만을 고집하는 사람은 외감에 치중하여 內傷을 고려하지 않으며, 雜病만을 주장하는 사람은 내상에 주력하고 상한을 살피지 않는다. 처음에는 한 편을 잡고서 다른 한 편을 廢하는 모양새이지만 결국에는 외·내 양편을 폐하는 형국이 된다. 외·내로 양분하여 주장하기보다는 외·내 모두 잊어버리는 것이 낫다. 양쪽 모두를 잊으면 감응의 이치가 저절로 드러나고, 외·내의 구분이 저절로 사라진다.

이른바 "傷寒 중에 萬病(雜病)이 있고, 만병 중에 상한이 있다"는 일본 고방가의 견해는 感應의 이치를 깊이 이해하여 나온 말이다. 현재 나타난 病症은 오직 상한 때문만이 아니며, 이 병증 밖에 별도의 잡병이 있는 것도 아니다. 감응하는 중에 어찌 개인의 생각이 끼어들 수 있으며, 어찌 임의로 양분할 수 있겠는가? 仲景書가 천고의 묘문이라고 칭송받는 이유는 나타난 증상을 그대로 표기한 데 있다. 그 나타나게 한 것이 感이 아니면 무엇이며, 그 나타난 것은 반응이 아니면 무엇인가?

抑東醫寶鑑 醫學入門 景岳全書의 典籍醫案에

其感者何며 其應者何오

任意分門하고 臆測病因하며 假託病名하야 而揑造方製하니

一見多門[5)]이 賢乎一門[6)]하고 萬方이 優乎經方이나

其萬方者는 雜而不貫[7)]하니 實不爲多하며

其一門者는 簡以制繁하니 實不爲少라

萬若 感應之理를 不知하고 而乃盲信寶鑑, 入門, 全書하면

則不知識間에 內外兩分하야 雜病自雜病이오 傷寒自傷寒하야

乃不以仲景方爲傷寒謀하고 而以後世方爲雜病謀者 鮮矣라

內外岐而古後分하야 一元亡而萬端起라

仲景之症이 終囿於外感하니 是誰之過오 彼傷寒之名也며

仲景之方이 終囿於名目하니 是誰之誤오 彼六經之撰也라

---

5) 多門 : 병의 분류를 상한문, 잡병문, 내과, 외과, 소아과, 부인과 등으로 나눈 것을 말함.

6) 一門 : 병증의 분류 없이 오직 見症(증후)만을 표기한 중경서를 가리킴.

7) 雜而不貫 : 韓愈, 「答呂醫山人書」. 又自周後文弊 百子爲書 各自名家 亂聖人之宗 後生習傳 雜而不貫…(또한 周나라 이후 文治로 인한 弊害가 생겨, 諸子百家가 자기의 주의나 사상을 글로 적어 각자 一家를 이루어 聖人의 宗旨(主旨)를 어지럽혔습니다. 그런데 後生들은 이를 학습하고 이를 傳承하니, 학설이 駁雜하여 하나의 이치로 전체를 관통할 수 없습니다. …).

그러나 『東醫寶鑑』, 『醫學入門』, 『景岳全書』 등 이런 서적에서 그 感은 무엇이며 그 반응은 무엇인가? 저들 서적의 편제를 보면 임의로 분류하고, 病因을 억측하고, 병명을 허위로 만들어 方劑를 날조하였다. 여러 과목으로 분류한 방법이 나타난 증상만을 표기한 중경서보다 훌륭해 보이고 무수한 後世方이 經方(중경방)보다 우수한 것 같지만, 후세방은 번잡하고 일관되지 못할뿐더러 많은 것처럼 보이나 실제로는 많은 것이 아니다. 중경서는 간단한 원리로 번잡한 현상을 통제하였기 때문에 중경방은 실제로 적은 것이 아니다.

만약 감응의 이치를 모르고서 『寶鑑』, 『入門』, 『全書』들을 맹신하다 보면 자신도 모르는 사이에 傷寒과 잡병을 양분하여 잡병은 잡병이고 상한은 상한이라 하니 중경방을 오직 상한만을 위한 처방으로, 후세방은 잡병만을 위한 처방으로 받아들이지 않을 사람이 없다.

병증이 내외로 구분되고, 처방은 古方과 後世方으로 나누어지면서 一元論은 사라지고 많은 방법론이 생겨났다. 마침내 仲景의 증상이 外感에 국한된 것이 누구의 잘못인가? 바로 상한이라는 명칭 때문이며, 또 중경의 처방이 명목에 제한된 것이 누구의 오류 때문인가? 바로 六經辨證으로 病症을 구분했기 때문이다.

彼表題之名과 辨症之案은

使其後進으로 陷溺於無窮之惑하니 厥辜不少라

本仲景書 區區症方이나

其症은 通古今而可得見焉하고

其方은 無內外而可得適焉하니

其所以通古今無內外者는 感應之理를 得矣일세라

感應之理는 不爲古存하고 不爲今無하니

當今 若要立乎仲景本意인댄 必察於見症하고 莫拘於名分하라

저 표제의 이름과 변증의 의안이 후세 의사들을 깊은 의혹에 빠지게한 사실을 고려해 보면 그 잘못은 결코 작지 않다.

본래 중경서는 얼마 안 되는 증상과 처방의 모음집이지만 그 증상은 예와 지금을 관통하여 누구든지 경험할 수 있는 것이며, 그 처방은 내외를 구분하지 않고 사용해도 그 효과를 얻을 수 있다. 그 증상과 처방이 고금에 통용되고 내외의 병인에 적용되는 이유는 바로 感應의 이치를 얻었기 때문이다. 感應의 이치는 중경을 위해서 존재하는 것도 아니고 오늘날이라고 존재하지 않는 것도 아니다. 오늘날에 중경서의 본의를 세우려면 반드시 見症(나타난 증상)에서 살펴야 하며, 명분(상한의 이름, 육경의 분류)에 구애받으면 안 된다.

2) 百病之應

後世所謂病因之端緒가 始見于春秋左傳하니

槪略曰 六災 六淫 六事[8)]라

燥, 濕, 水, 旱, 癘, 疫者는 氣候, 天災, 疫病也며

陰, 陽, 風, 雨, 晦, 明者는 寒疾, 熱疾, 末疾, 腹疾, 惑疾, 心疾也며

出, 入, 飮, 食, 哀, 樂者는 逸勞過度, 飮食不時, 感情不中也니

彼六災, 六淫, 六事之緖가 亦傳于諸家書, 內經이라

抑素問曰 "風者는 百病之始也며 百病之長也"라하며

甚至 靈樞曰 "聖人避風을 如避矢石焉"이라하니

夫百病之因이 不爲不多어늘

素問 奚必不取彼하고 而取此乎아

人之生世에 語黙動靜과 行走坐臥가 無非感應之事나

一朝之感에 百病之應者는 莫若風寒之速이라

丁寧戒告가 不過如此하니 則百病之理가 蔑以加玆니

風寒不治하고 而能治百病者 未之有也라

---

8) 六災 六淫 六事 : 『春秋左傳 · 召公元年』. 鄭나라 子産이 晉侯의 병을 진찰하면서 질병이 발생하는 원인들을 설명한 내용이다. 고대(전국시대)사회에서 질병에 대한 인식이 오늘날의 관점과 큰 차이가 없음을 알 수 있다.

후세에서 말하는 病因이 『春秋左傳』에 보인다. 요약하면 六災・六淫・六事로서, 육재는 燥・濕・水・旱・癘・疫의 기후변화와 천재지변과 疫病을 가리키며, 육음은 陰・陽・風・雨・晦・明의 寒疾・熱疾・末疾・腹疾・惑疾・心疾을 가리키며, 육사는 出・入・飮・食・哀・樂의 과로와 음식과 감정의 일상생활을 가리킨다. 『좌전』에 기록된 육재・육음・육사의 단서들이 전국시대 諸家書와 『黃帝內經』에도 보인다.

『素問』에서는 "바람(風)이 모든 병의 시작이며 또한 모든 병의 중심이 된다"고 언급되어 있고, 심지어 『靈樞』에서는 "성인은 바람 피하기를 화살 피하는 것 같이했다"고 언급했다. 모든 병의 원인은 六災・六淫・六事 등 많지만 『소문』에서는 하필 저것(六災・六淫・六事)을 취하지 않고 이것(風寒)을 취했는가?

사람이 살아가는 일상생활에 감응의 일이 아닌 것이 없지만 한번의 영향(感之始)으로 모든 병이 반응(應之長)하는 것이 풍한보다 빠른 것이 없기 때문이다. 저 진정한 경고가 이 정도이니 모든 病症의 원리는 이 말 위에 더 이상 첨언할 것이 없다는 뜻으로 풍한을 치료하지 않고서는 모든 병을 치료할 수 없다.

抑今人이 聞素靈之言하고 鮮不嘲笑者는

以其文明利器로 實未知夫風寒之畏也라

吾聞之하니 古人類의 平均壽命이 未滿卄年餘라하니

短命之因이 不爲不多나 以今追古컨대

自生至死 露出酷寒하야 墮指裂膚하고 凝血枯骨 而終其年하니

今所謂 Rhuematoid arthritis가 急速進行 而至死焉이라

夫酷寒之害가 畏於猛獸一時之害일세

故住土窟하고 被毛褐하며 數動作하야

以欲避風寒하고 而保體溫이나 未可得全이라가

遂鑽木取火[9]하야 以化腥臊하고 防風寒한

然後 肅殺之氣를 幸免하고 而體溫之氣를 僅保하야

於是乎 壽命延年하고 而文明大革이라

若不禦寒邪면 人類之滅이 久矣라

今人은 猶利器之澤으로 寒之害人의 慘酷之狀을 知之不切하야

或被之以薄衣하고 寒之以冷氣하며 食之以生冷하야

自少至老히 習形寒 而好飮冷하나 然不知其害라

---

9) 鑽木取火 : 『韓非子』. 有聖人作, 鑽燧 取火 以化腥臊, 而民說之. 나무를 마찰하여 불을 얻은 사실은 여러 문헌에 보인다.

그러나 현대인이 『素問』과 『靈樞』의 말을 들으면서 소홀히 여기거나 비웃지 않는 사람이 적은 것은 문명의 利器로 風寒의 무서움을 모르기 때문이다. 내가 듣기로, 옛 인류의 평균수명이 20여 세를 넘지 못했다고 한다. 그 단명한 원인들이 많지만 오늘날의 상황에서 당시의 상황을 추측해 보면 옛 인류들은 태어나면서 죽을 때까지 혹한에 노출되어 손가락이 떨어져 나가고 피부는 찢어지며, 혈액은 응고되고 骨髓는 마른 채 지냈다. 오늘날 말하는 류마티스 관절염이 급속하게 진행되면서 사망하였다고 한다.

옛 인류의 입장에서는 혹한이 일시적인 맹수의 피해보다 무서웠기에 토굴에서 거주하고, 짐승의 털가죽을 몸에 두르고 자주 움직여 혹한을 피하고 체온을 보존하려고 했지만 완전하게 피하지는 못했다. 옛 인류는 마침내 나무를 마찰해 불을 취하면서 날고기를 익혀 먹고 방한하면서 肅殺之氣를 다행히 피할 수 있었고, 체온의 氣를 그런대로 보존하여 수명이 연장되고 문명이 크게 바뀌었다.

만약 혹한의 邪氣를 막지 못했다면 인류는 오래전에 멸망했을 것이다. 그러나 현대인은 문명의 혜택으로 혹한의 피해가 얼마나 참혹한지를 알지 못하여 옷을 얇게 입거나, 냉기로 실내의 온도를 지나치게 낮추거나, 익히지 않은 음식(膾)들을 과다하게 먹는다. 어려서부터 늙도록 몸을 차갑게 하고, 차가운 음료수를 과다 섭취하여 그 피해를 잘 모른다.

靈樞曰 "形寒飮冷 則傷肺"라하니

解曰 "人感於寒微면 則爲咳하고 甚者는 爲泄爲痛"이라하니

此實經驗之得이며 而警告之訓이어늘

今人은 但知形寒飮冷之爲肺傷寒하고 而未知其之爲腸傷寒이라

今所謂鼻炎, 蓄膿症, 中耳炎, 耳鼻咽喉科疾患이

皆來於形寒飮冷之故하야 而轉於痼疾慢性之症이라

古醫는 常論於未然이어늘 今醫는 每論於旣然하니

當未然之輕하얀 庸醫可制나 至旣然之重하얀 名醫難制니

此證候也에 後人皆知補中益氣湯者는 不足怪也어니와

不知桂枝加黃芪湯者는 可怪也라

鼻腔者는 肺之竅 而氣之往來處며

口肛者는 腸之竅 而穀之入出處니

五臟之養도 始於此하고 孔竅之利도 始於此라

今所謂Allergy疾患者 多因於飮食, 環境, 免疫異常이니

自古 由腸傷寒하야 而至肺傷寒者가 不少어늘

今人은 但知肺傷寒하고 而不知腸傷寒이라

『靈樞』에 “몸을 차갑게 하고 찬 음식을 먹으면 肺를 손상한다”고 했다. 주해를 인용하면 “가벼운 形寒陰冷에는 咳嗽가 생기고, 심한 경우에는 복통과 설사를 일으킨다”고 한 것은 실생활의 경험에서 얻은 경고성의 교훈이다. 그러나 현대인은 단지 風寒에 노출되고, 음랭하면 肺傷寒을 일으키는 사실은 알지만 그것이 腸傷寒도 일으킨다는 사실을 모른다.

현대의학에서 말하는 鼻炎, 蓄膿症, 中耳炎 등의 이비인후과 질환은 대체로 形寒飮冷한 원인에서 시작해 만성 질환으로 전환된다. 옛 의사들은 항상 病症이 형성되기 전에 언급한 반면, 현대의 의사들은 이미 병증이 형성된 이후에 거론한다. 병증이 형성되기 전에는 누구나 쉽게 치료할 수 있지만, 만성적인 병증으로 전이되면 명의도 치료하기 어렵다. 이런 질환에 이동원의 補中益氣湯의 효험을 아는 것은 신기한 일이 아니지만, 중경의 桂枝加黃芪湯의 적응증임을 알지 못하는 것은 괴이한 일이다.

鼻腔은 肺의 구멍으로 호흡하는 곳이며 입과 항문(口肛)은 소화기의 구멍으로 음식물을 먹고 배출하는 곳으로 인체의 생명을 유지하는 것도 여기서 시작하며, 孔竅의 기능이 순조롭게 유지하는 것도 여기서 시작된다. 현대의학에서 말하는 ‘알레르기질환’은 음식, 환경 등의 면역기능 이상으로 발생한다. 예로부터 腸傷寒 때문에 肺傷寒이 발생하는 경우가 적지 않지만 오늘날 사람은 단지 폐상한만 알고 장상한을 알지 못한다.

大凡 風寒客形과 形寒飮冷에 日夜常感하고 而反復習慣하면
則非徒傷肺傷腸이오 而氣血水 變調於一切臟器하야
各因其稟賦病毒하야 而應之하니
於是 或肌肉, 神經, 血管, 關節疾患이 作焉하고
或呼吸器, 循環器, 消化器, 生殖器疾患이 作焉이라

觀六經辨證하면 則太陽病範圍가 三二니
仲景方 非麻黃湯이면 則桂枝湯이니 其豈任意哉리오
所謂發汗解肌劑는 不專爲風寒之謀오 而實爲百病之謀어늘
若夫以麻黃湯桂枝湯으로 專爲風寒之適者는
多惑於傷寒之名하야 而不知感應之理者也니라

風寒所以畏者는 其害 始於外感一事나 終於百病助長하니
知仲景者도 在此며 不知仲景者도 在此라
古人 知其畏하야 欲避風寒이나 然未免이로대
今人 不知其畏일세 可免이나 猶不避하니 風寒之所以畏者는 古今一也라

대체로 風寒에 자주 노출되고, 몸을 차갑게 하고 냉 음료수를 자주 마시는 습관이 들면 다만 肺傷寒 腸傷寒이 발생하는 것이 아니라 氣血水 변조가 인체의 모든 장기에서 발생하여 그 성향에 따라 반응하는데 사람에 따라 근육, 신경, 혈관, 관절 등에 病症이 발생하기도 하고, 호흡기나 순환기, 소화기 또는 생식기에 질환이 발생하기도 한다.

六經辨證을 보면 太陽病의 범위가 2/3를 차지하는 가운데 중경의 처방은 麻黃湯이 아니면 桂枝湯이니 이것이 어찌 임의적으로 시행하고 분류한 것이겠는가? 소위 發汗解肌劑(麻黃湯, 桂枝湯)는 단지 風寒만을 치료하기 위한 방법이 아니라 모든 病症을 치료하기 위한 방법이다. 만약 마황탕이나 계지탕을 풍한의 外感에만 적용하는 사람은 상한이란 이름에 현혹되고 감응의 이치를 모르는 사람이다.

풍한이 무서운 이유는 그 피해가 외감 하나에서 시작하나 마침내 모든 병증을 조장하기 때문이다. 중경의 학설을 이해하는 것도 여기에 있고, 중경을 이해하지 못하는 것도 여기에 있다. 옛 사람은 풍한이 무서운 이유를 알았기에 피하려고 했지만 피하기 어려웠고, 현대인은 풍한을 피할 수 있지만 무서운 이유를 몰라 오히려 피하지 않으니 풍한이 무서운 이유는 예나 지금이나 같다.

3) 水氣之囊

吾聞之하니 天地間에 水量十七이라하니

自宇宙而觀之하면

則地球는 恰似水囊이오 大氣圈은 恰似氣囊이라

大氣之役은 有二焉하니

其一은 外而紫外線遮斷, 隕石防禦하고

其二는 內而酸素, 水量保存하고 溫度維持하니

卽有以氣囊으로 範圍地球하야 而曲成萬物[10)]이라

大氣圈이 毁하면 則無以見生物之心하니

天地間에 水量이 太不足于十七하면 則大氣之役이 或幾乎息矣라

---

10) 曲成萬物 : 『周易・繫辭』. 範圍天地之化而不過 曲成萬物而不遺…(천지의 변화를 한 울타리에 넣어도 넘치지 않고, 만물을 두루 성취시키는 중에도 빠짐이 없다. …).

내가 알기로 하늘과 땅(地球) 사이에 물(水)이 차지하는 양이 70%이다. 우주에서 지구를 보면 지구는 물 자루(水囊)와 비슷하고, 대기권은 공기자루(氣囊)와 비슷하다.

대기의 역할은 대략 두 가지인데 그 첫 번째는 외부로부터 자외선을 차단하고 운석을 방어하는 것이며, 그 두 번째는 내부의 산소와 水量을 보존하고, 온도를 유지해준다고 한다. 즉 공기자루(大氣, 氣囊)가 지구를 감싸고 만물을 두루 생성하게 한다. 만약 대기권이 훼손되면 만물을 생존케 하는 원동력을 찾아볼 수 없게 된다. 천지 사이에 수량이 70%보다 부족하면 大氣의 역할도 거의 멈추게 된다.

又聞之하니 人體中 水量十七이라하니

其恰似乎天地間水量이니 其豈偶然哉리오

人體形象이 模倣于天地度數하고

生理機能도 同感于天地生物하니 是以 古人은

近而察於人體하고 遠而徵於天地하야

擧其近 而論其遠하고 察其遠 以知其近이라

或近之未知어든 須察其遠하야 以斟酌之하고

或遠之未察어든 猶擧其近하야 以理解之하니

然則 察人者는 徵於天하고 言天者는 徵於人이라

人體 其亦水囊이니 有水囊이면 則必有氣囊이라

自現象而察之하면

水藏於氣하야 而變之無形하니 此所謂水生氣라하고

氣藏於水하야 而變之有形하면 此所謂氣生水라하니

水之與氣가 互藏其宅11)하니 故水亦氣며 氣亦水나

然水, 氣 所以互藏하고 而所以變形者는 以其火也일세

是以 嘗曰 兼水火之性質者 氣也라호라

11) 互藏其宅 : 張橫渠(송나라 때의 유학자). 陰陽之精 互藏其宅 故各得其所安…(음양의 정이 서로 그 집을 바꿔 간직하므로 (음양)각자 그 안식처를 얻은 것이다. …).

또 들었다! 인체 중에 水量이 70%를 차지하는데, 지구에도 수량이 70%로 흡사하니 이것이 어찌 우연의 일치이겠는가? 예로부터 인체의 형상은 천지의 度數를 따르고, 생리기능 또한 자연현상과 감응한다고 하여 비슷한 구조라고 했다. 옛 사람은 가까이서는 인체를 살피고 멀리서는 천지에서 증거를 찾았다. 가까운 예를 들어 먼 곳의 상황을 논하고, 먼 곳을 관찰해서 가까운 일(事)을 알았다.

그러므로 가까운 일을 알지 못하면 반드시 먼 일을 관찰하여 가까운 일을 짐작하고, 먼 곳을 살피기 어려우면 오히려 가까운 예를 거론하여 먼 곳을 헤아렸다. 그러므로 사람을 관찰하는 이는 하늘에서 증거를 찾고, 하늘을 말하는 이는 반드시 사람에게서 증거를 찾았다. 인체 또한 물 자루(水囊)와 같다. 물 자루가 있다면 반드시 기의 자루(氣囊)도 있기 마련이다.

자연현상에서 관찰하면 水가 氣에 감추어져 무형으로 변하는 것을 수가 기를 낳는 것(水生氣)이라고 말하고, 기가 수에 감추어져 유형으로 변하는 것을 기가 수를 낳는 것(氣生水)이라고 말한다. 수와 기는 서로를 감추는 집(互藏之宅)의 관계로서 수가 기이며, 기가 수이다. 수와 기가 서로를 감추어 유무로 변환되는 것은 화 때문이니 앞에서 水, 火의 성질을 갖춘 것이 氣라고 한 것이다.

人體中 若夫氣囊者는 其惟皮膚也니 何以知其然가하면

外而防其邪氣하고 內而保其臟器하니

此兩德之兼者는 皮膚也나

然皮膚所以爲兩德者는 不在皮膚오 而在正氣라

皮膚組織은 柔弱而纖軟하나 皮膚正氣는 猶剽疾而緻密이라

一元正氣가 周流之際에 因其所在하야

或輕淸而剽하고 或重濁而鈍하니

其氣 輕淸者는 剽疾而緻密하고

其氣 重濁者는 鈍遲而闊疏라

後進 問曰 "其氣一元이어늘 周流運行에

何以剽疾하고 何以鈍遲아 願聞其詳"호라

答曰 "長江이 在上在下에 其水一也나

過三峽하얀 其流急者는 山勢之峽故也며

出三峽하얀 其流緩者는 平原之闊故也"라

인체 중에 氣囊과 같은 것은 皮膚이다. 어째서 그런가 하면 외부로부터 邪氣를 막아주고, 내부의 臟器를 보호해주기 때문이다. 이 내외의 역할을 겸한 것은 피부이다. 그러나 피부의 역할이 외부로 사기를 막아주고 내부로 장기를 보호해주는 두 가지 기능을 하는 이유는 피부라는 조직에 있는 것이 아니라 바로 피부의 정기에 있다. 피부조직이 유연하고 섬세하지만 오히려 皮膚의 正氣는 빠르고 치밀하다.

一元의 정기가 인체의 모든 臟器에 두루 운행할 때 어떤 부위에서는 가볍고 맑아 빠르게 운행하며, 어떤 부위에서는 무겁고 혼탁하여 느리게 운행한다. 그 氣가 輕淸하면 빠르고 치밀해지며, 그 기가 重濁하면 느리고 闊疎해진다.

후학이 질문했다. "기가 일원이라면 어째서 빠르기도 하고 느리기도 합니까? 자세히 듣고 싶습니다" 하였다. 내가 답하기를, "長江(양자강)은 상류에 있거나 하류에 있거나 같은 물이지만 三峽을 지나갈 때 그 물살이 급하고 빠른 것은 주위의 산세가 협소하기 때문이며, 삼협을 벗어나서는 그 물살이 완만한 것은 주위가 넓은 평원이기 때문이다"라고 하였다.

天地大氣는 因重力之差하야 而分之하고

人體正氣는 因表裏之位하야 而分之하니

大凡表位之質은 柔軟하고 而裏位之質은 强堅하니

其質 柔軟也에 其氣 猶剽疾而精하고

其質 强堅也에 其氣 反重濁而粗라

邪氣 或在剽疾之位하얀 麻黃湯類로 主之하고

邪氣 或在重濁之位하얀 承氣湯類로 主之라

夫風寒客形에 邪氣之先感者는 皮膚也니

于其邪氣也에

非唯皮膚之感이오 而其亦感其正氣하며

非唯正氣之感이오 而其亦感其百體하니

卽內外正邪之氣가 感而應하고 應而感하니

氣化之軸이 健하면 則百體調和하고

氣化之軸이 毁하면 則百體不和하니

一身正氣가 非剽密於皮膚하면

則莫能禦苛毒之邪氣하고 而亦莫能保百體之正氣하니

是以 皮膚之感을 雖謂之臟腑之感이라도 何不可之有리오

風寒所以爲百病之始며 而長者는 以此感應也어늘

乃以風寒으로 而爲一朝之害者는 常感風寒之中에

臟腑之氣 萎縮하야 而病毒之氣 蓄積을 莫之能察하니 實不知此理故也라

천지 사이의 大氣도 重力의 차이에 따라 다섯 단계로 나누어진다고 하는데, 인체의 正氣도 表裏의 위치에 따라 나누어진다. 대체로 표위에 분포된 조직은 유연하고, 이위에 분포된 조직은 강인한 편이다. 조직의 質이 유연한 곳(表位, 皮膚)에서는 그 氣가 오히려 빠르고, 그 질이 강인한 곳(裏位, 臟腑)에서는 그 기가 반대로 느리게 운행한다. 邪氣가 剽密한 곳에 있으면 麻黃湯으로 치료하고, 사기가 重濁한 곳에 있다면 承氣湯으로 치료한다.

風寒의 邪氣가 인체에 침범할 때 가장 먼저 접촉하는 부위는 피부이다. 피부가 사기와 접촉하면 비단 피부만 사기와 접촉하는 것이 아니라 또한 正氣와도 접촉하고, 정기가 사기와 접촉하면 비단 정기만 접촉하는 것이 아니라 또한 인체 모든 臟器組織과 접촉한다.

곧 내외의 정기와 사기가 서로 접촉하고 반응하며, 반응하고 다시 다른 영역으로 접촉하므로 氣化의 축이 굳건하면 인체의 모든 조직이 조화를 이루고 기화의 축이 훼손되면 인체의 모든 기능의 조절작용이 부조화를 이룬다. 一身의 정기가 피부영역에서 剽密하지 않으면 외부의 혹독한 사기를 막아내지 못하고, 또한 인체의 정기를 보호하지 못한다. 그러므로 피부가 사기와 접촉하는 것은 장부(五臟六腑)와 접촉하는 것이라고 해도 어찌 잘못이겠는가? 風寒이 모든 병증의 시작이며 중심이 되는 것은 이 감응 때문인데 풍한을 단지 일정 기간의 害로 인식하는 것은 인체의 피부가 항상 風寒에 노출되면서 장부의 氣도 다소 위축되어 병독의 氣 또한 축적되는 것을 살피지 못함이니 실로 감응의 이치를 알지 못하기 때문이다.

12. 腹壓論

1) 胸腹之壓

表裏上下와 皮膚臟腑는 其位嚴分하고 其器異類니
故皮膚自皮膚오 臟腑自臟腑며
表自表 裏自裏오 上自上 下自下나
然正氣가 周流貫通於其間하니
故其器之位는 可分이나 一元之氣는 難分이라

自一氣而論之하면 則表裏交感하고 上下相通하니
表者는 裏之條오 而裏者는 表之根也며
上者는 下之化오 而下者는 上之源也니
以此考之컨대 表亦裏 裏亦表오 上亦下 下亦上이니
或有一器一位에 病邪所犯하면 則其病邪之害는
未必限之於其器位하고 而必然及之於胸腹이라
謂予不信커든 請質條文하라

表·裏, 上·下, 皮膚·臟腑 그 해부학적 위치는 엄격히 구분되고, 그 臟器는 서로 다른 종류로서 피부는 피부이고 장부는 장부이며, 표는 표이고 이는 이이며, 상은 상 하는 하로 각각 구별되지만, 正氣가 조직들 사이를 두루 운행하며 관통하므로 장기들의 위치는 구별되나 一元의 氣는 실제로 구별하기 어렵다.

그러므로 일원적인 氣의 관점에서 논하면 表裏는 교감하고 上下는 상통하니 表가 裏의 가지라면 裏는 表의 뿌리이며, 上이 下(水)의 氣化處라면 下는 上(氣)의 水源處라고 할 수 있다. 이 관점에서 살펴보면 곧 표 또한 이가 되며 이 또한 표가 되고, 상 또한 하가 되고, 하 또한 상이 된다. 간혹 인체의 특정한 장기와 특정한 부위에 邪氣가 침범하면 그 사기의 피해는 그 특정한 곳에만 머물지 않고 반드시 胸腹에 영향을 미친다. 내말이 미덥지 못하다면 중경서의 조문을 참조해 보면 알 수 있다.

條文中 "無汗而喘, 喘而胸滿, 腹滿而喘, 氣上衝胸,
胸脇苦滿, 心下痞硬, 腹脹滿痛, 動悸奔豚"
若是之症은 其病位 雖殊나 其病勢 皆及之於胸腹하니
何則고 非他라 表裏上下가 感應相通하야 胸腹之間의 壓力均衡이라가
風寒客形에 正氣鬱結하야 而水火未濟하고
表裏未和하야 而上下未通일세 故表裏間 上下際에
必然 均衡之壓이 變하야 而百病之症이 作이라
仲景이 隨症而治之之際에 發汗, 瀉下, 淸火, 利水, 和解之하니
其方意 雖殊나 終乃罔不調胸腹之壓하고 而罔不治胸腹之症이라

彼六災, 六淫, 六事는 病因之大나
一朝之感에 百病之應이 莫若風寒이라
人體孔竅의 開闔之調와 水火相濟의 氣化之軸이
雖毁於內外之因하고 多偏於稟賦之性이나
其毁損之速且廣은 莫及發熱일세 故古人이 畏風寒하야
嘗云曰 百病之始, 長者 在風寒이라하니 其豈虛言哉리오

조문 중에 "無汗而喘, 喘而胸滿, 腹滿而喘, 氣上衝胸, 胸脇苦滿, 心下痞硬, 腹脹滿痛, 動悸奔豚"과 같은 증상은 表症에서부터 裏症에 이르기까지 그 病位는 다르나, 그 病勢는 모두 胸腹에 영향을 미친다고 하였다. 왜냐하면 다른 이유가 아니라 표리와 상하가 감응하며, 서로 통하여 흉복 간의 압력이 균형을 이루다가 풍한의 감모에 正氣가 鬱結되어 水・火가 交濟하지 못하면서 表裏의 조화를 상실하고, 상하의 交通을 방해하여 필연적으로 표리, 상하 사이에 균형을 유지하던 압력 관계에 변화가 생기면서 많은 병증이 발생한다. 중경이 증상을 따라 치료하면서 發汗, 瀉下, 淸火, 利水, 和解하니 그 처방의 뜻은 다르지만 마침내 흉복 간의 압력을 조절하지 않음이 없고 흉복의 증상을 치료하지 않음이 없다.

六災, 六淫, 六事는 병인의 큰 요소이나 한 번의 感으로 많은 병증이 유발되는 風寒과 같지 않다. 人體孔竅의 開闔調節과 水火相濟로 형성된 기화의 축이 비록 내상과 외인으로 훼손되고, 대부분 타고난 체질의 성향에 의해 편중을 보이지만 그 훼손이 빠르고 전 방위로 퍼지는 것은 풍한으로 인한 발열에 미치지 못하기 때문이다 그러므로 옛 사람이 풍한을 두려워하여 일찍이 말하기를 모든 병의 시작과 악화가 풍한에 있다고 하였는데 이것이 어찌 허언이었겠는가?

且夫仲景이 但據傷寒하야 而述見症이나

然內外百病이 盡在其中者는 因其風寒外感하야 而病毒內應하니

六經病 所以伏於太陽病者는 以此也니

是乃所謂內外一元이며 必然之勢니 其豈任意兩分哉리오

然則 太陽病은 非唯一經之病이오 而六經之病이니

太陽病證方을 雖謂之六經病證方이라도 非不可라

太陽病 條文中 劇病甚症을 未嘗書之나

有汗無汗의 些少病情을 特書之하니 何則고 非他라

察汗之有無하야 以要知開闔與否니

其所以特書가 奚必分乎麻黃湯, 桂枝湯哉리오

開闔之調와 氣化之軸과 病勢之向이 於是乎 判焉하니 可不着眼가

凡百病之始는 皮膚腠理가 當開而未開하고 當闔而未闔이나

至其極하얀 束手待斃가 將自至矣라

有汗無汗者는 病勢之兆며 方意之分也니

仲景微意는 不在劇甚之症이오 而在兆朕之症하니

劇病將至에 見機而發하니 所謂難事大事가 必作於易細[1)]라

是以 述症之際에 有汗無汗을 特書之하고 屢書之하니

若不着於此하고 而索於彼하면 未知夫仲景微意라

---

1) …必作於易細 : 老子, 『道德經』. 天下難事必作於易 天下大事必作於細(천하의 어려운 일은 반드시 쉬운 일로부터 시작되고, 큰일은 반드시 작은 일로부터 비롯된다).

또한 중경이 단지 傷寒을 근거로 나타난 병증을 기술하였지만 내상과 외감으로 나타나는 모든 병증이 모두 이 가운데(견증)에 있는 것은 풍한의 외감으로 인하여 인체의 잠재적 병독이 내응하였기 때문이다. 육경병의 맹아가 태양병에 잠복해 있는 것은 바로 이 때문이다. 이것을 內外一元이라 하며 필연적인 흐름이니 어찌 중경이 임의적으로 양분하였겠는가? 그러므로 태양병은 一經의 병뿐만이 아니라 六經의 병이라고 할 수 있으니 태양병의 증상과 처방을 육경병의 증상과 처방이라고 해도 잘못된 것이 아니다. 태양병 조문에 극심한 병증을 표기하지 않고, 有汗・無汗 같은 사소한 병의 정황을 특별히 표기한 이유는 무엇인가? 다른 이유가 아니다. 땀의 유무를 관찰하여 皮膚의 開闔 여부를 알려고 함이다. 특별히 표기한 이유가 하필 麻黃湯과 桂枝湯을 구별하기 위해서였겠는가? 開闔의 調와 氣化의 軸과 病勢의 向이 여기서 판단되니 착안하지 않을 수 있겠는가?

모든 病症의 시작은 피부의 腠理가 열려야 할 때 잘 열리지 않고, 닫혀야 할 때 잘 닫히지 않는 것에서 시작한다. 그것이 극단의 상황에 이르면 속수무책의 위급한 상황이 올 수 있다. 有汗・無汗은 病勢의 조짐(향배)이며 처방을 정하는 단서로서 중경의 깊은 뜻이 극심한 병증에 있지 않고 이런 사소해 보이는 조짐의 증상에 있다. 앞으로 발생할 극심한 병증을 이 미미한 조짐을 통해 경고한 것이다. 소위 어려운 일과 큰일들은 반드시 쉽고 하찮은 곳에서 일어난다. 그러므로 증상을 표기할 때 병세를 파악할 수 있는 유한・무한 같은 증상을 특별히 표기하고 누누이 표기했다. 만약 이런 사소해 보이는 증상에서 착안하지 않고 극심한 병증에서 모색한다면 중경의 깊은 뜻을 모르는 것이다.

仲景書 條文之症을 可信乎인댄

急迫乎胸腹之壓者는 莫若皮膚開闔也니

皮膚開闔이 未得其調하면 則胸腹之壓이 必然未均이라

其人之皮膚가 彌闔하면 則胸腹之症이 彌劇하니

麻黃湯의 喘而胸滿者는 以其皮膚之彌闔也오

其人之皮膚가 彌開하면 則正氣之脫이 彌甚하니

桂枝湯의 氣上衝者는 以其皮膚之彌開也라

皮膚彌開者는 正氣 不禦邪氣하야 而氣上衝은 作焉하고

皮膚彌闔者는 內氣 未通外氣하야 以喘而胸滿은 作焉이라

皮膚開闔之調가 不節하야 而胸腹之壓이 不均하니

其不禦邪氣者도 病也오 其未通外氣者도 病也라

當開而未開가 奚必以風寒之感哉며

當闔而未闔이 奚必以瀉下之逆哉리오

大凡開闔所以不調者는

非唯發於外感逆治오 而亦其由於內因稟賦[2)]라

2) 內因稟賦 : 遺傳之來歷 體形之瘦肥 皮膚之薄厚 氣質之急慢 潛伏之病毒(유전적 소인, 체형의 수비, 피부의 후박, 성격의 급만, 잠재적 병독 등을 말함).

仲景書의 조문이 사실을 기술한 것이라면 胸腹의 압력을 급박하게 변화시키는 것으로 皮膚의 開闔 작용만큼 영향력이 큰 것이 없다. 피부의 개합 작용이 조절을 잘 못하면 흉복의 압력은 반드시 균형을 이루지 못한다. 그 사람의 피부가 닫히면 닫힐수록 흉복의 증상은 더욱 심해지는데, 그 예로 麻黃湯의 喘而胸滿은 피부(모공)가 더욱 닫혀 있기 때문이며, 반면에 그 사람의 피부가 열리면 열릴수록 正氣의 탈진도 더욱 심해지는데 그 예로 桂枝湯의 氣上衝은 피부가 더욱 열려 있기 때문에 발생한다. 즉 피부의 毛孔이 열리면 열릴수록 정기는 邪氣의 침입을 막지 못하여 기상충이 발생하고, 닫히면 닫힐수록 정기는 大氣와 소통하지 못하고 반대로 흉복에 압력을 가하여 喘而胸滿이 발생한다.

피부의 開闔 조절이 작용하지 못하면 胸腹 사이의 압력도 균형을 이루지 못한다. 邪氣를 막지 못해도 병이 되고, 大氣와 소통하지 못해도 병이 된다. 열려야 할 때 잘 열리지 않는 것이 어찌 風寒의 感冒 때문이며 닫혀야 할 때 잘 닫히지 않는 것이 어찌 瀉下의 역치 때문이겠는가? 그 개합의 작용이 조절되지 않는 이유는 외감과 역치 때문에 발생하는 것뿐만이 아니라 개인의 내재적 소인과 타고난 稟賦 등이 작용한 것이다.

夫皮膚靭脆와 骨格大小와 形體肥瘠과 性情靜躁가

人人不類하니 故未嘗感冒風寒하고 未嘗濫用瀉下나

或因皮膚彌闔하야 而凡病之發者는 麻黃湯類로 可以主之하고

或因皮膚彌開하야 而凡病之發者는 桂枝湯類로 可以主之라

開闔之理를 引而伸之하고 觸類而張之[3)]하면

麻黃湯, 桂枝湯의 適症이 不可勝數어늘

必當傷寒之無汗 然後에 麻黃湯主之하고

須待逆治之上衝 然後에 桂枝湯主之하면

則未感冒未逆治하얀 麻黃湯, 桂枝湯을 未暇適用하니

於是乎 仲景活方이 困焉이라

夫麻黃湯, 桂枝湯이 調開闔之樞하고 而均胸腹之壓也라

皮膚開闔이 得其調節하면 則表裏和而上下通하야

於是乎 胸腹之壓이 均焉하니

彼喘而胸滿과 及氣上衝者는 不待定이라도 而自定이라

是以 仲景이 述症之際에

病名病因을 不書하고 而有汗無汗을 特書之하니

---

3) 引而伸之 觸類而張之 :『周易・繫辭』. …八卦而小成 引而伸之 觸類而張之 …天下之能事畢矣(…주역은 6爻 8卦로 이루어졌지만 이를 잡아당기고 확대하여 적용하면 … 세상의 모든 일에 적용시킬 수 있다).

곧 피부가 약하기도 하고 질기기도 하며, 골격이 크기도 하고 작기도 하며, 체형이 살찌기도 하고 마르기도 하며, 성격이 조용하기도 하고 조급하기도 한 것이 사람마다 다르기 때문에 풍한에 감모되지 않았거나 사하를 남용하지 않았어도 피부가 닫혀 있어서 발생하는 모든 病症에는 麻黃湯類를 사용할 수 있고, 반면에 피부가 더욱 열려 있어서 발생하는 모든 병증에는 桂枝湯類를 사용할 수 있다.

開闔의 이치를 확대하여 다양하게 적용한다면 麻黃湯과 桂枝湯으로 적용할 수 있는 병증은 (조문에서 제시한 병증보다) 많아진다. 만약 風寒에 感冒되어 無汗을 확인한 연후에 마황탕을 사용하고, 역치하여 상충이 발생한 연후에 계지탕을 사용한다면 풍한에 감모되기 전과 역치하기 전에는 마황탕과 계지탕을 사용할 겨를이 없으니 이로 인해서 중경의 活方이 궁색해진다.

마황탕과 계지탕은 개합의 樞를 조절하고 흉복의 압력을 균등하게 한다. 피부의 개합이 그 조절을 얻으면 표리가 조화를 이루고 상하가 소통되어 흉복의 압력은 균형을 이룬다. 그렇게 되면 저 喘而胸滿과 氣上衝은 안정되기를 기약하지 않아도 저절로 안정된다.

그러므로 중경이 症狀을 표기할 때 병명과 병인을 표기하지 않고 유한과 무한을 특별히 표기하였으니,

仲景微意는 非他라

有汗無汗을 不治하고 而能調皮膚開闔者 未之有也며

皮膚開闔을 不調하고 而能均胸腹內壓者 未之有也라

夫開闔이 失其調에 百病이 始而長하고

得其調에 腹壓이 均而定하니 故開闔之軸이

健에 而百病之症이 休矣하고

毁에 而百病之症이 作焉이라

古醫之於凡病에 一但麻黃湯, 瓜蔕散, 承氣湯主之가

豈無故而濫用哉리오

病毒拔而開闔調하고 表裏和而上下通하니

何憂乎胸腹壓之不均이며 何患乎胸腹症之固着이리오

仲景以後 百病之名과 病症之因이 奚翅千萬가마는

一開一闔之謂變4)者를 嘗聞之나

千變萬化之謂變者를 未嘗聞之라

古醫特長이 但在此(開闔調節)오 不在彼(病名病因)하며

千變萬化가 自此而生하니 雖不知名因이라도 何有리오

4) 一開一闔之謂變 :『주역・계사』.

중경의 깊은 뜻은 다른 것이 아니라 유한·무한을 치료하지 않고 능히 복압을 조절할 수 없으며, 피부의 개합을 조절하지 않고 흉복 간의 압력관계를 균등하게 할 수 없기 때문이다.

대체로 개합이 그 조절 기능을 상실하면 모든 병증이 악화되기 시작하며, 그 조절 기능을 회복하면 복압이 균등해지면서 안정된다. 개합의 軸이 굳건하면 모든 병증이 멈추고, 개합의 축이 훼손되면 모든 병증이 발생한다. 옛 의사들이 일체의 병증에 일단은 麻黃湯, 瓜蔕散, 承氣湯을 어찌 아무런 이유 없이 남용하였겠는가?

病毒이 제거되어 開闔이 조절되고 表裏가 화합하고 상하가 소통되니 胸腹壓이 균형을 이루지 못함을 어찌 걱정하고, 胸腹症의 固着되는 것을 어찌 두려워 할 것인가? 중경 이후로 수많은 병명과 병증의 원인이 천 가지 만 가지뿐이겠는가? 한번 開하고 한번 闔하는 것을 變이라는 말은 들었지만 천 번 변하고 만 번 化하는 것을 變이라는 말은 일찍이 듣지 못했다. 古醫들의 뛰어난 장점은 다만 개합의 단순함에 있고 병명과 病因의 번잡함에 있지 않으며 천변만화가 여기서(一開一闔) 시작되니 소위 후세에서 말하는 병명과 병인을 알지 못하더라도 무슨 문제가 되겠는가?

2) 孔竅之利

人體器官中에 有空腔하면 未始不有氣壓하니

頭腦도 空腔也며 胸腹도 空腔也며

臟腑도 空腔也며 九竅[5]도 空腔也며

血管도 空腔也며 甚至 細胞도 空腔也니

夫然則 人體器官은 無非空腔이라

一有空腔하면 必有氣壓하니 人體也者는 恰似氣囊也歟인저

是以 正氣와 與大氣[6]가 晝夜感應之際에

氣囊之壓이 或均 或不均이라

夫空腔之壓이 因病而變하나 風寒客形에 變莫甚焉하니

何則고 非他라 皮膚組織이 範圍臟器之氣하야 而不遺일세

故常感風寒之中에 皮膚孔竅가 開闔不調하야

或彌開而有汗하고 或彌闔而無汗하면 必有空腔之壓이 變焉이라

---

5) 九竅 : 上竅七 下竅二의 九竅에는 속하지 않으나 피부의 毛孔도 공규에 속한다고 할 수 있다.

6) 正氣 大氣 : 正氣는 인체 내에서 상호간에 작용하는 內壓을 말하며, 대기는 외부에서 작용하는 공기의 압력(外壓)과 지구의 중력을 의미한다.

인체의 器官 중에 空腔이 있으면 기압이 있기 마련이다. 두뇌도 공강으로 되어 있고, 胸腹도 공강으로 되어 있고, 臟腑도 공강으로 되어 있고, 九竅도 공강이며, 혈관도 공강이며, 심지어 세포도 공강으로 되어 있다. 그렇다면 인체의 기관은 공강으로 이루어지지 않은 것이 없다. 조금이라도 공강이 있으면 반드시 기압의 영향을 받는다. 인체는 氣囊(공기로 채워진 자루)과 흡사하다. 그러므로 인체의 正氣(內壓)와 大氣(外壓과 重力)가 항상 감응하는 동안 인체 내부의 기압은 평형을 유지하기도 하고 평형관계가 깨지기도 한다.

대개 공강의 압력관계는 병증에 따라 변화하지만 피부가 풍한에 노출되는 것보다 심한 변화를 초래하는 것은 없다. 왜 그런가? 다른 이유가 아니다. 피부는 인체 臟器의 氣를 감싸주어 유실되는 것을 막아주기 때문에 풍한이나 外氣에 영향을 받는 가운데 피부 孔竅의 開闔기능이 상실되면 어떤 사람은 모공이 더 열려 땀이 나오기도 하고, 어떤 사람은 모공이 더 닫혀 땀이 없기도 하면서 인체의 모든 공강의 기압은 반드시 변화하게 된다.

於是乎 空腔之壓이 不均하야 而百病之症이 倂作하니

太陽病中 頭項强痛, 鼻鳴乾嘔, 上衝, 動悸, 身重, 喘而胸滿…

若是之症을 善吟味하면 則內壓[7]不均之症狀者를 可知也로대

然仲景의 不述之症者를 奚可量耶리오마는

彼內壓不均之所來를 確知乎인댄

當千病萬症과 九竅不利라도 不迷하고 而得其方藥이라

7) 內壓 : 表와 裏, 상과 하 사이에 균형을 유지하는 압력을 말함(개인 의견)

이에 공강의 기압이 균형을 이루지 못하여 많은 병증이 동시에 발생한다. 태양병 중에 頭項强痛, 鼻鳴乾嘔, 上衝, 動悸, 身重, 喘而胸滿과 같은 증상을 잘 음미해 보면 內壓이 균형을 이루지 못하면서 발생하는 증상임을 알 수 있다. 중경이 거론하지 않은 내압 불균형의 병증을 어떻게 모두 헤아릴 수 있겠는가마는 저 內壓의 불균형이 초래된 원인을 확실히 이해한다면 수많은 병증과 九竅不利에 당해서도 미혹에 빠지지 않고 합당한 처방을 얻을 수 있다.

凡病이 始於正氣鬱結하야 而擴於內壓不均하니

麻黃湯, 桂枝湯이 雖爲發汗解肌之適이나 而亦爲空腔氣壓之調라

夫皮膚孔竅者는 人體空腔之門戶也니

皮膚開闔이 不節하야 而胸腹內壓이 不均하면

於是乎 氣血水變調하야 而其病毒이 蓄積於體腔胸腹하니

所謂水氣, 痰飮, 瘀血, 癥癖, 瘕痃… 結塊之類也라

始而失均於胸腹之壓이나

終而變化於胸腹之形이라

病毒未塊之前하얀 麻黃湯, 桂枝湯類로도 可以制之나

已塊之後하얀 大陷匈湯, 大承氣湯類로도 難以制之니

後人 但知麻黃湯之爲發汗하고 不知發汗之爲均壓하니 其不察甚矣라

仲景이 自表至裏히 述其胸腹之狀하고 而不述胸腹之壓이나

然氣壓之變은 實在其症狀이라

是以 察其症狀하면 則氣壓之變者를 可知也니

此症狀外에 非別有氣壓之察하며

自麻黃湯 至承氣湯히 拔塞病毒하야 調節氣壓하니

此處方外에 非別有氣壓之調라

모든 병은 正氣의 鬱結에서 시작하여 空腔의 기압이 균형을 이루지 못하는 상태로 확대된다. 麻黃湯과 桂枝湯이 發汗과 解肌의 적응을 위한 것이지만 또한 인체 공강의 內壓을 조절한다. 피부의 공규는 인체의 모든 공강의 門戶이다. 피부 開闔의 조절이 원만하지 않으면 胸腹間의 내압이 불균형하여 氣·血·水 變調가 발생하면서 그 病毒이 점차 體腔이나 흉복간에 축적하니 소위 水氣, 痰飮, 瘀血, 癥癖, 瘕痃과 같은 結塊의 종류들이다. 처음에는 胸腹의 압력에 균형이 상실되는 것에서 시작하여 마침내는 흉복의 형태가 변한다.

병독이 結塊가 형성되기 전에는 麻黃湯과 桂枝湯類로 치료할 수 있지만 이미 결괴가 형성된 이후에는 大陷匈湯, 大承氣湯類로도 해결하기 어렵다. 후세 사람은 麻黃湯이 發汗作用을 한다는 사실만 알고 발한으로 인하여 胸腹의 압력이 균형을 유지한다는 사실을 알지 못하는데, 이것은 조문을 잘 살피지 못한 때문이다.

仲景書는 表位부터 裏位에 이르기까지 흉복의 증상만 표기하고 흉복의 기압은 표기하지 않았지만 기압의 변화는 실로 그 증상 중에 있다.

그러므로 증상을 살펴보면 기압의 변화를 알 수 있으니 이런 증상 밖에서 별도로 기압을 살피는 것이 있지 않으며, 또한 마황탕부터 承氣湯에 이르기까지 병독을 발본색원하여 공강의 내압을 조절하는 것이니 이 처방 밖에서 별도로 기압을 조절하는 것이 아니다.

夫充塞于空腔者는 氣也니

是以 一有病症 而開闔不調하면 則必有空腔에

水氣變調가 作하야 而氣壓之差가 發焉이라

空腔之間에 氣壓不均之症을 不可勝數나

然據仲景之症하야 而擴之하면 則千變萬化를 可得而禦也니

欲均其氣壓者는 先調其開闔하고

欲調其開闔者는 先復其正氣하며

欲復其正氣者는 速拔其病毒이라

病毒拔而正氣復하고 正氣復而開闔調하며

開闔調而腹壓均하고 腹壓均而病症解라

是以 古醫之於凡病에

患乎病毒不拔하고 而不患乎正氣不復하며

患乎正氣不復하고 而不患乎開闔不調하며

患乎開闔不調하고 而不患乎腹壓不均이어늘

後醫 但知汗吐下之爲耗氣, 奪津, 損血하고

而不知拔毒之爲復正氣, 調開闔, 均腹壓일세

故千因萬病을 一一分門하니 其方之類 奚翅千萬가

後世之方을 雖不可輕忽이나 非先立乎一元之大綱하면

則其分門之條目也에 莫之能奪者가 未之有也니라

인체 내부의 공강을 가득 채운 것은 氣이다. 그러므로 어떤 병증이 발생하여 피부의 개합이 조절되지 못하면 반드시 공강(세포)에 水氣의 변조가 발생하여 기압의 차이가 발생한다. 공강들 사이에 균형을 이루던 기압이 차이가 발생하면서 나타나는 증상은 모두 헤아릴 수 없지만 중경이 취한 증상(項强, 頭痛, 喘咳, 上衝, 鼻鳴, 身重, 短氣, 結胸, 痞塞, 動悸, 不眠, 發狂)을 근거로 확대하면 변화무쌍한 증상들을 제어할 수 있다.

기압의 균형을 이루려면 먼저 개합을 조절해야 하고, 개합을 조절하려면 먼저 정기가 회복되어야 하며, 정기를 회복하려면 빨리 병독을 해소해야 한다. 그 이유는 병독이 해소되면 자연히 정기가 회복되고, 정기가 회복되면 자연히 개합이 조절되며, 개합이 조절되면 자연히 흉복간의 압력이 균형을 이루고, 흉복간의 압력이 균형을 유지하면 다양한 종류의 병증이 자연히 해소된다.

그러므로 고의들은 일체의 병증에 대해 오직 병독이 해소되지 못하는 것을 걱정하고 正氣의 不復을 걱정하지 않았으며, 正氣의 不復을 걱정하고 開闔의 不調를 걱정하지 않았으며, 開闔의 不調를 걱정하고 腹壓의 不均을 걱정하지 않았다. 그러나 후세의 사람들은 단지 汗・吐・下로 인하여 耗氣, 奪津, 損血한다는 것만 알고, 병독이 해소됨으로써 正氣가 회복되고,開闔이 조절되며, 腹壓이 균형을 유지한다는 것을 알지 못하여 수많은 病因과 병명을 하나하나 구별하고 분과하니 그 처방의 분류가 어찌 천 가지 만 가지뿐이겠는가? 비록 後世方을 소홀히 할 수 없지만 먼저 一元論에 입각한 大綱을 세우지 않으면 세세하게 구분한 條目에 현혹되지 않을 수 없게 된다.

3) 開闔之節

年有春秋하고 月有晦朔하며 日有朝夕하니

此所謂天時之開闔이니 夫天時도 非開闔之變하면

不能爲歲月이온 而況人物之於其間乎아

自藏器之大로 至孔竅之小히 晝夜動靜에 開闔反復하야

而能爲生存하니 開闔之理 大矣라

百病之始者도 在開闔與否하고

治病之始者도 在開闔與否라

能呼而未能吸어나 能吸而未能呼하면 未得乎肺之開闔하고

能食而未能化어나 能便而未能食하면 未得乎胃之開闔하니

鼻口孔竅는 天地之氣[8]가 出入往來하야 而人命繫焉하니

其開闔之大를 人人皆知나

然皮膚孔竅도 其亦開闔之大를 鮮之察矣라

8) 天地之氣 : 하늘은 공기를, 땅은 음식을 제공한다.

일 년 중에는 춘분과 추분이 있고, 한 달 중에는 그믐과 초하루가 있고, 하루에는 아침과 저녁이 있다. 이것을 天時의 開闔이라고 한다. 천시도 개합의 변화가 없으면 세월을 이루지 못하는데 하물며 사람이 천지 가운데서 살아가고 있음이야 어떠하겠는가? 藏器의 큰 것으로부터 孔竅의 작은 것에 이르기까지 일상생활에서 개합의 작용이 반복하기 때문에 생존하니 개합의 뜻은 크다.

그러므로 모든 病症의 시작도 개합의 여부에 달려 있고, 병증 치료의 시작도 개합의 여부에 달려 있다.

숨을 잘 내쉬지만 흡입하지 못하거나, 숨을 잘 흡입하지만 내쉬지 못하면 肺(호흡기)의 開闔 작용이 잘못된 것이며, 음식을 잘 섭취하지만 소화를 못하거나 대변은 잘 보지만 먹지 못하는 것은 胃 즉 소화기의 개합 작용이 잘못된 것이다. 코와 입(항문)의 孔竅는 空氣와 穀氣가 출입 왕래하는 곳으로서 사람의 생명 유지가 여기에 달려 있으니 인체의 공규 중에 개합의 큰 역할은 누구나 아는 사실이지만, 피부의 공규가 또한 개합의 큰 역할을 한다는 것은 대체로 잘 살피지 못한다.

夫皮膚孔竅가 一開一闔에

非唯正氣之通于大氣오 而亦內壓之均于外壓하니

皮膚開闔之調者도 卽以其正氣也오

臟腑九竅之和者도 亦以其正氣也니

是以 風寒이 客犯皮膚하면

則氣化之軸이 毀하야 而百病之症이 作焉하니

一元之氣가 未得其行하면 臟腑之和를 奚可得也며

五臟六腑가 未得其和하면 孔竅之利[9]를 奚可得也리오

皮膚開闔과 正氣健運과 空腔均壓과 及藏府調和

此四者는 實一元關係니 一有皮膚開闔이 未得其調하면

則內外(正氣, 大氣)之壓의 相互均衡이 始毀하야

而表裏之壓과 胸腹之壓의 均衡이 亦毀矣라

夫然則 皮膚孔竅는 其亦臟腑之孔竅니

故皮膚開闔은 不異乎臟腑之開闔也라

9) 孔竅之利 : 『素問』. 五臟不和 孔竅不利(오장이 불화하면 공규가 불리해진다).

피부의 孔竅가 한번 열리고 한번 닫힐 때 인체의 正氣는 천지의 大氣와 소통할 뿐 아니라 또한 인체의 內壓과 外壓은 균형을 유지한다. 피부 開闔의 조절은 정기에 달려 있고 臟腑와 九竅의 조화도 정기에 달려 있기 때문에 風寒이 피부에 침범하면 氣化의 軸이 훼손되면서 온갖 病症이 발생한다. 一元의 氣가 순행하지 못하면 장부의 조화가 어떻게 유지되며 장부의 조화가 깨지면 공규의 기능이 어떻게 유지되겠는가?

피부의 開闔, 正氣의 運行, 空腔의 균등한 압력관계와 臟腑의 조화 이 넷은 실로 一元 관계이다. 만약 피부 개합의 조절기능이 제대로 작동하지 못하면 반드시 내외의 정기와 大氣 사이의 상호 균형이 훼손되기 시작하면서 表裏의 압력과 胸部와 腹部의 압력 균형도 훼손된다. 그러므로 피부의 孔竅는 또한 장부의 공규 역할을 하므로 피부의 개합은 장부의 개합 역할을 대행하는 것과 다르지 않다.

大凡皮膚腠理[10)]之密者는 當開而未開하니

是以 汗不出於外하야 而鬱熱 反迫於內하니

故胸腹之內壓이 膨脹하야 而喘, 短氣, 煩躁, 燥屎… 作焉이라

反面 皮膚腠理之疎者는 當闔而未闔하니

是以 或汗自出於外하야 而氣亦漏泄於外하니

故內壓 不勝外壓하야 而痞, 悸, 衝, 滿… 作焉이라

於是乎 察其見症하면 則皮膚腠理의 其開闔如何를 可知也라

仲景書 條文中 胸腹壓之變形者를 概擧焉하면

"麻黃湯-無汗而喘 喘而胸滿,

桂枝湯-氣上衝胸,

桂枝加桂湯-氣從少腹上衝心,

桂枝甘草湯-叉手自冒心,

桂枝人蔘湯-心下痞堅,

桂枝去芍藥湯-脈促胸滿,

桂枝去芍藥加茯苓朮湯-心下滿痛,

苓桂朮甘湯-心下逆滿 氣上衝胸,

苓桂甘棗湯-臍下悸 欲作奔豚,

苓桂味甘湯-氣從少腹上衝咽喉,

---

10) 腠理 : 皮膚, 肌肉, 臟腑의 紋理 및 피부와 肌肉을 연결시키는 結締組織.

대체로 腠理가 稠密하면 마땅히 땀구멍이 열려야 하는데 열리지 않기 때문에 땀이 외부로 배출되지 않아 울체된 熱氣가 도리어 내부로 압박하여 胸腹의 內壓이 팽창되면서 喘息, 短氣의 호흡곤란과 煩躁, 燥屎 등의 증상이 발생할 수 있다. 반면에 주리가 疎闊하면 마땅히 땀구멍이 닫혀야 할 때 잘 닫히지 않아 땀이 지나치게 배출되면서 또한 正氣도 낭비되어 인체의 내압이 外壓(重力)을 조절하지 못하면서 흉복에 痞, 悸, 衝, 滿 등의 증상이 나타난다. 그러므로 나타난 증상을 관찰하면 피부의 開闔이 어떤 상태인지 알 수 있다.

仲景書 조문에 胸腹部 內壓의 변형으로 발생하는 증상들을 간략하게 나열해 보면,

"마황탕-무한이천 천이흉만,

계지탕-기상충흉,

계지가계탕-기종소복상충심,

계지감초탕-차수자모심,

계지인삼탕-심하비견,

계지거작약탕-맥촉흉만,

계지거작약가복령출탕-심하만통,

영계출감탕-심하역만 기상충흉,

영계감조탕-제하계 욕작분돈,

영계미감탕-기종소복상충인후,

苓甘味姜辛夏仁黃湯-面熱如醉,

梔子豉湯-胃中空虛 客氣動膈,

四逆湯-下利腹脹滿,

瀉心湯-心下痞,

柴胡湯-胸脇苦滿 心煩腹滿,

大承氣湯-腹滿實痛 腹滿而喘 短氣,

桃核承氣湯-其人如狂,

調胃承氣湯-心下溫溫欲吐 而胸中痛,

大陷胸丸-結胸 項亦强"이라

若是之症은 其病位, 病性, 病毒이 雖殊나

皆始於開闔之不調하야 而終於胸腹之變形이라

영감미강신하인황탕－면열여취,

치자시탕－위중공허 객기동격,

사역탕－하리복창만,

사심탕－심하비,

시호탕－흉협고만 심번복만,

대승기탕－복만실통 복만이천 단기,

도핵승기탕－기인여광,

조위승기탕－심하온온욕토 흉중통,

대함흉환－결흉 항역강"이다.

이와 같은 증상들은 그 病位·病性·病毒은 비록 다르지만 모두 開闔의 부조로 시작하여 마침내 흉복부의 변형을 초래한다.

夫皮膚, 鼻口, 肛門 此三孔竅는

人身之開闔處며 而亦病邪之出入處라

太陽病 條文의 汗吐下 三法之所來者 實出於此也니

其豈任意揑造哉리오

汗吐下三法은 實調其三孔竅之開闔하니

百病之始而長者도 在此오 治法之始而長者도 在此니

古醫之於凡病에 不攷病位하고 無問虛實하야

汲汲然 先務汗吐下者는 卽以此也라

病症之毒을 不拔하고 而開闔之節이 能調者 未之有也며

開闔之節을 不調하고 而胸腹之壓이 能均者 未之有也라

汗吐下三法은 經方之綱領이며 和解法은 經方之條目이니

若綱領不張하고 唯條目是擧하면 則不欲紊亂이나 未可得矣라

古醫治法之易簡者는 非他라

察兆朕而拔本源일세 故未嘗言及於末流症方이라

果能知此면 適用廣大니 何必博覽群籍하야 而强記萬方乎哉리오

抑金元以後 但知古法弊害하고 而不知古醫微意하야

捨其大而取其小하고 遺其源而救其末하니

其治法이 與其拔病毒으론 寧健正氣이라

皮膚, 鼻와 口腔, 肛門 이 세 孔竅는 인체의 開闔 작용이 가장 크게 이루어지는 곳이며, 또한 病邪가 출입하는 곳이다. 그러므로 太陽病 조문에 자주 보이는 한·토·하 삼법의 유래가 실로 여기서 발생한 것이니 어찌 누군가의 임의적이거나 개인적인 생각에서 유래했겠는가? 즉 한·토·하 삼법은 진실로 인체의 개합을 조절하는 법으로서 모든 病症의 시작과 악화도 여기에서 비롯되고, 치법의 시작과 확대 또한 여기서 비롯된다. 옛 의사들이 일체의 병증을 치료할 때 病位를 고려하지 않고 허실을 따지지 않고 한·토·하 치법을 급히 실천한 이유는 바로 이 때문이다. 병증의 병독을 제거하지 않고 개합을 조절할 수 없으며, 개합을 조절하지 않고 胸腹間의 상호 압력의 균형을 이룰 수 없다.

한·토·하 삼법은 중경 처방의 강령이며, 和解法은 중경 처방의 조목이다. 만약 강령을 들어 올리지 않은 상태에서 조목을 펼치면 그물을 엉키지 않게 하려해도 엉키는 꼴이 된다.

옛 의사들의 치법이 쉽고 간단한 것은 다른 이유가 아니다. 병증의 조짐을 살펴 병근을 제거하였기 때문에 일찍이 말단의 많은 병증과 처방을 언급하지 않은 것이다. 이 사실을 진실로 이해한다면 활용의 범위가 방대해지는데, 하필 후세의 여러 서적을 열람해서 무수한 처방을 억지로 외울 필요가 있겠는가? 그러나 金·元 시대 이후로 후세 사람들은 한·토·하법의 폐해만 알고 옛 의사들의 깊은 뜻을 알지 못하였다. 후세 사람들은 큰 것을 버리고 작은 것을 취하고, 病源을 남기고 말초적인 증상만 치료하여, 病毒을 제거하기보다는 正氣를 보강하는 데 급급하였다.

於是乎 妄託調氣之名하야

所謂益氣, 補氣, 淸氣, 解氣之劑를 捏造焉하니

其方劑之名이 雖勝乎古方之名이나

未必調氣하고 而或亂氣어늘 猶仲景方은 不藉調氣之名이나

其所歸者는 不待調氣나 而氣自調로대

當今吾醫 沒解本意하고 多迷乎浮華之名하야 不反乎務本之實하니

唐宋以後 不復有生人之術[11]이라하니 不亦當乎아

---

11) 不復有生人之術 : 徐靈胎의『醫學源流論』에서 인용.

이에 망령되게 調氣의 명칭을 빌려서 益氣, 補氣, 淸氣, 解氣의 方藥을 날조하니 그 방제의 명칭이 비록 고방의 명칭보다 우수하지만 반드시 조기하지 못하고 간혹 氣를 어지럽게 한다. 반면에 중경의 고방은 조기의 명칭을 빌리지 않았지만 그 처방의 귀결은 조기를 기대하지 않아도 기가 저절로 조절된다는 것이다. 그러나 오늘날 우리들은 이 사실을 이해하지 못하고 후세방의 화려하고 과장된 이름에 미혹되어 고방의 근본에 힘쓰는(발본색원) 실체적 방안에 복귀하지 않으니 唐・宋 이후로 다시는 生人의 의술이 나오지 않았다고 하는데 또한 마땅하지 않은가?

13. 病因論

1) 要略之因

古今醫家 讃金匱要略하야 曰 "方書之鼻祖며 醫方之經典이오

傷寒論과 與金匱要略이 本是一書어늘

當林億 校刊以後로 分二書하야 而喪本旨"라하니

夫要略方이 多侔仲景方일세

乃以要略으로 爲仲景雜病이나 實不知古書通例라

凡古人著書가 單篇別行하야 其先後가 初無次第어늘

編次成書가 出於弟子라 傳受之際에 雖編以類聚나

妄相附會하야 而增益焉하니 終乃不辨何人手筆이라

然觀金匱要略하면 則其書過半이 後之好事者의 所增益을 可知矣라

고금의 의사들이 『金匱要略』을 찬미하여 말하기를, “처방의 시작이며, 의방의 경전으로 『상한론』과 『금궤요략』은 본래 하나의 서적이었는데 林億이 교정하여 간행한 이후 두 권으로 나누어지면서 본래의 취지를 상실했다”고 말한다. 『금궤요략』의 처방이 대부분 仲景의 처방을 따랐기 때문에 예나 지금이나 많은 의사들이 『금궤요략』을 중경의 잡병으로 여기지만 이것은 고서의 전수 과정에서 발생하는 통례를 알지 못하여 이런 주장을 한다. 古人(秦・漢 이전의 사람)들의 저서는 대부분 단편으로 나누어져 간행되어 그 선후가 애초에 순서(次第) 없이 전해졌는데, 그것을 編次하여 만든 서책 대부분은 그 문하의 제자들 손에서 나왔다. 그러므로 전수하는 과정 중에 비록 계통별로 편집하였지만 억지로 갖다가 붙여 편수를 늘렸기 때문에 마침내 누구의 글인지 판단할 수 없게 되었다. 『금궤요략』을 읽어보면 내용의 대부분은 후세의 누군가 일 꾸미기 좋아한 사람이 분량을 늘려 만든 것을 알 수 있다.

臟腑經絡先後病脈證幷治者는 是非仲景筆法이니 何以知其然가하면

古醫之於凡病에 其病勢未劇之際와 及其病毒未固之前에

汗吐下倂行하야 而欲早拔病邪하고

不已어든 則淸火, 利水, 和解, 回逆者는 嘗聞之나

然 "上工 治未病에 見肝之病하고 知肝傳脾하야

當先實脾나 四季脾旺不受邪[12)]하니 卽勿補之로대

中工 不曉相傳하고 見肝之病하야 不解實脾하고 惟治肝也"라하니

若是之說은 未嘗聞之호라

相生相剋을 及其至極하면 必落於無限逆行[13)]하니

終乃不知其所止也온 何況其所謂肝病, 脾病者는 何症哉오

其病症不據하니 乃何之根據로 而知其爲肝病脾病乎아

其所謂肝病을 雖欲徵之나 未可得矣어늘 肝實肝虛를 奈何得哉리오

彼相生相剋과 臟腑經絡은 仲景 未嘗言及이어늘

乃以金匱要略으로 爲仲景雜病論者는 實不知仲景文法者也라

---

12) 四季脾旺不受邪 : 天時의 衰旺을 살피고 脾土의 虛實을 살펴 時旺脾實하면 肝邪를 받지 않는다는 것을 알아 補脾하지 않고 已病한 肝만 치료하며, 만약 時衰脾虛하면 肝必傳脾할 것을 예측하여 未病인 脾를 先補하며 겸하여 已病한 肝도 치료한다.

13) 無限逆行 : 어떤 병이 생긴 원인을 상생과 상극으로 역으로 추적하다 보면 그 끝을 규정하기 어려울 정도로 계속 반복하게 된다.

「臟腑經絡先後病脈證并治」는 仲景의 筆法이 아니다. 어떤 근거로 알 수 있는가 하면 고의들은 일체의 병증에 그 병세가 아직 심하지 않을 때와 병독이 완전히 고착되기 전에 한・토・하법을 병행하여 사전에 병사를 퇴치하려 했고 그래도 치료되지 않으면 淸火, 利水, 和解, 回逆했다는 것은 일찍이 들었다. 그러나 "上工은 未病인 상태에서 치료하기 때문에 肝의 병을 보면 肝이 脾에 전하는 것을 알아 항상 먼저 脾를 實하게 한다. 그러나 사계에 脾의 기능이 왕성하여 邪를 받지 않기 때문에 脾를 補하지 않는다. 中工은 相傳하는 것을 이해하지 못하여 간병을 보면 實脾하는 것을 이해하지 못하고 오직 간을 치료한다"고 하였는데, 이와 같은 설은 일찍이 듣지 못했다.

相生과 相剋의 개념을 극한으로 확장하면 반드시 無限逆行에 빠지게 되어 그 종착점을 알 수 없게 되는데 하물며 『요략』에서 말하는 간병과 비병은 어떤 증상을 말하는 것인가? 그 증상을 근거하지 않고 도대체 무슨 증거로 그것이 간병이며 비병이라는 사실을 알 수 있는가? 『요략』에서 말하는 간병을 증험하려 해도 알 수 없는데 肝實, 肝虛라는 것을 어떻게 알 수 있는가? 저 相生相剋과 臟腑經絡 같은 설을 중경은 일찍이 언급한 적이 없다. 그럼에도 불구하고 『金匱要略』을 仲景雜病論이라고 주장한 사람들은 실제로 중경서의 문법을 알지 못하는 사람들이다.

仲景文法은 非他라 未嘗離病하야 而述症하니
卽隨其病勢하야 而見之之症을 述之하고 此外 未嘗述之라
要略中 六經八綱과 病因病名과 辨脈平脈은 是非仲景之筆이니
不執泥其浮誇之說하고 亦不鄙棄其徵信之說이라
古法濫用之例를 擧之면
"瘡家 雖身疼痛 不可發汗 汗出則痙…"과
"發汗過多 奔豚症作…"과 "百合病 逆治…"라
所謂不可發汗, 發汗過多, 逆治者는 是非古法之跡而何오
汗吐下法을 仲景前後 其亦踏襲을 於是乎 知焉이라

病名之例를 擧之하면
"暍病, 百合狐惑病, 瘧病, 歷節病, 虛勞病, 積聚病,
痰飮病, 肺痿肺癰病, 瘡癰腸癰病, 胸痹心痛病,
寒疝宿食病, 消渴病, 水氣病, 黃疸病, 蚘蟲病…"이니
若是之病名을 規之於仲景書로대 而未明이나
攷之於要略, 巢氏病源 然後에 可徵可備라
以此 要略이 不作於仲景하고 而作於後醫를 可知也라

중경의 문법은 다른 것이 아니다. 병을 떠나 증을 기술하지 않은 것으로 곧 病勢를 따라 나타나는 症狀을 기술하고 이 밖에 것은 일체 기술하지 않았다. 『금궤요략』 중에 六經八綱의 辨證, 病因病名의 분류, 辨脈平脈의 增益들은 중경의 필법이 아니므로 과장된 설은 집착할 필요가 없지만 증거가 있어 믿을 수 있는 것은 함부로 버려서도 안 된다. 고법(한・토・하) 남용의 사례를 살펴보면, "부스럼(瘡)으로 고생하는 사람은 몸에 통증이 있어도 發汗해서는 안 된다. 발한하면 경련을 일으킨다. …", "發汗過多하였더니 奔豚症이 발생했다. …", "百合病에 역치했다. …"고 하였다. 소위 不可發汗, 발한과다, 역치가 고의들의 치법 흔적이 아니면 무엇인가? 이것을 근거로 보면 한・토・하 고법이 중경이 살았던 당시에만 계승되었던 것이 아니라 후의들도 답습한 사실을 알 수 있다.

『요략』 가운데 병명의 예를 보면, "暍病, 百合狐惑病, 瘧病, 歷節病, 虛勞病, 積聚病, 痰飮病, 肺痿肺癰病, 瘡癰腸癰病, 胸痹心痛病, 寒疝宿食病, 消渴病, 水氣病, 黃疸病, 蚘蟲病…" 등이 있다. 이와 같은 병명들의 증상은 중경서에서 규명하려 해도 분명하지 않지만 『요략』에서 고증해야 증거(이름)가 보이고 『諸病源候論』에서 살펴야 구비된 것을 알 수 있다. 이런 정황을 보면 『요략』은 중경의 글이 아니라 다른 차원의 의식이 개입된 후세 사람들의 글임을 알 수 있다.

病因之嫌을 擧之하면

"濕家之爲病, 狐惑之爲病, 陰毒之爲病, 陽毒之爲病,

黃汗之爲病, 厥陰之爲病, 穀疸之爲病, 腸癰之爲病,

風之爲病, 勞之爲病, 淋之爲病, 水之爲病…"이니

仲景書之病源은 專謀之於近因이나

然要略之病源은 專索之於遠因하니

得之近因이나 而不知其遺於遠因하면 則不備오

得之遠因이나 而不知其遺於近因하면 則不明이라

要略이 雖欲備乎仲景未備나 反晦乎仲景本意하니

於是乎 證候之案이 大變焉이라

夫濕家之爲病과 與太陽之爲病의

其文은 雖相類나 然其案은 太不類라

提綱은 託其假名하야 以指其症狀이로대

要略은 擧其病名하야 以列其症狀하니

竊謂後醫 乃以六經案으로 而爲未安일세

故巢氏病源論은 不取六經辨症하고 而擴大要略病名하나

然皆不知古人著作體例하니 未免有似是而非之論이라

病因으로 보이는 예를 보면, 습으로 인한 병, 호혹으로 인한 병, 음독·양독으로 인한 병, 황한으로 인한 병, 궐음으로 인한 병, 곡달로 인한 병, 장옹으로 인한 병, 풍한으로 인한 병, 과로로 인한 병, 임질로 인한 병, 수분변조로 인한 병, …" 등이 있다. 仲景書에 보이는 병인(氣血水變調)은 오로지 近因에서 도모했으나, 『금궤요략』에서 말하는 병인은 모두 遠因(기·혈·수 변조를 유발하게 한 원인)에서 찾았다. 근인을 거론했어도 원인을 빠트린 것을 모르면 불비한 것이고, 원인을 거론했어도 근인을 제기하지 않은 것을 모르면 불명한 것이라고 할 수 있다. 『요략』이 중경의 미비한 점을 보완하여 갖추려 했지만 오히려 중경의 의안을 어둡게 했다. 이로 해서 證候의 의안이 크게 변하였다.

또한 '濕家之爲病'이란 문체가 비록 '太陽之爲病'과 같은 종류이나, 『요략』의 의안은 제강의 의안과 매우 다르다. 제강이 가명으로 증상을 지시하는 의안이라면, 『요략』은 病名을 들어서 증상을 나열하였다. 내 생각에 六經의 의안을 완전한 것으로 여기지 않았기에 『諸病源候論』은 육경(六經) 변증의 의안을 취하지 않고 『금궤요략』의 병명을 확대하였으나 『금궤요략』과 소씨의 『제병원후론』은 고인들의 著作體例를 알지 못한 관계로 그 책들의 편찬은 옳은 것 같지만 옳지 못한 의안들이다.

仲景沒後 非徒醫案變焉이오 而文字甚變焉이라

假令 '脈浮而滑' '脈弦而大'者는 有徵也나

然 '趺陽脈浮而滑', '少陰脈浮而弱'者는 無徵也며

且夫 '痰飮, 留飮, 懸飮, 溢飮, 支飮'者는

不類乎 '肝水, 心水, 脾水, 肺水, 腎水'也라

無徵浮誇之說은 可無事穿鑿이니 雖闕疑라도 何有리오

尤觀臟腑經絡先後病脈證하면

則仲景以後 吾醫所以亂者를 可知也니

仲景書條文 何處也에

臟腑經絡 五行配屬과 相生相剋 四時月令을 可見乎아

世人 但見要略方이 多侔仲景方하야

乃以要略으로 爲仲景雜病이나 然實不知要略案이 不侔仲景案이라

要略이 不作於一時하고 不成於一人하야 而多編于後人也니

是以 與其仲景雜病으로 寧後人雜編이라

仲景以前 古醫는 但據證候하야 而立其方이어늘

仲景以後 後醫는 別立病因하야 以造其方하니

古人은 以學術로 爲公器러니 後人은 以學術로 爲私器라

중경 사후에 의안의 변화만 일어난 것이 아니라 문자들의 변화도 심하게 발생했다. '脈浮而滑, 脈弦而大'라는 중경서의 脈狀은 증거로 볼 수 있지만 '趺陽脈浮而滑, 少陰脈浮而弱'과 같은 『요략』의 脈象은 증거로 볼 수 없다(중경서의 맥상과 같지 않기 때문이다). 또한 『요략』 중에 보이는 '痰飮・留飮・懸飮・溢飮・支飮'은 '肝水・心水・脾水・肺水・腎水'와 같은 동류의 표기가 아니다. 근거 없는 설과 과장된 설은 따를 필요가 없는 穿鑿(억지로 맞춤)된 것이다. 증거가 될 수 없는 것은 접어 두어도 무슨 문제가 되겠는가? 더욱 「臟腑經絡先後病脈證」을 읽어보면 중경 이후에 우리 의학이 혼란에 빠진 것을 알 수 있다. 중경 조문 어디에서 臟腑經絡, 五行配屬, 相生相剋, 四時月令의 단서가 보이는가?

후세 사람들은 다만 『요략』의 처방이 중경의 처방을 따른 것으로 알고 『요략』을 중경의 잡병으로 여겼지만, 사실은 『요략』의 의안이 중경의 의안을 따르지 않은 것을 몰랐다. 『요략』은 어느 한 시대, 한 사람에 의해서 만들어진 것이 아니라 대부분 후세 사람들에 의해 편집되었다. 이런 이유로 중경의 잡병이라고 말하기 보다는 후세의 여러 종류 잡문을 편집한 책으로 보는 것이 타당하다. 중경 이전 옛 의사들은 오직 증후(公案)에 근거해 처방을 구성한 반면, 중경 이후 후세 의사들은 병인을 별도로 세워 처방을 만들었다. 대개 前漢 이전의 옛 사람들은 학술을 公器로 여겼는데, 後漢 이후 후세 사람들은 학술을 私器로 여겼다.

傳曰 仲景沒而醫道衰라하니 非他라

證候衰而病因作하고 病名分而萬方造라

後世之案이 倍蓰於仲景이나 而其理는 不明於仲景이라

金元以後 後世方이 不翅千萬이나 不能當仲景方之一이라

夫要略 雖編於後人이나 然其活用之方은

猶繼經方하니 其賢乎四家가 必矣라

本是仲景書 未完일세 自後 編制分類가 變焉이라

後世所謂病因은 始於要略하야 而擴於巢氏는 皆有以也라

醫學入門 景岳全書 東醫寶鑑의 其編制何如오

其百科分門也에 不熒惑 而支離滅裂者가 鮮矣라

전해오는 말로 중경 사후에 의도가 쇠약해졌다고 하는데, 다른 이유가 아니다. 證候論이 쇠진하면서 病因論이 일어났고 病名으로 나뉘면서 무수한 처방이 조성되었다. 후세의 의안이 중경의 의안보다 그 종류가 몇 배나 많지만, 도리어 그 이치는 중경보다 분명하지 못하다.

금·원 시대의 사대가 이후로 後世方이 수천만 가지만이 아니지만 중경의 처방 하나와도 비교할 수 없다.

『요략』의 글이 비록 후세 사람들에 의해 편집되었으나, 그 처방의 활용은 經方을 계승하였기 때문에 오히려 金·元 四家보다 우수하다. 본래 중경서는 미완이었는데, 이후에 편제의 분류가 변화되었다고 볼 수 있다. 소위 病源은 『금궤요략』에서 시작되어 『제병원후론』으로 확대된 것은 이유가 있다. 『醫學入門』, 『景岳全書』, 『東醫寶鑑』의 그 편제는 어떠한가? 그 百科로 분류된 의안에 정신이 어수선하고 미혹되어 지리멸렬하지 않을 사람이 적다.

2) 元方之因

諸病源候는 隋太醫巢元方等이 奉詔所作이라

元方著作에 奚必命名以諸病源候論乎아 無他라

據諸源候하야 而作其編制故也라

吾醫文獻中 若是之題名者는 其惟巢元方書니

唐宋以後 其題名이 雖不同하나 其醫案이 悉率巢書하니

將讀巢氏書호대 熟考源候之意하고 可以閱覽編制라

其源은 病症之源也며 其候는 病源之症也니

此所謂症之候源이니 源與候者는 相不雜 相不離라

可攷는 非源이며 可見은 非候아

候非病源이면 何見이며 源非證候면 何攷리오

據病源 而繫證候者는 元方書오

察證候 以謀病源者는 仲景書라

擬諸巢氏病源 而論之하면

則仲景書之所謂病源은 風寒一事니

是以 古今醫家 謂之仲景書曰 傷寒論이라하고

謂之金匱要略曰 雜病論이라하니 多見其不知量也로다

『諸病源候論』은 隋代 太醫 巢元方 등이 隋煬帝의 명을 따라 만들었다. 소원방은 저작하면서 어떤 이유로『諸病源候論』이란 命名을 했겠는가? 病源과 그 證候를 근거로 책의 편제를 구성했기 때문이다. 한의학 문헌 중에 이와 같이 책 이름을 붙인 것은 소원방의『제병원후론』뿐이다. 唐・宋 이후 의서의 이름은 비록 같지 않지만, 의안은 대부분 소원방서를 따랐다. 앞으로 소원방서를 읽을 때는 책 제목인 '源候'의 의미를 숙고하고 나서 편제를 열람하는 것이 좋을 것이다.

병원은 병증의 원인이며, 그 증후는 병원의 증상이다. 이것을 '症之候源', 즉 증상은 병원의 표상이라고 말하니 병원과 증후는 서로 동일한 것도 아니고, 서로 이질적으로 떨어져 있는 것도 아니다. 추측으로 이해되는 것은 병원이 아닌가? 표징의 증거로 나타난 것은 증후가 아닌가? 증후는 병원이 없다면 어떻게 발생하며 병원은 증후가 아니면 어떻게 추측할 수 있겠는가? 병원을 근거로 증후를 연계한 것이 원방서라면 증후를 살펴서 병원을 도모한 것은 중경서이다.

소씨의 병원을 빗대어 중경서의 병원을 논한다면 風寒 하나의 병원일 뿐이다. 그러므로 예로부터 중경서를 傷寒論이라 하고,『금궤요략』을 雜病論이라고들 하는데, 모두 잘 살펴보지 못하고 하는 소리이다.

夫仲景書病源은 但在證候하니 太不類乎巢氏病源이라

學仲景書者는 但見其證候하야 而要知其病源하니

是以 不要立乎巢氏病源하고 不要知乎病源所來라

仲景之源은 在其氣血水變調之所(近因)하고

巢氏之源은 在其氣血水變調之所來(遠因)라

據諸近因호대 而遺其遠因者는 仲景書오

考之遠因호대 而遺其近因者는 巢氏書라

仲景書所以太簡者는 以此也오

巢氏書所以太繁者는 以此也라

當今 須知其病源之所來나 然湯熨之所宜者는

實在其病所오 而不在其所來니 與其不明으론 寧不備[14]나

不幸 仲景沒後 未達微意하니

病因論이 起於金匱要略하야 而擴於巢元方書하니

讀要略, 元方書하면 則去仲景 彌遠에 而亂吾醫 彌甚을 可知也라

---

14) 不明…不備 : 近因을 거론하고 遠因을 언급하지 않은 중경서가 『요략』과 『제병원후론』에 비해 불비하다면 遠因을 거론하면서 近因을 제기하지 않은 『요략』과 『제병원후론』은 중경서에 비해 불명한 것이라고 말할 수 있다.

중경서에서 말하는 병원은 오직 證候에 있기 때문에 소씨의 병원과는 종류가 다르다. 중경서를 배우는 사람은 다만 증후를 살펴 그 병원을 알아야 하므로 소씨서에서 언급한 병원을 정립하지 않아도 되며, 이 병원이 어디서 왔는가를 알 필요가 없다. 중경의 병원은 氣·血·水 三因의 변조가 발생한 인체에 있고, 소씨가 언급한 병원은 삼인의 변조를 발생하게 한 내외의 요인을 말한 것이다.

즉 近因을 근거하고 遠因을 빠뜨린 것이 중경서라면, 遠因은 고찰하고 근인을 빠뜨린 것은 소씨서라고 할 수 있다. 중경서가 지나치게 간단한 이유는 이 때문이며, 소씨서가 지나치게 번잡한 이유도 이 때문이다.

오늘날 반드시 氣·血·水 變調(近因)를 발생하게 한 병원(遠因)을 알아야 하지만, 결국 탕약과 뜸(灸)이 치료하는 당위는 우리 인체의 병원(近因)에 있지 이 병증을 초래한 원인에 있는 것이 아니다. 불명한 것보다는 불비한 것이 좋지만 불행하게도 중경 사후에 후세 사람들은 중경의 깊은 뜻을 이해하지 못하였다. 후세에서 말하는 病因은『금궤요략』에서 처음 제기되고 소원방서에서 확대되었다.『금궤요략』과 소원방서를 읽어보면 중경 이후 후세로 내려올수록 우리 의학의 학술이 더 번잡해지면서 어지러워진 것을 알 수 있다.

唐宋以後 醫案이 不繼仲景書하고 而繼要略, 巢氏書하야

於是乎 無數病因, 病名, 病理, 病機說이 擡頭하야

而後世方이 不可勝數나 不復有如仲景方矣라

吾聞之하니 巢氏書 漢以來 收羅病症之全하야

前所未見 而進一步하니 于其吾醫也에 貢獻頗多라

其繼內經, 難經, 傷寒論, 金匱要略, 脈經等書하야

"會粹群說하야 沈研精理하니 形脈之證이 罔不該集"이라호라(勅撰 中)

概略 曰 隋以前 總結醫學하야 乃以病爲綱하야

每類疾病之下에 分述病症, 病因, 病機, 證候하니

全書共分67門하고 載列證候1, 739條라

包括內外, 五官, 婦產, 小兒, 皮膚, 肛腸諸證을 詳細記載하고

包括急慢性傳染病 如傷寒, 時氣, 熱病, 溫病,

疫癘, 癨亂, 痢疾, 註病(結核)과

及臟腑疾病 如風病, 虛勞病, 消渴病, 脚氣病,

咳嗽病, 淋病, 積聚病, 癥瘕病, 疝病,

痰飮病, 水腫病, 心臟病, 脾胃病等이라

唐·宋 이후의 의안이 중경서를 계승하지 않고 『요략』과 소씨서를 계승하면서부터 무수한 病因, 病名, 病理, 病機의 설이 대두하여 그 종류를 헤아릴 수 없는 後世方이 나왔지만 다시는 중경방(古方)과 같은 것은 나오지 않았다. 내가 듣기로 소씨의 『병원』은 漢代 이후 병증에 관한 모든 정보를 수집하여 앞 시대에 들어보지 못한 새로운 영역으로 진일보하여 우리 의학에 많은 공헌을 했다. 『內經』, 『難經』, 『傷寒論』, 『金匱要略』, 『脈經』 등의 서적을 계승하였고, "여러 설을 모으고 정미한 이치를 연구하여 形과 脈의 증상을 모두 집성하였다"(『제병원후론』 서문 중)고 했다.

대략 밝히면 隋代 이전의 의학을 총 집성하여 병을 기강으로 각 종류의 질병 아래에 병증, 병인, 병기, 증후를 나누어 표기하여 전체 글을 67문으로 나누고, 1,739조의 증후를 나열했다. 內外科, 五官, 婦產, 小兒, 皮膚, 肛腸의 모든 증상을 포괄하여 상세하게 표기했고, 傷寒, 계절병(時氣), 熱病, 溫病, 疫癘, 霍亂, 痢疾, 註病(結核)과 같은 급만성 전염병을 포괄적으로 표기했으며, 또한 風病, 虛勞病, 消渴病, 脚氣病, 咳嗽病, 淋病, 積聚病, 癥瘕病, 疝病, 痰飮病, 水腫病, 心臟病, 脾胃病 등 장부의 질병도 포괄적으로 표기하였다.

分門別類하야 各種疾病之病因, 病理, 證候等을 具體闡述하고
諸證之末에 多附導引, 豫防, 養生이나 亦不言法出誰氏라
但論病源하고 不載方藥하니 蓋猶素問, 難經之例라
雖源候論中에 涉及迷信하고 風水影響하야 錯誤不少하나
然蓋其時 去古未遠하야 漢以來 經方脈論이 存者尙多라
內容豊富하야 而範圍廣範하고 描述細密하야 而逼真準確하니
後人讚曰 "內經以下 自張機, 王叔和, 葛洪 數家書外에 此爲最古오
究其要旨하면 亦可云 證治之津梁이오 診察之津涉"이라호라

世謂巢氏書曰 不朽之名著라하나
但見豊富廣泛하고 而不見任意命名하며
但知描寫逼眞하고 而不知虛辭假象이라
擬諸仲景而觀之면 彌近亂眞하니 吾不信其言이라
其橫說竪說者는 假以臟腑經絡하고 借以傷寒六經하며
其張皇幽眇者는 引以陰陽五行하고 伸以相生相剋이라
虛辭之亂實證이 大矣하고 假象之誤後人이 久矣어늘
終乃不知其弊하니 是吾醫之不幸이라

門으로 나누고 종류를 구별하여 각종 질병의 병인, 병리, 증후 등을 구체적으로 분명하게 표기했다. 모든 증후의 끝에 導引, 豫防, 養生하는 법을 부연했지만, 그러한 법이 누구에게서 나온 것인지는 밝히지 않았다. 다만 병원을 논하면서 方藥을 기재하지 않은 것은 『소문』, 『난경』의 예를 따랐다. 비록 『원후론』 중에 미신을 언급하기도 하고 風水 영향이나 착오도 적지 않지만, 그 시기가 고대 사회와 멀리 떨어지지 않아 漢代 이래 전해온 경방과 맥론이 많이 남아 있어 내용이 풍부하고 범위가 광범하며 묘사가 세밀하고 사실에 가깝게 정확했다. 후세 사람들이 칭찬하기를 "『內經』 이하 張機(仲景), 王叔和, 葛洪 등의 여러 서적을 제외하면 최고의 서적이라 하고, 그 요지를 궁구해 보면 또한 증치의 길잡이이며, 진찰의 안내자이다"라고 칭송했다.

세상에서는 소씨서를 불후의 명저라고 말하지만, 후세 사람들은 단지 그 내용의 풍부함과 광범위한 것만 보고 그것이 임의적인 命名임을 보지 못하였고, 다만 증후를 묘사하고 병증이 사실에 가깝다는 것만 알았을 뿐 虛辭를 假象으로 표기한 것을 알지 못했다. 중경의 실증주의에 비교해 보면, 이치에 가까운 것 같지만 사실을 더 어지럽게 하였으니 나는 불후의 명저라는 말을 믿지 않는다.

그 횡설수설한 설명들은 臟腑經絡을 끌어다 대고, 傷寒六經을 차용하며, 그 분별하기 어려운 것을 밝혀낸 것들은 陰陽五行을 인용하고, 相生相剋의 설을 확대하였다. 이런 허사 문자들이 실증을 혼란하게 한 영향이 크며, 가상의 세계가 후세 사람들의 인식에 오류를 불러오게 한 것이 오래되었는데도 그 폐단을 알지 못하니 이것이 바로 우리 의학의 불행인 것이다.

3) 四家之因

仲景證方이 繼往開來하니 功莫大焉이나 醫道無窮하니

未及仲景이나 樹立一法하야 而得一世名者가 何代無之리오

吾聞之하니 當金元時代하야

諸子 蜂起而爭鳴하고 學術 變革而大觀하니

所謂 張元素, 劉完素, 張從正, 竇漢卿, 成無己, 李杲, 羅知悌,

朱震亨, 王好古, 王肯堂, 羅天益은 師承關係나 自成一家하야

醫學理論이 卻不同하고 而用藥法則이 亦不同이라

尤其中 劉完素 張從正 李杲 朱震亨을 稱曰 金元四大家라

其學術이 遠而探乎黃帝內經하고 近而學乎宋儒理學하야

"揚其所長하고 各張己見하며 獨樹一幟하야 自立一說"이라하니

其學術이 著名于世일세 故不待敷衍하고 略取其說호라

劉完素(河間): 所謂寒涼派로 治病에 以降心火 益腎水爲主하니

卽六氣 皆從火化하고 及五志 過極하면 皆爲熱病이라

"一身之氣가 皆隨四時五運六氣의 興衰하야 而無相反하니

不知運氣하고 而求醫無失者 鮮矣"라호라

중경의 證候와 처방은 옛 고의들의 치법을 계승하고 후세 사람들에게 앞으로 나아갈 길을 열었으니 우리 의학에 세운 공이 이보다 큰 것이 없다. 그러나 의술의 방법은 다양하므로 중경보다 영향력은 못하지만 하나의 법을 세워 명성을 얻은 사람이 어느 시대인들 없었겠는가? 내가 들으니 金·元 시대에 이르러 사람들이 벌떼처럼 일어나 서로 다투면서 이전의 학술과는 매우 다르게 변혁되었고, 크게 배울 만한 것이 있다고 했다. 그들 가운데 장원소, 유완소, 장종정, 두한경, 성무기, 이고, 나지제, 주진형, 왕호고, 왕긍당, 나천익 등은 서로 사제 관계였지만 각자 일가를 형성하여 의학이론은 오히려 같지 않았고, 약을 쓰는 방법도 달랐다.

더욱 이 가운데 유완소, 장종정, 이고, 주진형 이 네 사람을 明代 사람들은 金·元 사대가라고 칭송했다. 그들의 학술은 멀리는 『황제내경』을 탐구했고, 가까이는 宋儒들의 성리학을 공부하여 자신들만의 장점으로 의견을 발표하고 독특한 기치를 내걸면서 각자의 학설을 수립했다. 그 학술이론은 세상에 저명하므로 부연할 필요가 없어 대략 그 설을 소개한다.

劉完素(河間)는 소위 寒涼派로서 질병을 치료하는 데 주로 心火를 억제하고 腎水를 補하는 방법을 취했다. 즉 자연의 六氣가 모두 火를 따라 변화하고 사람의 감정인 五志도 지나치면 熱病이 된다고 보았다. “사람의 氣는 모두 사계절의 五運六氣의 성쇠를 따라 변하는데, 이 현상에 상반되는 경우가 없다. 運氣를 모르고 의법을 구하면 실수하지 않을 사람이 없다”고 하였다.

張從正(子和): 所謂攻下派로 能汗下吐治病이라
"治病驅邪니 邪去則正安하니 不可畏攻而養病이라
病由邪生하니 攻邪已病"일세 提唱汗吐下三法호라

李杲(東垣): 所謂脾土派로 喜用補中升氣之方으로 治病하니
主張 "人以胃氣爲本하니 內傷脾胃하면 百病由生이라
據內經하야 人以水穀爲本하니 有胃氣則生하고 無胃氣則死"니
其法은 調理脾胃 升擧淸陽이오
其方은 升陽益胃湯 補中益氣湯이라

朱震亨(丹溪): 所謂滋陰派로
主張曰 "勿使相火妄動은 陽常有餘하고 陰常不足"일세
治方은 常以涼潤滋陰하고 長於雜症하야
多從氣, 血, 痰, 鬱하야 雜症主治가 在此라
氣用四君子오 血用四物湯이오 痰用二陳湯이오 鬱用越鞠丸이나
尤深於痰鬱이라

張從正(子和)은 소위 攻下派로서 한・토・하법의 처방으로 질병을 치료했다. "질병을 치료할 때 오직 病邪를 축출하여 邪氣를 제거하면 正氣가 안정되니 공격을 두려워하여 질병을 키워서는 안 된다. 병은 사기 때문에 발생하니 사기를 공격하면 질병은 저절로 낫는다"고 하면서 한・토・하 삼법을 제창했다.

李杲(東垣)는 소위 脾土派로서 補中升氣하는 처방을 잘 사용해 질병을 치료했다. 주장하기를, "사람은 胃氣가 근본이니 脾胃의 기능이 약해지면 많은 질병이 생기게 된다. 『內經』에 근거하여 사람은 음식을 근본으로 하니 위기가 있으면 살고 위기가 없으면 죽는다"고 하였다. 그 법은 비위를 조리하여 맑은 陽氣를 올리는 것이며, 그 주된 처방은 升陽益胃湯과 補中益氣湯이다.

朱震亨(丹溪)은 소위 滋陰派로서 주장하기를, "相火가 망동하지 않도록 해야 한다. 陽은 항상 남음이 쉽고, 陰은 항상 부족하기가 쉽다"고 하였다. 치료의 처방은 주로 涼潤滋陰을 위주로 했고 잡병에 능했다. 잡병은 대부분 氣・血・痰・鬱이 원인으로 보고 잡병의 주치도 여기에 역점을 두어 氣에는 四君子湯, 血에는 四物湯, 痰에는 二陳湯, 鬱에는 越鞠丸을 사용했다. 이 네 가지 중에 담・울에 조예가 깊었다.

金元四家는 發前人未發하야 新學之獨特과 方效之卓越은
到于今 而多賴之나 過明清하야 毁譽之評이 極相反이라
明代 趙獻可는 其著 醫貫에 云云曰
"讀傷寒書하고 而不讀東垣書면 則內傷不明 而殺人多矣하며
讀東垣書하고 而不讀丹溪書면 則陰虛不明 而殺人多矣하며
讀丹溪書하고 而不讀薛氏書면 則眞陰眞陽不明 而殺人多矣…"라호라

明代 李梴 醫學入門 外集卷中에
"由丹溪로 而入長沙하니 秋江澄徹하고
涉河澗하야 而步東垣하니 春山紅紫"라하고
又氣口人迎脈訣中에 "論傷寒이 '皆自太陽始'나
然經云 '風喜傷肝하고 寒喜傷腎하고 暑喜傷心包하고
濕喜傷脾하고 熱喜傷心하고 燥喜傷肺'라하니 以類推之컨대
風當自少陽 濕當自陽明 暑當自三焦 寒當自太陽"이라한
此丹溪說은 借五行配屬하야 牽强附會어늘
李梴 猶曰 獨得經旨하야 發仲景未發也라하니라
彼李梴, 趙獻可之言은 非他라 取其特長하면 能制萬病하니
四家之方이 與仲景方으로 若班焉이나
實不知 "道高一尺이면 魔高一丈이라"

금・원 四家의 의안은 앞 사람들이 계발하지 못했던 것을 계발한 것으로 그 새로운 학술의 독창성과 그 처방의 탁월함은 오늘날까지 많이 이용된다. 그러나 明・淸 시대를 지나면서 그 찬반(毁譽)의 평가는 극명하게 갈린다. 明代의 趙獻可는 그의 저서 『醫貫』에서, "『傷寒論』을 읽고 東垣書를 읽지 않으면 內傷을 알지 못해 살인하는 경우가 많으며, 동원서를 읽고 丹溪書를 읽지 않으면 陰虛를 몰라 살인하는 경우가 많아지며, 단계서를 읽고 薛己(薛立齋書)를 읽지 않으면 眞陰眞陽에 어두워 살인하는 경우가 많다. …"고 하였다.

明代의 李梴은 그의 저서 『醫學入門・外集卷』 가운데서, "丹溪로부터 長沙(仲景)로 들어가니 가을의 물결처럼 맑고, 河澗을 건너 東垣을 지나니 봄날의 산이 온통 붉게 물들었다"는 詩적인 표현이 있고, 또 「氣口人迎脈訣」 중에 (단계의 설을 인용하여 말하기를) "張仲景은 傷寒을 논하면서 '모두 太陽으로부터 시작한다'고 하였지만, 『內經』에서 '風邪는 肝을 상하고, 寒邪는 腎을 상하며, 暑邪는 心包를 상하고, 濕邪는 脾를 상하며, 熱邪는 心을 상하고, 燥邪는 肺를 상한다'고 하였으니, 이것으로 유추해볼 때 풍사는 마땅히 少陽으로부터 시작해야 하고, 습사는 陽明으로부터, 서사는 三焦로부터, 한사는 太陽으로부터 시작해야 한다"고 주장했다. 단계의 이 학설은 五行配屬의 설을 차용한 견강부회에 가까운데도 이천은 경전의 취지를 홀로 얻은 것으로 중경이 미처 계발하지 못한 것을 단계가 계발한 것이라고 칭송하였다.

저 李梴과 趙獻可의 말은 다른 뜻이 아니다. 저들의 장점을 취하면 능히 모든 질병을 제재할 수 있는 四家들의 처방이 仲景의 처방과 동등한 것으로 여겼지만 실로 (禪家에서 말하는) "도(법)가 일척이면 그 폐해는 열배이다"라는 것을 몰랐다.

夫仲景은 吾醫宗師니 與金元諸家로 不可同列 而論之어늘

非唯同列이오 而又貶下之하니 其淺之爲知仲景者也라

淸 徐大椿 醫學源流論云曰 "… 明人有四大家之說하니

指張仲景, 劉河間, 李東垣, 朱丹溪 四人[15)]을

爲千古醫宗이라하니 此眞無知妄談也라

夫仲景先生은 乃千古集大成之聖人으로 猶儒宗之孔子…라

三子之于仲景에 未能望見萬一"이라

惜哉라 徐大椿은 知醫宗之仲景이나

然嘗云 "仲景治病은 悉本內經하고 其藥은 悉本神農本草"라하니

其無稽之不可는 如老子之徒曰 "孔子는 吾師之弟子也"라호라

金元明淸 諸醫에 彼善於此者가 則有之矣나 亂其實證하얀 一也라

予論辨之際에 誰譽誰毁리오 唯實證是主하고 空理不求하니

彼四家名方이 不無卓效나 終乃其理가 以爲未安이라

---

15) 四人 : 금・원 사대가는 보통 '장자화, 유하간, 이동원, 주단계'를 지칭하지만, 명대의 이천은『의학입문』에서 '장중경, 유하간, 이동원, 주단계' 이 네 사람을 사대가로 지칭했다.

천고의 중경은 금·원 사가와는 동렬로 논할 수 없는 의학의 宗師인데, 동렬로 논할 뿐 아니라 또한 폄하하였으니 정말로 중경을 잘 알지 못한 사람들이다.

清代의 徐大椿은 그의 저서『醫學源流論』중에서 말하기를, "… 明代 사람(李梴)이 사대가의 설을 주장하여 장중경, 유하간, 이동원, 주단계 이 네 사람을 가리켜 천고의 醫宗이라 하는데 이것은 진실로 무지몽매한 망언이다. 중경 선생은 천고의 의안을 집대성한 성인으로서 儒家에서 孔子를 宗旨로 섬기는 것과 같다. 이 세 사람은 중경에 대해 만분의 일에도 미칠 수 없는 수준의 사람들이다"라고 하였다.

애석하게도 서영태는 우리 의학의 종지가 仲景이라는 사실은 알았지만 일찍이 말하기를, "중경의 치법은 모두『黃帝內經』에 뿌리를 두었고, 그 方藥은 모두『神農本草』에 근거하였다"고 주장했는데, 그 옳지 못한 황당무계한 설은 마치 老子를 추종하는 사람들이 "孔子는 우리의 스승인 노자의 제자였다"라고 말하는 것과 같다. 金·元·明·淸 시대의 의사들은 저 사람이 이 사람보다 좋은 점이 있다고 비교하였지만, 실증을 어지럽힌 잘못은 모두 같다. 논변하는 동안 누구를 존중하고 누구를 폄훼하겠는가? 오직 실증을 추구하고 空理를 따르지 않을 뿐이다. 저 四家들의 처방에 탁효가 없지 않지만 마침내 그 이치는 납득하기 어려운 것이 있다.

一例 東垣은 稱補脾派로

脾胃既和하면 穀氣上升은 春夏之令이 行할세 故其人壽하고

脾胃不和하면 穀氣下流는 收藏之令이 行할세 故其人夭라

其方藥之理 曰 補脾升陽하야

善用升麻, 柴胡의 升提之品하고

每用黃芪, 人蔘의 健脾之物하야

其代表方劑는 補中益氣湯 調中益氣湯等이라

抑東垣所謂脾土者는 是非五行配屬而何오

若爲健脾인댄 必以某藥이 傳入某經한

然後 補脾之說을 可立하니 於是乎 歸經說을 謨焉이라

其方效는 不無卓越이나 其方理는 未免臆測이라

일례로 東垣을 補脾派로 부르는데, 그의 주장은 脾胃가 조화하여 곡기가 상승하는 것은 春夏에 生長하는 현상과 같이 사람의 수명이 길어지고, 비위가 不和하면 곡기가 下流하는 것이 가을에 나타나는 收藏의 현상과 같이 수명이 짧아진다고 보았다. 그러므로 그 방약의 이치는 補脾升陽으로서 즉 춘하의 현상을 따랐다. 약물로는 升麻・柴胡 등 升提하는 약물과 黃芪・人蔘 등 健脾하는 약물을 잘 사용하였다. 대표적인 처방은 補中益氣湯, 調中益氣湯 등이다. 그러나 동원이 말하는 脾土는 五行配屬이 아니면 무엇인가? 만약 건비해야 한다면 반드시 어떤 약(某藥)이 어떤 경(某經)에 들어간다고 한 연후에 補脾之說이 성립되므로 歸經說을 도모해야 하였다. 그 처방의 효과가 탁월하지 않은 것은 아니지만, 그 처방의 方理는 개인의 억측에 의한 가설임을 면할 수 없다.

元亨利貞은 天道之常이오 仁義禮智는 人性之綱이며

生長收藏은 四季之令이니 其言雖殊나 其意同一이라

卽一氣의 變化之象也니

一氣 所以生長은 將欲收藏이오 所以收藏은 將欲生長이니

陰爲陽存하고 陽爲陰存하야 絶無獨陰, 獨陽之理라

然則 人之壽夭가 豈係於四季之令哉리오

若如東垣之案하면 則陽貴陰賤하고 陽生陰死하니

使其後醫로 以陽爲主하야 不知識間에 扶陽論을 助長焉이라

調理脾胃也에 其法이 豈止于升擧淸陽哉리오

病毒不拔하고 而升擧淸陽者는 是非古法也라

且夫升柴之升提와 黃蔘之健脾는 東垣一人之本草며

補中益氣湯과 調中益氣湯은 東垣 任意之方名이라

補中益氣湯이 丁寧 補其中而益其氣乎인댄

奈黃芪桂枝湯方效何오

後人 不取仲景方하고 而取東垣方은 惟以其方名之惑이라

所謂補脾, 補腎, 相火, 君火, 命門火, 陰火, 陽火…는

仲景所不言을 金元諸家 發揮之하야 雖立新案이나 適足以亂眞이라

元·亨·利·貞은 천도의 정해진 이치이며, 仁·義·禮·智는 인성의 법이다. 저 生·長·收·藏은 사계절의 표징으로 표현은 서로 다르지만 그 뜻은 하나이다. 즉 一氣가 사계절을 지나면서 변화하는 현상을 일컬음이다. 일기가 生長하는 것은 장차 收藏하기 위함이며, 수장하는 것은 장차 생장하기 위함이다.

자연 현상에서 陰은 陽을 위해서 존재하고, 양은 음을 위해서 존재하기에 절대로 獨陰이거나 獨陽인 이치는 없다. 사람의 수명이 어찌 사계절의 현상에 따라 봄 기운을 따르면 건강해지고 장수하며, 가을 기운을 따르면 쇠약해지고 단명하다고 말할 수 있겠는가? 만약 東垣의 의안과 같다면 陽貴陰賤과 陽生陰死를 주장하여 후의들로 하여금 부지식간에 양을 위주로 하는 扶陽論을 조장하게 된다. 脾胃를 조리하는데 그 방법이 어찌 다만 升擧清陽뿐이겠는가? 病毒을 구축하지 않고 승거청양하는 것은 중경의 고법이 아니다.

또한 升麻·柴胡의 升提와 黃芪·人蔘의 健脾 작용은 東垣 한 개인의 본초 개념일 뿐이며, 補中益氣湯이나 調中益氣湯이란 처방 이름 또한 동원 개인이 임의적으로 작명한 명칭일 뿐이다. 이 보중익기탕이 정말로 이름과 같이 中(胃)을 補하고 氣(肺)를 健益하는 것이라면 중경 처방의 黃芪桂枝湯의 처방 효과는 어떤 것인가? 후세 사람들이 중경의 처방을 취하지 않고 동원의 처방을 취하는 것은 그 처방의 이름에 현혹되었기 때문이다. 소위 補脾, 補腎, 相火, 君火, 命門火와 같은 이론과 陰火, 陽火와 같은 말을 일찍이 중경은 하지 않았는데 금·원 시대의 여러 의사들은 발휘하여 비록 새로운 의안을 수립했지만 한갓되이 실증을 혼란하게 한 것이다.

彼趙獻可, 李梴者는 非唯不知仲景이오 而實不知四家者也라

但知四家所長하고 而不知其弊하니 其弊何在오 在其特長이라

不知仲景이 豈特在此리오 狹隘仲景이 在其編制라

謂予不信커든 請看寶鑑하라 其亦踏襲入門하니

觀其編制하면 則傷寒雜病의 內外嚴分하니

學寶鑑者 竊以爲仲景方은 適於傷寒하고 後世方은 能於雜病하니

雖不欲輕仲景方 而重後世方이나 未可得矣일세

與其外之輕 而內之重으론 不若內外之兩忘也라

夫醫道所以晦者는 非他라 不繼仲景本意(內外一元)어늘

或者 稱金元四家曰 '新學肇興'이라하니 其所謂新學이 果新於仲景乎아

金元諸家 以後 假託之名이 蔓衍하야 而僭妄之說이 橫行하니

其學術之新舊는 則於吾意에 所不能無疑者 多矣나

嘗竊謂 仲景務本하고 後醫補末하니

主仲景方호대 而擇四家方者는 可也나

沒仲景方하고 而主四家方者는 未可也라

予論辨之際에 厚誣前賢하고 貽誤後人이 不少라

雖長見笑於大方之家16)라도 甘心 而眞情吐露者는

不必爲仲景之辯이오 而實爲吾醫之辯이라

---

16) 長見笑於大方之家 : 『莊子・外篇・秋水』. 내가 길이길이 도를 얻은 사람들로부터 큰 웃음거리가 될 뻔하였소.

저 조헌가와 이천은 중경을 몰라봤을 뿐 아니라 실로 四家들도 몰라봤다. 단지 사가들의 장점(道高一尺)만 알았을 뿐 그 폐단(魔高一丈)을 몰랐다. 그 폐단은 어디에 있는가? 바로 그 장점이라는 것에 있다. 중경을 알아보지 못함이 어찌 여기에만 있겠는가? 무엇보다 중경의 학술을 협소하게 한 잘못은 편제분류에 있다. 내 말이 미덥지 못하면 『東醫寶鑑』을 보라! 이 또한 『醫學入門』의 편제를 답습하였다. 그 편제 분류를 보면 傷寒과 잡병의 내외를 엄하게 분류하여 『보감』을 배우는 사람은 마음속으로 중경의 처방은 다만 상한에만 적용하고, 後世方은 잡병에 적용하는 것으로 인식하여 중경의 처방을 일시적인 가벼운 것으로 여기고 후세방을 중하게 여기지 않으려 해도 그렇게 되지 않는다. 외감을 가볍게 여기고 내상을 중하게 여기기보다는 차라리 內外 양쪽을 잊는 것이 낫다.

의술이 어두워진 이유는 다른 것이 아니다. 중경의 본의(내외 일원론)를 계승하지 못했기 때문이다. 명대 이후 어떤 사람들은 금원 사대가를 칭송하면서 '새로운 학술이 부흥했다'고 말하는데, 그들이 말하는 新學이 중경보다 새로운가? 금원시대 여러 학설 이후로 가탁의 명분들이 만연하여 근거 없고 경험할 수 없는 억지 주장들이 횡행하니 중경과 四大家 학술의 新舊에 대한 개념을 내 관점에서 보면 의심되는 것이 많으나 일찍이 생각한 것은 중경이 근본에 힘썼다면 후의는 지엽적인 것을 보충했다는 것이다. 그러므로 중경의 처방을 위주하면서 상황에 따라 四家의 처방을 선택하는 것은 좋지만, 중경의 처방을 버리고 오로지 四家의 처방을 추구하는 것은 좋다고 볼 수 없다. 논변하는 동안 前賢을 매우 업신여기고 후학에게 오류를 끼친 점이 적지 않아 이로 해서 大家들의 책망을 받는다 해도 달갑게 여기고 진정으로 토로한 것은 반드시 중경 한 사람만을 위한 변론이 아니라 실로 우리 의학을 위해서 변론한 것이다.

14. 務本論

1) 本草之說

或問曰 "閱覽本草書하니 黃芪主治가 或多或小라
元素는 '實腠理, 補肺氣, 益元氣, 無汗能發, 有汗能止,
壯脾胃, 瀉陰火, 解肌熱, 排膿內托, 瘡癰聖藥'이라하고
東洞은 '一藥一毒 故一藥一效'라
藥徵에 '主治肌表之水也라 故能治黃汗, 盜汗, 皮水하고
又旁治身體腫 或不仁者'라하니
元素主多하고 東洞主一하니 孰是孰非오 願聞其詳"호라

答曰 "二賢所從이 各異矣라 故其主治가 或一或多라
東洞은 徹頭徹尾 據仲景, 要略하야 而徵其實證하니
故五行臟腑 陰陽虛實의 虛辭文字를 槪不取焉이라
藥徵自序…에 '以量之多少로 知其所主治也하고
視病所在하야 知其所旁治也며 參互而考之하야 以知其徵'하니
故察其君臣佐使하면 則主症旁症을 可得而知也니
其主症傍症이 不過一二나 古醫歷驗이 有徵有效하니
是之不主하고 奈何可主리오

누군가 묻기를, "본초서를 열람해 보면 서적에 따라 黃芪의 主治가 많기도 하고 적기도 합니다. 元素는 '實腠理, 補肺氣, 益元氣, 無汗能發, 有汗能止, 壯脾胃, 瀉陰火, 解肌熱, 排膿內托, 瘡癰聖藥'이라 했으며, 東洞은 '하나의 약에는 하나의 독만 있으므로 하나의 약은 하나의 효능만 있다'고 하면서, 『藥徵』에서는 '주로 肌表의 水分變調를 치료하므로 黃汗, 盜汗, 皮水를 치료하고, 또 넓게는 身體腫, 不仁을 치료한다'고 하였습니다. 원소는 주치가 많은 반면, 동동은 주치가 하나입니다. 누가 옳고 누가 그른지 자세하게 듣고 싶습니다" 하였다.

답하기를, "두 현인이 따르는 견해가 각각 달라서 동동은 主治가 하나이고, 원소는 주치가 많다. 동동은 철저히 仲景과 『要略』을 근거로 실증에서 증거를 찾았기 때문에 五行配屬이나 陰陽虛實 등의 虛辭 문자를 취하지 않았다. 『藥徵・自序』에서 말하기를, '조문 중에 약이 사용된 용량에 따라 그 주치를 알 수 있고, 병의 소재를 보고 그 旁治를 알 수 있기 때문에 주치와 방치를 참고하여 고찰하면 그 증거를 알 수 있다'고 하였다. 그러므로 君臣佐使를 살펴보면 主症과 旁症을 알 수 있다. 그 주증과 방증이 하나둘에 불과하지만 古醫들의 경험을 통해 얻은 결과이므로 증거도 있고 효과도 있으니 이것을 근간으로 삼지 않고 무엇을 근간을 삼겠는가?

東洞平生 疾醫是主하야 以其藥毒으로 制其病毒하니
其所謂藥毒者는 藥物特性也라
集一者를 可以謂之特性也오
多兼者를 未可以謂之特性也니 一藥之特性이 何多之有리오
主治病症이 不過一二나 當其適症하면 藥效卓越하니
藥徵之說을 可以信矣라 元素主治에
經驗之徵이 雖在나 浮誇之說이 多在하니 何則고 非他라
率襲素靈일세 故假託之名을 借用하니 而虛辭之象이 多雜이라
雖然이나 多雜之中에 必有憑據하니
着於此而主之면 庶可以知其主治니
主元素 而學本草라도 證據是主하고 虛象不迷하면 何非之有"리오

且夫神農本草經의 主治中에
"安五臟養精神, 利九竅益智慧, 久服輕身,
神仙不死, 不老延年, 耳目聰明, 補中益氣…"
若是之類는 道家養生之癖이며 末流文字之弊라
吾聞之하니 至隋書經籍志에 始有神農本草經 三卷하니
後人이 假託神農하야 以捏造本草者가 今之所謂神農本草經也라
雖然 捏造之中에 疾醫之緒가 未嘗不在하니
有徵之信者는 取之하고 無徵之僭者는 闕之나 是古書讀法이라

동동은 평생 동안 질병 치료를 목표로 삼아 약의 毒性으로 질병의 病毒을 제재한다고 하였다. 동동이 말한 독성은 약물의 특성이다. 특성이란 하나로 집중되는 것을 말하며, 여러 가지 겸비하는 것을 특성이라고 하지 않는다. 하나의 약 특성이 어찌 여러 가지를 겸비할 수 있겠는가? 그러므로 주치의 병증이 하나둘이나 그 적응증에 사용하면 그 약물의 효과는 탁월하니 『藥徵』의 해설을 믿을 수 있다.

원소의 주치 중에는 경험을 통해 얻은 증거도 있지만, 과장된 설이 많은 이유는 무엇인가? 다른 이유가 아니다! 『黃帝內經』을 추종하였기 때문에 가탁한 이름들을 차용하여 虛辭로 만들어진 象들이 번잡하기 때문이다. 비록 그렇다 하더라도 그 번잡한 가운데 반드시 증거가 될 실증도 있을 것이므로 이 점에 착안하여 주관을 세우면 주치를 알 수 있으니, 원소를 위주로 本草를 배우더라도 증거에 근거하고 허상에 미혹되지 않는다면 어떤 잘못이 있겠는가?" 하였다.

또한 『神農本草經』 주치 가운데 "安五臟養精神, 利九竅益智慧, 久服輕身, 神仙不死, 不老延年, 耳目聰明, 補中益氣 …" 등의 용어들은 道家의 사상가들이 추종하던 養生의 습벽이며, 末流文字의 폐단이다. 내가 듣기로 隋代의 『隋書·經籍志』에 이르러 비로소 『신농본초경』 세 권이 보인다고 하였다. 후대 사람들이 神農의 이름을 가탁하여 본초를 날조한 것이 오늘날 우리들이 알고 있는 『신농본초경』이다. 그러나 그 날조한 가운데 병증을 치료하면서 경험을 통해 얻은 단서가 그 안에 표기되어 있기 때문에 실증에 근거하여 믿을 만한 것은 취하고 근거가 없이 僭濫한 것은 덮어두면 된다. 이것이 고서를 읽는 법이다.

一例로 擧黃芪하야 而論文字之變하면

'黃芪의 主癰疽久敗瘡 排膿止痛'者는 經驗之實證이니 故可信也라

黃芪主治도 始於此하고 文字變化도 始於此하니

夫癰疽는 果然何物고 瘀水也며 汚水也라

然則 瘀水는 何以發生고 氣不行하야 而水留滯하니

故癰疽 出焉이라 然則 正氣는 何以不行고

素問曰 "肺主氣 肺主皮毛"라하니

以此考之컨대 所謂皮膚正氣를 肺主之하니

一有肺虛하면 則正氣元氣가 不行不健하야

肌表之中에 水氣留滯하야 而水腫癰疽가 出焉이라

黃芪主治는 始於實證하야 而擴於虛象하니

故實腠理 補肺氣 益元氣 解肌熱

無汗能發 有汗能止 排膿內托 瘡癰聖藥이라

萬若不假素靈 而藉虛辭하면

奚圖其補肺氣하고 而實腠理哉하며

奚圖其壯脾胃하고 而瀉陰火哉리오

丁寧 黃芪가 補肺氣하고 壯脾胃하면

則其主治症者 不可勝數하니 豈止于水腫癰疽리오

古醫는 治水腫癰疽러니 後醫는 補肺脾胃氣라

治水腫癰疽者는 經驗之得者也오

補肺脾胃氣者는 假象之論者也라

黃芪를 예로 들어서 문자의 변화를 논하면 '황기 主癰疽久敗瘡 排膿止痛' 이런 종류들은 仲景 이전에 경험으로 얻은 실증이니 믿을 수 있다. 황기의 主治는 여기서 시작되었고 문자의 변화도 여기서 시작되었다고 볼 수 있다. 그렇다면 癰疽는 과연 무엇인가? 고대 사람의 관점에서 보면 瘀水이며 汚水이니 부패한 물(敗瘡)이다. 그러면 瘀水는 어떤 이유로 발생하는가? 氣가 잘 운행하지 못하여 水가 留滯하여 옹저가 발생한 것이다. 그러면 正氣는 어떤 이유로 잘 운행하지 못하는가? 『素問』에서 "肺는 기를 주관(肺主氣)하고 또한 폐는 피모를 주관(肺主皮毛)한다"고 하였으니 이로 해서 고찰하면 소위 피부의 정기를 폐가 주관한다고 할 수 있다. 그런 폐에 조금이라도 문제가 생겨 허약해지면 정기와 元氣가 잘 운행되지 못하고 강하지 못하게 되어 肌表의 水氣가 유체하여 水腫과 옹저가 발생한다는 유추가 가능하다.

黃芪의 주치는 癰疽라는 實證에서 시작하여 素靈의 학설을 빌려 虛象으로 확대되어 원소가 말한 實腠理, 補肺氣, 益元氣, 解肌熱, 無汗能發, 有汗能止, 排膿內托, 瘡癰聖藥이다. 만약 소령의 학설을 가탁하여 허사를 빙자하지 않았다면 실주리나 보폐기를 어떻게 도모할 수 있고, 壯脾胃나 瀉陰火를 어떻게 유도할 수 있겠는가? 정녕 황기가 폐기를 보하고 비위를 굳건하게 한다면 그 주치의 증상은 모두 헤아릴 수 없을 정도로 많을 것인데 어찌 다만 水腫과 옹저만 치료하겠는가? 황기라는 하나의 본초에 대해서 고의들은 수종과 옹저가 주치증인 반면, 후의들은 肺와 脾胃의 氣를 補한다고 하였다. 수종과 옹저를 치료한다는 것은 경험으로 얻은 실증이나, 肺와 脾胃의 氣를 보한다는 말은 가탁에 의한 허상에서 만들어진 개념이다.

一覽神農本草經의 三家合註하면
所謂歸經, 氣味, 五行, 六氣, 臟腑, 三焦論의
註解之說과 立脚之論이 雖殊나 無非內經之所來니
以其虛辭文字로 橫說之 竪說之하야
其若張皇幽眇나 適足以亂其實하니
其主治症이 雖多나 何益之有리오
尤歸經說은 雖未知其始나 至張潔古, 李東垣하야
主張曰 以某藥으로 傳入某經이라하니 其穿鑿甚矣하니
雖欲明其徵이나 終乃 難以明之라

張隱庵, 葉天士, 陳修園 此三賢의 註解는 果然何如哉오
"某藥은 入手太陰肺經하고 某藥은 入足厥陰肝經하며
某藥은 味苦하니 得少陰君火之味하야 入手少陰心"이라하니
若是之案이 何由以作乎아 是非五行配屬而何오
所謂補脾土, 補腎水를 主張者는 必謀歸經說하니라
若不謀歸經說하면 乃何立證假說乎哉리오
吾醫典籍 所以難讀者는 皆以假說로 而立醫案하니
故其醫案者는 倚乎倚하고 假乎假하야
雖欲精讀이나 終乃不知其意하고 莫測其象이라
金元四家 以後로 非獨證候之亡이오 而尤本草之亡이라

『神農本草經 三家合註』(張隱庵, 葉天士, 陳修園)를 열람해 보면 歸經, 氣味, 五行, 六氣, 臟腑, 三焦論 등 그 주해들의 설명과 근거의 논리가 서로 다르지만『內經』에서 유래한 학설이 아닌 것이 없다. 그 虛辭 문자로 횡설수설한 내용은 잘 분별할 수 없어서 미묘한 내용을 闡發(들추어냄)한 것 같지만 한갓되이 실증을 어지럽게만 했고, 주치의 증상을 비록 많이 열거했지만 무슨 도움이 있겠는가? 더욱이 歸經說이 누구에게서 시작되었는지 모르나, 張潔古와 李東垣에 이르러 어떤 약(某藥)은 어떤 경(某經)에 전입한다는 주장은 억지 논리이고 앞뒤가 맞지 않아 그 증거를 규명하려 해도 결국에는 이해할 수가 없다.

『本草三家合註』의 장은암, 섭천사, 진수원 이 세 사람의 주해들은 과연 어떠한가? "어떤 약(某藥)은 手太陰肺經에 들어가고, 어떤 약은 足厥陰肝經에 들어가며, 어떤 약은 맛이 苦하니 少陰君火의 맛을 얻어 手少陰心으로 들어간다"고 하였다. 이와 같은 의안이 어떤 이유로 일어났는가? 이것은『내경』의 五行配屬說이 아니면 무엇인가? 補脾土나 補腎水를 제기한 사람은 歸經說을 필연적으로 도모한다. 만약 귀경설을 도모하지 않으면 어떻게 비토와 신수를 補한다는 가설을 입증할 수 있겠는가? 우리 의서를 읽기 어려운 이유는 대부분 가설로 의안을 정립했기 때문에 그 의안은 기울어진 곳을 더욱 기울어지게 하였으며, 가설 위에 또 가설을 세웠기에 비록 정독한다고 해도 오히려 그 의미를 알 수 없고 그 현상이 무엇인지 헤아리기 어렵게 되어 있다. 金・元 四家 이후에 證候論만 망한 것이 아니라 本草의 개념도 망하고 말았다.

惜哉라 彼三賢은 當代名士로 不繼實證하고
自泥於支離滅裂之中이로대 而莫之能悟也어늘
至于今히 踏襲前誤하고 迷罔不解하니 寒心之事라
抑藥徵은 據仲景, 要略하야 而徵於病症하니
主治旁治가 一二區區나 觸類引伸하면 其效有驗하니
學仲景方者 未必終於藥徵이나 盍始於藥徵가
吾初讀東洞書에 若疾雷破山하고 飄風振海라도 未足諭其驚이라

乃歎曰 古今의 從事仲景者 主六經而宗內經이어늘
獨夫翁 不軌乎六經之傷寒하고 剔抉乎岐黃之餘滓하니
其所恃 何如哉완대 獨負於岐黃之術乎며
其所得 何如哉완대 能拔於千古之案乎아
東洞醫案이 不無瑕疵일세 隨人所見에 毁譽若等이나
拯古法於末流하고 琢經方於萬病이라
愚之於古方에 溫習未暇어늘 諸家淺深을 奚暇辯論가
然而 敢冒罵하야 以出此拙辯은 欲斷虛辭之惑이라

애석하게도 저 세 사람은 당대의 명사였지만 실증주의를 계승하지 않고 지리멸렬한 가운데로 스스로 빠져들어 깨닫지 못하였다. 오늘날에도 本草를 배우는 사람 중에는 앞에서 저지른 잘못을 답습하여 미망에서 벗어나지 못하는 이가 있으니 한심한 일이다. 그러나 『藥徵』은 중경과 『要略』을 근거로 병증의 實證에서 증거를 규명하였기 때문에 主治와 旁治는 하나둘이지만 연관된 병증으로 확대하여 적용해도 그 효과를 얻을 수 있다. 仲景方을 배우는 사람이라면 반드시 『약징』의 본초 개념에서 종결할 필요는 없지만 어찌 『약징』에서 시작하지 않을 수 있겠는가? 내가 처음 東洞의 글을 읽을 때 疾雷가 산을 깨고 사나운 바람이 바다를 뒤집었다는 표현이 부족할 정도로 충격을 받았다.

이에 탄식하기를, 예로부터 중경을 배우는 사람들은 육경론에 입각하여 『內經』을 宗旨로 숭상해왔는데, 동동은 홀로 육경론의 傷寒을 따르지 않고 岐黃의 잔재를 척결하였다. 그 믿는 것이 무엇이기에 홀로 기황의 학술을 저버렸고, 그 얻은 것이 무엇이기에 천고의 의안을 뽑아 버렸는가? 동동의 의안에도 하자가 없지 않아 사람에 따라 의견이 찬반으로 갈리지만, 그래도 동동은 末流에서 古法을 건져내고 만병 중에서 經方을 다듬었다. 나 자신은 古方을 익힐 겨를도 없는데 선배들의 淺深을 어느 겨를에 변론하겠는가? 그러나 감히 꾸지람을 무릅쓰고 이 부족한 변론을 발표하는 이유는 우리 의학 가운데 虛辭 문자의 혼란을 단절시키려 함이다.

2) 四易之道

吾嘗學仲景호대 漠然濛濛하야 雖欲問津이나
百家喧譁에 徘徊迷路하야 莫之適從이라가
偶然閱覽法言의 “君子之道 有四易하니
簡而易用也며 要而易守也며 炳而易見也며 法而易言也”라하니
目擊此句에 廓然了了호라

噫라 每讀仲景書호대 猶不知仲景이라가
一讀子雲書에 始知仲景호라
從事仲景호대 不知君子之道者는 其子雲之罪人也인저
子雲이 出仲景之先 二百餘歲로대 何以先得乎仲景本意哉아
子雲이 喜稱堯舜孔孟하야 乃欲以明其道하니
彼四易者 雖明前聖之道나 其亦爲後賢之謀라

내가 일찍이 仲景을 배우려 할 때 막연하고 앞이 보이지 않아 길잡이를 찾으려 했지만, 많은 주해가들이 저마다 시끄럽게 떠들기만 하여 길을 잃고 어디로 가야할지를 몰랐다. 그러다 우연히 楊子(字는 子雲)의 『法言』을 읽는 중에, "군자의 도에는 네 가지 쉬운 것이 있다. 간단하여 사용하기 쉽고, 요체이기에 지키기 쉽고, 밝아서 보기 쉽고, 상식적이기 때문에 말하기 쉽다"고 하였다. 이 글귀에서 확연히 이해하였다.

아! 매번 仲景書를 읽으면서도 오히려 중경을 알지 못했는데, 한번 楊子雲의 글을 읽고서 비로소 중경을 알게 되었다. 중경을 배우면서 군자의 도를 알지 못하는 사람은 자운의 죄인이다. 자운은 중경보다 200여 년 앞서 살았는데 어떻게 중경의 본의를 먼저 얻었는가? 자운은 말마다 요순과 공맹(孔子・孟子)을 거론하면서 도를 밝히려 한 사람이다. 저 네 가지 쉬운 것은 비록 앞 시대 성인들의 道를 밝히려 한 것이었지만, 또한 후현을 위한 방안도 되었다.

子雲은 理以言之하고 仲景은 事以證之하니

子雲이 曷嘗爲仲景一人하야 而論四易之道乎며

仲景이 曷嘗爲子雲一言하야 而述證候之案乎아

古聖之道는 非出私意하야 而軌範天理하니

故前聖後賢의 地之相去하고 世之相後나 其揆一也[1]라

萬若 其用也難하고 其守也難하며 其見也難하고 其言也難하면

是非君子之道니 其所以難用, 難守, 難見, 難言者는

非簡, 非要, 非炳, 非法故也니

不據實證하고 不得根源이오 而能備四易者 未之有也라

吾醫典籍이 不翅千萬이나 四易之備者는 其惟仲景書라

或問曰 "子雲의 四易之道를 詳聞之하니 善則善이나

然仲景의 四易之事가 闕焉하니 其無乃不成文乎"잇가

答曰 "予拙論辯에 屢言之어늘 不察乎아 吾子는 其勉旃之"하라

仲景證方은 察於兆朕하야 得諸本源하니

故不蘄易簡 而自易簡이라 其證方이 雖易簡이나

引而伸之하고 觸類而張之하면 能制百病하니

何患乎無數病名이리오 此所謂簡而易用也라

---

1) 其揆一也 :『孟子・離婁』. 先聖後聖 其揆一也(앞선 성인이나 뒤에 따르는 성인이나 세월과 장소에 관계없이 그 법도는 같다). 반드시 성인만을 의미하는 것이 아니라 가치관의 보편성은 시대와 장소에 관계없이 통용된다는 사실로 받아들이면 된다.

子雲이 이치로 말하였다면, 仲景은 병증이라는 사실로 증명했다. 자운이 어찌 일찍이 중경 한 사람을 위해서 저 四易의 道를 거론했겠으며, 중경이 어찌 일찍이 자운 한 사람의 말 때문에 證候의 의안을 기술했겠는가? 옛 성인들의 道는 私見에서 나온 것이 아니라 天理(이성적인 논리)를 따랐다. 그러므로 前聖과 後賢이 다른 장소, 다른 시간대에 살았어도 그 이성적인 논리는 공유할 수 있다.

만약 그 사용이 어렵고, 지키기 어렵고, 잘 드러나지 않고, 말하기 어려운 것은 군자의 道가 아니다. 難用・難守・難見・難言한 것은 실제로는 簡・要・炳・法이 아니기 때문이다. 실증에 근거하지 않고, 근원에서 얻지 못하면 四易의 덕목을 갖출 수 없다. 한의학 서적이 수천만 권뿐이 아니지만 저 사이를 갖춘 것은 오직 중경서뿐이다.

어떤 사람이 묻기를, "子雲이 말한 四易의 道를 잘 들었소. 좋다면 좋지만 仲景의 四易에는 그 근거가 되는 실체가 빠졌으니 올바른 글이 아니지 않소?" 했다. 그 질문에 답하기를, "내 부족한 글에서 자주 언급했는데, 잘 살피지 못함이다. 그대는 더욱 노력하라!"고 해 주었다.

중경이 언급한 증상과 처방(證方)은 조짐에서 살펴 本源에서 얻었기 때문에 쉽고 간단함을 기약하지 않아도 저절로 쉽고 간단하다. 그 처방이 비록 쉽고 간단하지만 잡아 당겨 늘이고 비슷한 경우에 적용하면 모든 병증을 통제하니, 어찌 무수한 병명을 알지 못한다 하더라도 문제가 되겠는가? 이것을 '簡而易用'이라고 한다.

百病之症이 不爲不多나 仲景取症은 必有以也라

或以症爲病位之狀하고 或以症爲病性之狀하며

或以症爲病毒之狀하고 或以症爲病勢之狀하니

其症者는 證候之要며 病源之緖니

故見其症 而知其源하니 此所謂要而易守也라

無有傷寒雜病히 氣血水 生理之因이 遂變調於表裏하야

有是病毒이면 必有是證이니 仲景證候는 明白之事니

雖千歲後라도 有是病毒이면 其證必出하니

安有仲景獨得하고 而今人不驗乎며

今人可察하고 而後人不見乎아 此所謂炳而易見也라

仲景書는 一於實證하야 而表之로대

實辭是主하고 虛辭不務일세 不待思量하고 不待曲折하야

讀之而不見其有礙也며 知之而不見其有難也니

古也可徵하고 今也可信하며 後也可復하니 此所謂法而易言也라호라

問者 "唯唯!"曰 "吾雖不敏이나 從君子道"호리라

모든 병증이 무수히 많지만 仲景이 취한 증상에는 반드시 그 이유가 있다. 상황에 따라 病位・病性・病毒・病勢의 증상이 된다. 즉 그 증상은 증후의 요체이며 병원의 단서이기 때문에 그 증상을 보고 病源을 알 수 있으니, 이것을 '要而易守'라고 한다.

상한과 잡병에 관계없이 氣・血・水라는 생리의 요소가 마침내 表裏에서 변조를 일으켜 이런 病毒이 있으면 반드시 이 證候가 나타나니 중경의 증후는 명백한 사실이다. 비록 천세 후라도 이 병독이 있으면 그 증후는 반드시 표출하니 어찌 중경만 체험하고 우리들은 경험할 수 없으며, 지금 사람은 살펴볼 수 있는데 후대 사람은 볼 수 없겠는가? 이것을 '炳而易見'이라고 한다.

중경서는 오직 실증을 근거로 표기하면서 사실적인 문자를 위주하고 현학적인 허사를 힘쓰지 않아 생각을 필요로 하지 않으며 이런 저런 대안을 요구하지 않으므로 누가 읽더라도 장애가 발견되지 않으며, 알려고 하면 어려움이 발견되지 않는다. 옛날에도 증거가 되고, 오늘날에도 신뢰할 수 있으며 훗날에도 재현할 수 있으니 이것을 '法而易言'이라고 대답해 주었다.

질문하던 사람이, "아! … 예 …" 하고 말하기를, "제가 부족하지만 군자의 도를 따르겠습니다." 하였다.

3) 務本之訓

或人問曰 "自古 以仲景書를 爲吾醫論語라하니 何則고"

答曰 "仲景書大義는 據實而務本하니 此古君子之所主所學이라

仲景症은 實證之狀이니 故易이오 易則明白 而人易知하고

仲景方은 本源之得하니 故簡이오 簡則要約 而人易從[2]이라

醫宗之仲景은 在此오 而不在彼라"

古醫務本이러니 後醫務多하니 本立而條昌者는 嘗聞之나

然本不立而條之能昌者는 未嘗聞之라

擬仲景方 而考後世方하면 則未免繁雜하니

夫繁雜之術은 古醫所惡니 用力多나 而得功少일세

奈繁雜之習하고 而徒勞之困何오

非徒吾醫之術이 如此오 文章之術도 亦如此라

夫文章은 君子의 末藝一事나 然五經도 文也오

論孟도 文也오 史書, 諸家書도 文也니

卽經, 史, 子, 集은 皆文也라 文者는 貫道之器也[3]라하니

是以 觀其文而知其道하니

非文이면 則道不著하고 非道면 則文不立이라

---

2) 易則明白 …而人易從 : 『周易・繫辭』 중에 易簡에 대한 朱子의 해석을 차용하여 중경서에 적용함.

3) 文者 貫道之器也 : 李漢, 『昌黎文集・序』. 글이란 道를 관통(載, 실어 나르는)하는 도구이다. 道가 아무리 좋아도 실어 나르는 도구가 잘못되면 道의 의미도 상실되듯이 한의학의 학술도 표기하는 문자에 따라 그 성쇠가 갈린다.

어떤 사람이 묻기를, “중경서를 우리 의학의 『論語』라고 하는데 무엇 때문인가?” 하였다. 답하기를, “중경 本書의 대의는 사실에 근거하였고 근본에 힘썼기 때문이니 이것이 바로 옛 지식인들이 주장하고 배우려 했던 것이다. 중경의 證은 실증의 狀이기 때문에 쉽다. 쉽다는 것은 명백하므로 누구나 알기가 쉽다. 중경의 方은 본원에서 얻었기 때문에 간단하다. 간단하다는 것은 요약되어 있으므로 누구나 따르기가 쉽다. 의학의 宗師로 추앙받는 중경의 정신은 여기에 있지 다른 곳에 있지 않다”고 하였다.

중경 이전 고의들은 근본에 힘쓴 반면, 후의들은 지엽적인 문제에 힘을 썼다. 뿌리가 반듯하게 내리면 가지는 풍성해진다는 말은 들었어도 뿌리가 제대로 내리지 못했는데 가지가 풍성하다는 말은 들어보지 못했다. 仲景方에 빗대어 後世方을 살펴보면 그 번잡함을 면하기 어렵다. 번잡한 학술은 古醫들이 싫어했는데, 힘은 많이 들어가지만 얻는 것이 적으니 어찌 번잡함을 익혀 힘만 드는 곤궁한 일을 하겠는가? 비단 우리 의학의 기술만 그런 것이 아니다. 문장의 기술 또한 이와 같다.

문장은 군자의 末藝의 하나이다. 그러나 五經도 文이며, 『논어』와 『맹자』도 문이며, 史書와 諸家書도 문이다. 즉 經·史·子·集은 문이다. 소위 문은 道(생각)를 담는 그릇이라 했으니 그 문을 보면 그 사람의 도를 알 수 있다. 문이 아니면 도는 드러나지 않고, 도가 없으면 문은 서지 못한다.

自有漢字 以來로 彷彿論語者를 未之或聞하니 奚故오

孔子 天縱之聖으로 多才多能호대 所謂不可知論을 未嘗言及하나

然其道德性命이 與日月星辰과 終始焉하니

其文 不待有意나 而天地氣象이 炳然自著라

道德 充於中하야 而文章 發於外하니 是乃所謂孔文이라

"孔子沒後에 戰國秦漢의 諸家之文이 不經不醇이라

或述其所欲道 而其文이 沛然自肆하야 卓犖恢奇하고 怪異舛逆하며

或無得於道 而欲效五經이나 然其文은 剽擬局澁하고 艱深詰曲[4]이라"

韓文公 讀荀子曰 "孟氏는 醇乎醇者也오

荀與楊는 大醇而小疵"라하니

異哉라 楊子法言은 一文이나

或毁以艱深詰曲하고 或譽以大醇小疵라하니

愚之於兩評에 不敢妄論是非나 其聲色趣味가 較然異矣라

文章之得도 難也오 而亦文章之評도 難也라

4) 조선 숙종 때 문신이자 학자인 農巖 金昌協의『農巖集・讀法言』에서 인용.

한자가 있은 이래로 『논어』와 비슷한 글을 혹시라도 들어보지 못한 이유는 무엇인가? 공자는 하늘이 내린 성인으로 다재다능하였지만 사람으로서 알 수 없는 일(不可知論)을 일찍이 거론하지 않았다. 그러나 道德性命이 日月星辰과 같이 아우르기 때문에 그 문은 글에 뜻을 두지 않아도 천지의 氣象이 밝게 드러난 것과 같다. 도덕이 가슴에 충만하여 밖으로 문장이 드러난 것이 바로 공자의 글이다.

"공자 사후에 戰國·秦·漢 시대 諸家의 文이 不經(경서의 문체와 다름)하고 不醇(순수하지 않음)한데, 어떤 부류는 무리하게 道를 바라고 표기하였지만 그 문은 기세등등하여 방자하고, 높고 뛰어나지만 기괴하고, 괴이하여 옛 經에 어긋나고 거슬린다. 또 어떤 부류는 도를 얻지 못한 채 五經을 본받으려 했지만 그 문은 표절하여 껄끄럽고, 억지로 어렵게 하고 구부려 놓아 읽기 어렵다"고 하였다. 한퇴지(韓文公)는 「讀荀子」에서 말하기를, "맹자의 글은 매우 醇一하지만, 荀子와 楊子는 크게 순일하지만 瑕疵가 있다"고 하였다.

이상하다! 楊子의 『法言』은 하나의 문인데 어떤 사람은 艱深詰曲하다고 폄훼하고, 어떤 사람은 크게 순수(大醇)하지만 약간의 하자(小疵)가 있다고 칭찬했다. 이 두 평론에 대해 감히 누가 옳고 그르다고 논할 수는 없지만 각자의 취향이 사뭇 다르다. 문장을 얻기도 어렵고 문장을 평가하기도 역시 어렵다.

弱冠以來로 礱磨經史하고 博涉子集이 積年二十에

乃知彌近於古文精神하면 彌遠於素靈文字라

自責而自問曰 丁寧吾醫 玄妙難解乎아

五經文字는 雖若簡奧하야 未易明이나

讀之而可讀也며 知之而可知也로대

吾醫文字는 不過陰陽五行이나 何以難讀하고 何以難知아

竊謂 雖孔孟이 復起 而學之라도 難讀難知也리라

自後 虛度歲月 過十五年히 一切醫書를 莫之肯讀이라가

偶然一日에 講論傷寒論翼序에 奮然覺寤라

而乃嘆曰 "吾醫所以亡者는 不善讀仲景書也"일세라

吾嘗讀 傷寒來蘇集, 論翼에

始也 悅之라가 中也 疑之하고 終也 嫌之호라

其所以悅者는 以其文章之富며

其所以疑者는 以其假託之象이며

其所以嫌者는 以其虛辭之僭일세라

柯琴이 合傷寒雜病하야 而歸之六經하니

其獨得之案은 前代未聞이나 假素靈虛辭하야 而惑之後醫하고

其文字之擇은 歪曲本意하니 何況謀柯氏者乎아

20대부터 經・史・子・集을 공부한 지 20년의 세월이 지나면서 古文精神(實證精神)에 다가가면 갈수록 素靈 문자와는 자꾸 멀어졌다. 자책하면서 스스로 반문해 보았다. 정말로 우리 의학은 현묘하여 난해한가? 五經문자는 비록 간략하고 심오하여 쉽게 밝히기 어렵지만 읽으려 들면 읽을 수 있고, 알려고 하면 알 수 있다. 그러나 우리 의학의 문자는 陰陽五行에 불과한데 왜 이렇게 읽기 어려우며, 알기 어려운가? 비록 공맹과 같은 성현이 다시 나와 배워도 읽기 어렵고 알기 어려울 것이다. 이후로 15년의 세월을 허비하면서 일체의 의서를 읽지 않았다. 그러던 어느 날『傷寒論翼・序』를 강독하던 중에 갑자기 마음에 와 닿는 것이 있었다. 탄식하기를, "우리 의학이 망하게 된 것은 仲景書를 잘못 읽은 데 있었구나!" 하였다.

일찍이 가금의『傷寒來蘇集・論翼』을 읽고 처음에는 좋아했다가 점차 의심하기 시작했으며 나중에는 그 학설들을 혐오했다. 좋아했던 이유는 단순히 풍부한 문장력 때문이었으며, 의심하기 시작한 것은 註解 중 가탁의 허상 때문이며, 혐오한 이유는 근거 없는 虛辭의 남용 때문이었다. 가금이 傷寒과 잡병을 합쳐 六經에 귀속시킨 독득한 의안은 전 시대에 들어보지 못한 발상이지만, 素靈과 허사를 가탁하여 후의들을 미혹케 한 문자의 선택은 오히려 중경의 본의를 왜곡시켰다. 하물며 가금의『상한래소집』을 도모하는 사람들은 어떠하겠는가?

知而不以告人者는 不仁也오 告而不以實者는 不信也[5]라하니

吾當今에 雖淺識寡聞하야 不及前賢이나 不得已 敢告之라

吾聞之하니 五經은 皆史라 夫史與醫는 皆以實證爲主하니

一有假託之辭로 加諸實證하면 則已非實證이니 表記之法이 如此嚴乎인저

自內經, 本草經, 難經, 仲景傳書, 脈經 而至于今히

吾醫典籍 不翅千萬이나 簡牘文字는 其何如哉오

妙則妙하고 玄則玄하나 假乎假하고 倚乎倚라

是以 欲讀之 而難讀也며 欲知之 而未釋也니

終身讀而學之라도 不知其文意하니 怪莫大焉이라

然而 其過는 不在其人이오 而實在其文이니

其文之假는 非素靈而何며 其名之倚는 非六經而何오

彼古典也에 天下之口가 鉗焉하고 千歲之目이 盲焉이라

“久假而不歸하니 惡知其非有也리오[6].”

此孟子之言은 實貶於五覇僞善이나

然吾醫 千古痼疾이 盡在此어늘 知者 鮮矣라

---

5) 不仁也… 不信也 : 韓文公,「送浮屠文暢師序」. ‘문창’스님을 보내면서 쓴 글

6) 久假而不歸 惡知其非有也 : “요순은 타고난 성품대로 인의를 베풀었고, 탕왕과 무왕은 노력하여 인의를 펼쳤다. 그러나 춘추 오패(제・진・초・오・월)들은 仁義의 이름을 빌려 패업을 달성했지만 인의로 돌아가지 않았으니 본래 그것을 (이름만 빌리고 그 실재인 인의를) 가지고 있지 않음을 어찌 알았겠는가?

* 즉 음양오행과 오행배속으로 만들어진 가상세계를 빌려와 수천 년간 마치 實在하는 현실 세계로 인식하지만 본래 그것은 실재와 거리가 먼 허구의 가상세계임을 알지 못한다는 의미로 해석.

알면서도 말하지 않는 것은 어질지 못한 것이요, 알려주면서도 실정에 완전히 부합하지 않으면 성실하지 못한 것이다. 내가 비록 지식과 견문이 부족하여 앞 사람들에 미치지 못하지만 지금까지 어쩔 수 없이 감히 말한 것이다.

내가 듣기로 五經은 모두 史書라고 하였다.(浙東學派, 王陽明) 사서와 의서는 모두 실증을 위주로 해야 한다. 조금이라도 虛辭가 實證에 첨가되면 그것은 이미 실증이 아니다. 표기하는데 문자의 선택이 이처럼 엄하다. 『內經』, 『本草經』, 『難經』, 仲景傳書, 『脈經』으로부터 지금까지 우리 의학 서적이 헤아릴 수 없이 많지만 그 책들의 문자가 과연 어떠한가? 미묘하다면 미묘하고 깊다면 깊지만, 그것은 가설에서 유추한 것을 빌리고, 치우친 것을 인용하여 더욱 치우쳐졌다.

이런 이유로 읽으려 해도 읽기 어렵고, 알려고 해도 의미가 명확하지 않다. 종신토록 읽고 배워도 그 文意를 알 수 없으니 이보다 더 괴이한 것이 없다. 그 잘못은 우리에게 있는 것이 아니라 사실은 그 文에 있다. 그 문을 빌린 곳이 素靈이 아니면 무엇인가? 그 이름이 치우친 것은 六經辨證論이 아니면 무엇인가? 저 고전의 이름으로 세상 사람의 입에 재갈이 물리고 오랜 세월 동안 눈멀게 했다. "물건이든 사람이든 오래도록 빌리고 돌려주지 않았으니 실제로 자기 소유가 아닌 것을 어찌 알겠는가?" 맹자의 이 말이 실로 춘추오패의 공적이 위선임을 폄하한 것이었지만 우리 의학의 오래된 고질병도 모두 여기에 있는데 이 뜻을 아는 사람이 적다.

吾論辨仲景에 剽擬未免하고 立文未成하야 慙莫大焉이나
不欲講于仲景之術이오 而乃欲靖于文字之亂이라
衆言淆亂 必折諸聖이라하니 不學則已커니와 若要學乎인댄
道也엔 論語오 醫也엔 仲景이니 非他라 不欺也일세라

或人曰 "吾雖未嘗學五經이나 聞諸講解하고
乃今 始知夫仲景之功과 與仲景書所以折衷호라
自玆以後 繼承疾醫하야 實證是主하고 乃務今醫"호라
答曰 "吾子 得之라 勉旃之하라
吾亦不備나 異日에 後進兼備를 期待之"호라

지금까지 중경에 관한 논변을 했지만 표의 혐의도 있고, 문장도 미숙하여 부끄러움이 이보다 클 수 없다. 그러나 평생의 뜻은 중경의 처방을 강론하려는 것이 아니라 문자의 혼란을 바로 잡으려 함이었다. 이런저런 말들로 세상이 혼란하면 반드시 성인에게 기준을 잡아야 한다고 했는데, 배우지 않는다면 어쩔 수 없지만 만약 배우려 함에 道(학문)를 배우려면 우선 『論語』를 중심으로 공부해야 하고, 우리 의술을 배운다면 仲景을 중심으로 배워야 하니 다른 이유가 아니다. 속이지 않기 때문이다.

후학이 말하기를, "제가 일찍이 五經 古文을 배우지 않았지만, 강해를 듣고 지금에서야 비로소 중경의 功과 중경서가 우리 의학의 折衷인 이유를 알았습니다. 오늘 이후로 옛 疾醫를 계승하여 실증주의를 추구하면서 현대의학과 접목하겠습니다"라고 하였다. 내가 답하기를, "그대가 내 말을 이해한 것 같다. 앞으로 더욱 힘써라! 나도 겸비하지 못했지만 훗날 그대가 옛 의학과 오늘날의 의학을 겸비할 것을 기다리겠다"고 해 주었다.